大展好書　好書大展
品嘗好書　冠群可期

目錄

第一章　事先瞭解女性身體知識非常重要

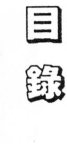

第二章　平常多鍛鍊基礎體力才能健康度日

第三章　令人在意的身體煩惱

第四章　女性容易罹患且在意的疾病

第五章 LOVE SEX LIFE

第六章　生產是女性的重責大任

第1章

事先瞭解女性身體知識非常重要

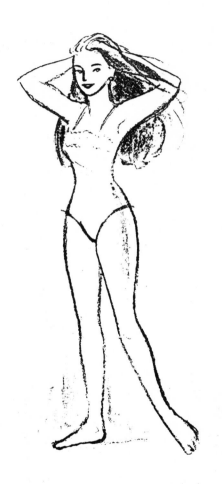

1 身體的主要周期

●女性的生命周期●

成熟期（前期）	青春期	少女期
20～30歲	9～19歲	0 ～8歲
體力和精神方面都是最適合懷孕、生產的時期。	十二～十五歲初經來臨，乳房膨脹，開始長出陰毛。	由於卵巢功能並未發揮，因此還沒有生殖機能。從體型上分不出男女。

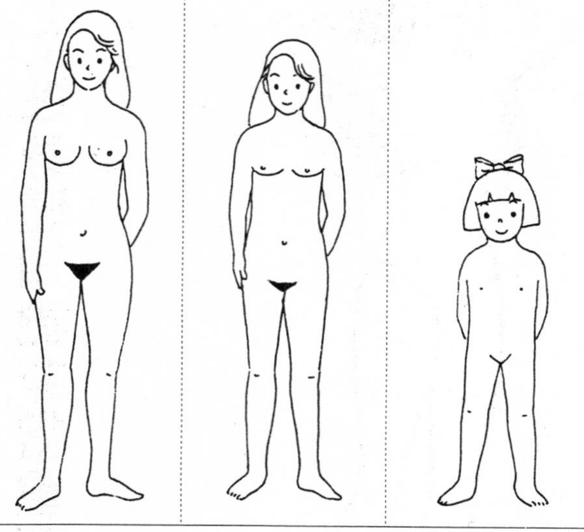

女性的生命周期，大致可分為「前青春期（到少女期為止）」「青春期」「成熟期」「更年期」「老年期」等五個時期。

女性的一生，可說是一一經歷這五個時期而逐步蛻變的。

其多彩多姿，是男性生命周期所無法比擬的。

荷爾蒙的作用，

老年期	更年期（後期）	更年期（前期）	成熟期（後期）
65歲以後	56～64歲	46～55歲	31～45歲
卵巢、陰道、陰蒂等縮小。容易骨折、內臟功能減退。	肌膚缺乏張力，白髮增加。	卵巢機能開始減退，乃至於完全停經。	三十五歲以後成人病的發生率提高

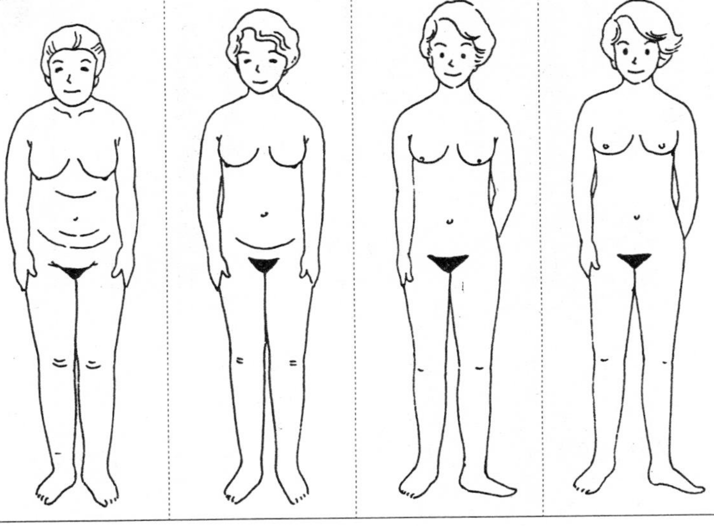

會對各個年齡女性身體的變化產生重大影響。女性的一生，幾乎都受到荷爾蒙的支配，由此可知荷爾蒙的影響力極大。

在本項中，將為各位說明女性具有哪些生命周期及所產生的各種變化。

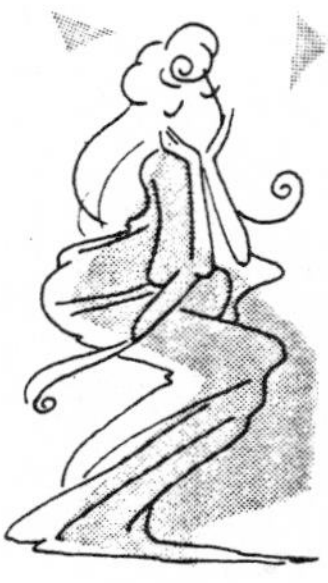

★少女期以前

〇～七、八歲

第一次性徵（與生俱來的男女差別）

剛出生的嬰兒，可藉由外性器的形狀來區別男女。這個外性器的不同，就是第一次性徵。

男女的性別，在受精的瞬間就已經決定。從這個瞬間開始，即背負各自的性別而成長。

以女嬰來說，身體雖小，卻已經具有小的子宮和卵巢。

但在進入青春期之前，卵巢並未發揮作用，故不具有生殖機能。

是以女孩的體型與男孩幾乎完全相同。其後隨著環境、社會的影響，才各自形成像女孩，像男孩的性格。

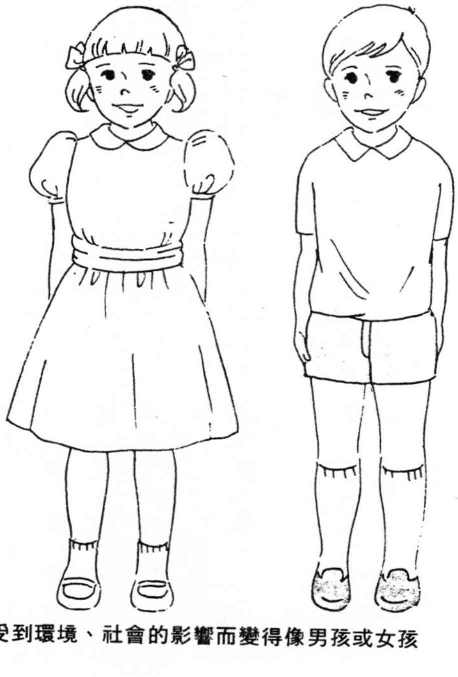

受到環境、社會的影響而變得像男孩或女孩

★青春期

青春期的身體變化

第二次性徵

所謂青春期，是指身心逐漸出現像女性的變化，亦即女性身體完成之前的時期。

女孩到了八、九歲時，卵巢的功能開始趨於旺盛，並分泌卵胞荷爾蒙（雌激素）。

在青春期初期（八～十一歲），女孩的身體因為卵胞荷爾蒙的作用，逐漸呈現女性的體型。這就是第二次性徵。

體型變得圓潤

最初出現的顯著成長，就是身體急速抽高。這是由於卵胞荷爾蒙促進性器發育，同時也使製造骨骼的細胞功能旺盛所致。

除了手腳長長，骨盤擴大之外，卵胞荷爾蒙還可促進皮下組織的脂肪沈著，致使皮下脂肪增加，形成女性特有的圓潤體型。

尤其是乳房的變化最為明顯。乳房是從乳頭開始發育。較快的女孩，在八、九歲時就已經出現。到了十一歲左右，整個乳房開始膨脹。

●乳房的成長●

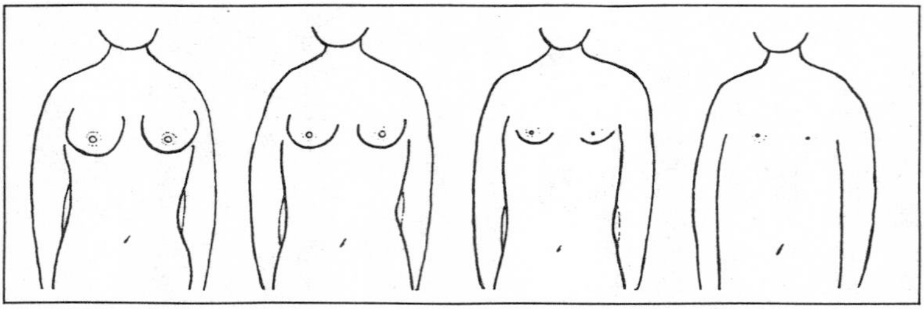

①從八、九歲起乳頭開始發育
②十一歲時整個乳房開始膨脹
③乳頭、乳暈繼續發育、膨脹
④形成圓潤，具有彈力的乳房

繼乳房變大之後，接著陰毛也開始生長。從十一歲開始，到了十五～十六歲時，陰毛濃密程度已相當於成年女性。

迎接初經來臨

體型發生變化、身高長到一四六～一五〇公分、年齡約在十～十五歲之間，會有初經（第一次月經）來臨。不過，雖說已有初經，但並非立刻就具有穩定的周期性月經。第二次月經隔了二、三個月，甚至半年才來的情形經常出現。

此外，雖說已有月經，但多半屬於無排卵性月經。

穩定周期的月經

要等到周期穩定，成為有排卵的真正月經，需要數年的時間。通常要到十八～二十歲左右，才會有穩定的月經。

一旦月經周期趨於穩定，性器會因脂肪附著而膨脹，成為與成人相同的形狀。再者，子宮與卵巢也告增大。

●第二次性徵出現與初經來臨●

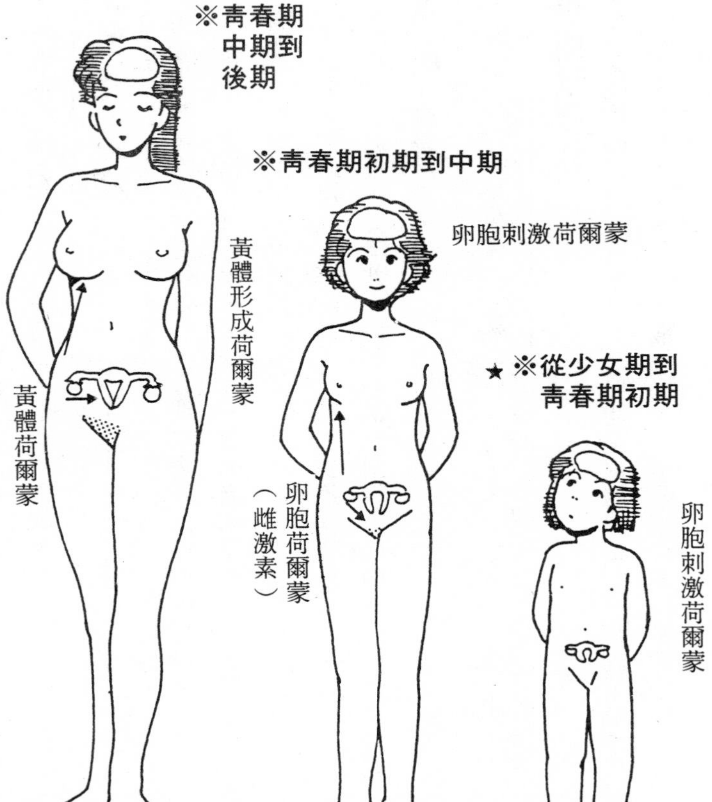

體型產生變化，身高約150cm時初經來臨，直到過了十八歲以後才趨於穩定

卵胞荷爾蒙的分泌急速增加，形成圓潤體型

受卵胞刺激荷爾蒙的影響，卵巢開始活動

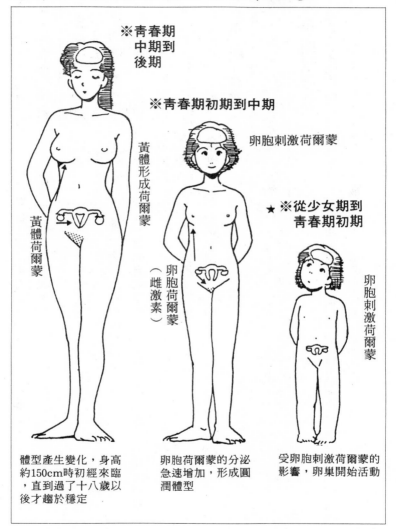

換言之，大約需要花上一〇年的時間，女孩的身體才會由少女逐漸變成女人。

但，青春期的開始和結束，具有很大的個別差異。

青春期的心理變化

青春期除了顯著的身體變化以外，心理也會產生很大的變動。

以往一向非常依賴父母的孩子，如今一變而為刻意與父母之間保持距離。另外，情緒也變得很不穩定，焦躁易怒，反抗傾向極強。當然，也可能會封閉在自己的世界裡。

開始注意到異性的存在，有時甚至已經產生追求異性的心理。

在這個身體急速變化與精神不穩定等狀況同時出現的時期，正是最纖細敏感的時刻，家人默默地在旁守候是最重要的。

青春期出現的異常現象

●青春期早發症

指第二次性徵或初經來得太早。這可能是由於體質所引起的早熟性早發月經，但也可能是調節性荷爾蒙的腦或卵巢發生異常所致，一定要接受婦科醫師診斷。

●原發性無月經

過了十八歲後仍無初經來臨，可能是生殖器異常、發育不全或性染色體異常所致，必須接受婦科醫師診察。

●青春期遲發症

到了十六歲時，仍無第二次性徵或初經出現。原因包括性荷爾蒙異常，卵巢或子宮發育不全等，必須和婦科醫師商量。

●月經異常

因月經不順、無月經、月經困難症等卵巢或子宮機能不成熟所引起的症狀。不必太過神經質。

●陰道炎

陰道原具有自淨作用，但少女期並不具有這種作用。所以很容易因尿液或糞便沾污內褲，因細菌而引起陰道炎。當出現發癢症狀或內褲附著大量分泌物時，應立即到婦科接受檢查。至於平常則應注意保持外陰部清潔。

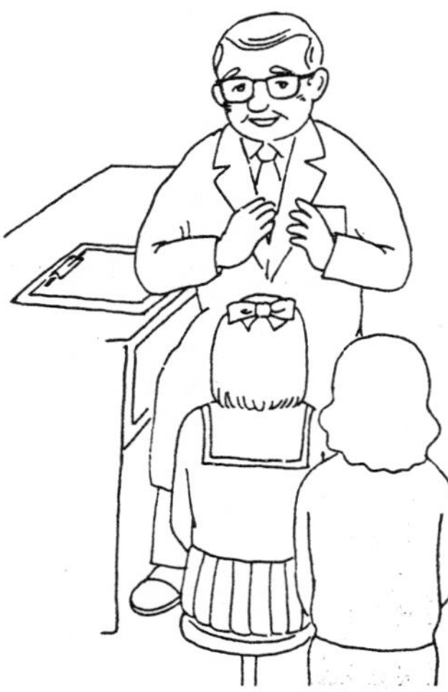

就讀高中仍未有初潮來臨時，最好請教婦科醫師

★成熟期

從二十歲～四十五歲這段期間，稱為成熟期。

這是最適合發揮女性性功能、懷孕、生產的時期。和不穩定的青春期不同，精神和肉體都非常穩定的這個時期，是最適合當母親的。

在女性的生命周期當中，結婚、懷孕、生子等責任重大而又充實的時期，就是在這個時候。

但是，近來不想生孩子或因忙於工作而延後生產的女性不斷增加。此一現象正顯示出女性生活方式的多樣化。

另一方面，成熟期的生活方式，乃是決定接下來的更年期、老年期是否充實的關鍵。

女性身體的巔峰在二十五歲

這是生殖機能成熟，荷爾蒙平衡最為穩定的期間。而在外觀上，也是最富女性魅力的時期。

卵巢機能在二十五歲時到達巔峰，過了三十歲便逐漸衰退。因此，體力上最適合懷孕、生產的年齡及時期，應該是在二十～三十歲之間。

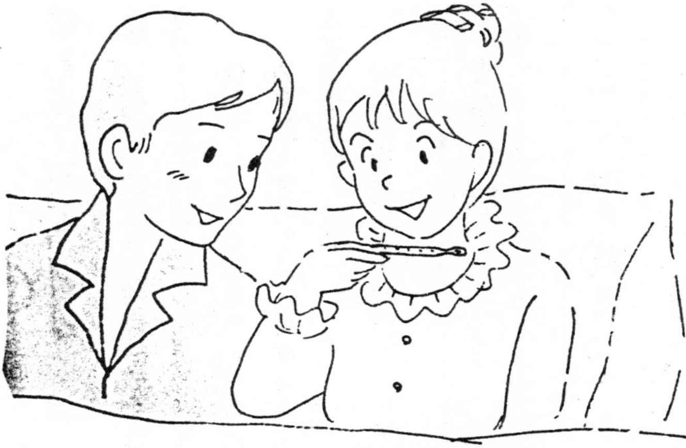

適合懷孕、生產的時期

但隨著職業婦女日益增加，生活方式的多樣化，生產年齡也有高齡化的傾向。

高齡初產固然不需過於恐慌，但考慮到產後漫長的育兒期間，高齡生產有其潛在問題。

懷孕、避孕

成熟期的女性，只要身體沒有異常，都可能懷孕。

懷孕的基本條件，是伴隨排卵的周期性月經，只要測量基礎體溫，就能確認這一點。

持續測量基礎體溫所得的基礎體溫表，可當作掌握女性身體循環及荷爾蒙功能的線索，宜多加活用。

對女性而言，與懷孕同樣屬於重要課題的是避孕，這時基礎體溫表也有所幫助。

不過，確實的避孕效果，必須夫妻互助合作

。兩人可以互相討論，進而造出最佳的避孕法。

成熟期不可過度相信健康

這個時期的女性身體固然非常充實，但在另一方面，夫妻生活、懷孕、生產、產褥等使身體產生很大的變化，因此很多人會有身體異常的症狀出現。

此外，三十五歲以後成人病的發生率增高，需接受子宮癌、乳癌的檢診。

成熟期女性的生活，可說是人生中最忙碌的時期。千萬不要仗著年輕而忙於工作，或是過度相信自己的健康。

對這個時期而言，預防成人病所不可或缺的定期檢診是最重要的項目，必須充分注意。

★更年期

更年期的身體變化

所謂更年期，是指卵巢機能開始減退到停止為止的期間。年齡方面具有個別差異，一般是在四十五歲～五十五歲之間。

在這個時期，以往順調的卵巢機能逐漸退化，以致卵胞進荷爾蒙的分泌不足。結果與其它荷爾蒙的平衡便告失調，容易引起自律神經失調等毛病。

因為這些原因而引起的不定愁訴（頭痛、肩膀酸痛、腰痛等），整個稱為更年期障礙。

更年期障礙的症狀不但多樣化，而且具有很大的個別差異。

有的人從三十五歲過後就出現更年期障礙，但也有人直到停經為止，都不曾出現不定愁訴。

更年期的多種症狀

更年期障礙具有各種不同的症狀。

這些症狀經常會二、三項重複或交互出現。其特色是，即使接受檢診，也沒有什麼異常現象。

更年期障礙的治療，一般而言就是補充減少的荷爾蒙。此外，由於精神不穩定等原因會加重症狀，患者本身若能正確瞭解更年期障礙，將有助於治療。

在女性身體的生命周期當中，更年期障礙與月經一樣，是令很多人感到煩惱的一項。但只要擁有正確的認識，就能消除某種程度的不安。關於這一點，請參照後段的敍述。

必須注意的是，千萬不可動輒將不定愁訴與更年期障礙聯想在一起。

這個時期同時也是癌症等成人病發生的巔峰期，因此一旦出現令妳在意的症狀，務必儘快接受專門醫師的診治。

●更年期出現的症狀●

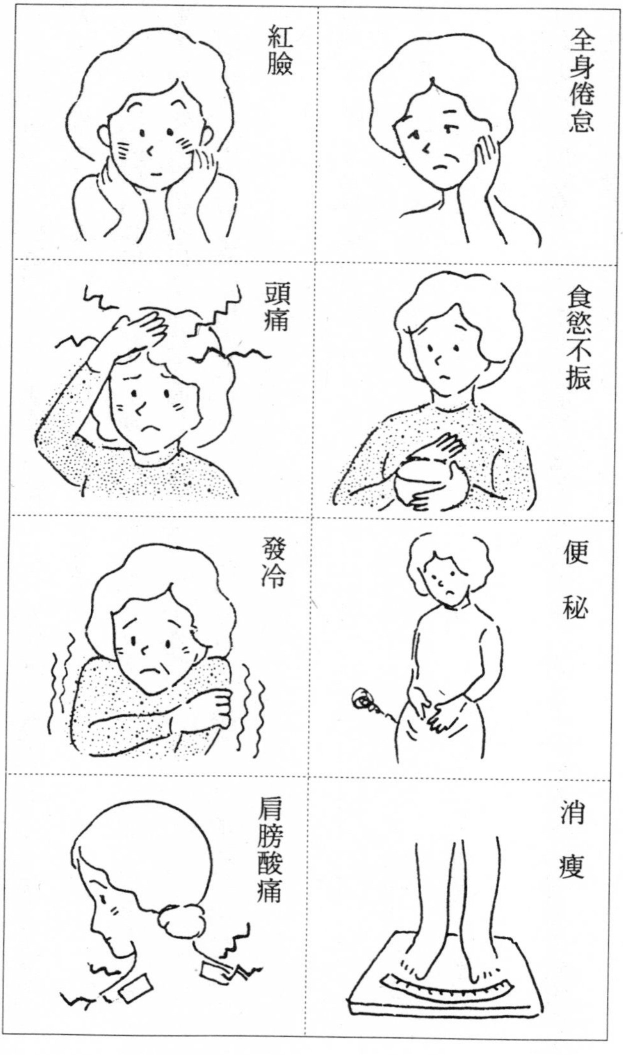

卵巢衰退時……

●漸漸停經

月經量逐漸減少，終至於完全停止。其經過因人而異各有不同，為期約半年～二年左右。這時的出血量、出血期間及周期等，也具有個別差異。

一般而言，月經量減少、周期增長，然後停經的例子很多。

對女性來說，月經的存在是一種負擔，但一旦停經，精神上卻會發生動搖。

●外觀上的老化現象極為明顯

肌膚因為皮下脂肪分泌減少，變得缺乏彈性和光澤，白髮也逐漸增加。

臀部變得鬆弛而缺乏彈性，腹部則容易有脂肪附著。對女性而言，從這個時期開始，會很在意老化問題。

●身體內部的荷爾蒙失去平衡

荷爾蒙分泌的不平衡，是引起骨質疏鬆症和動脈硬化症的原因。

●月經與自律神經失調的關係●

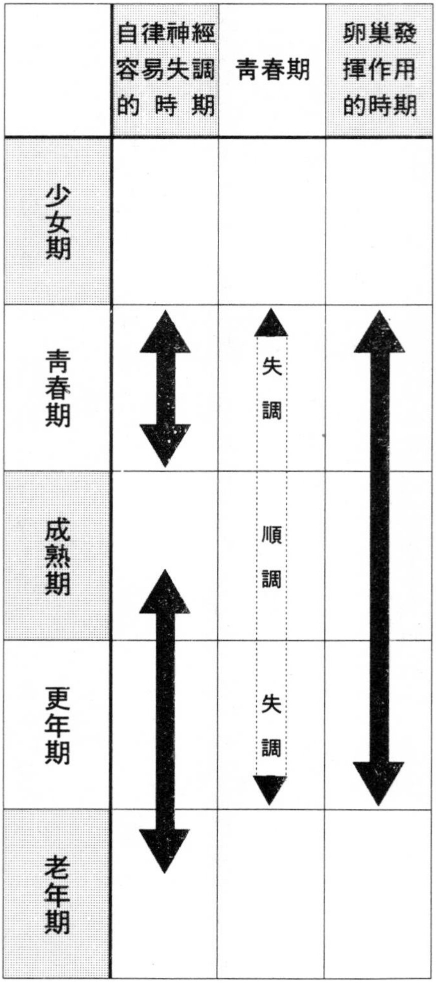

★老年期

近來高齡女性多半打扮得非常年輕，因此到底從幾歲開始才算是老年，實在令人迷惘。不過從生理觀點來看，從六十五歲起就可以視為老年期了。

●老年期的身體變化

堪稱老年期最大特徵的身體變化，就是肉體萎縮。停經後，女性荷爾蒙分泌極度減退，此內性器、外性器均告萎縮。

卵巢會縮小為成熟期的三分之一。陰道、陰道口、陰蒂及小陰唇也會縮小。陰道壁變薄、喪失彈力，陰道腔本身狹窄，容易引起接觸出血。此外，陰道的自淨作用衰退，容易引起發炎症狀。

伴隨老化而來的變化不僅出現於性器，同時皮下脂肪也告減少，皮膚容易乾燥且喪失彈性。骨骼也因鈣質流失而變得脆弱，容易骨折。和男性相比，女性骨骼的老化速度快了約三倍。

到了七十～八十幾歲時，腎臟、肺、心臟等機能，已經降至只有二、三十幾歲時的二分之一、三分之一左右。

毛髮方面固然因人而異，但整個來說白髮增加、頭髮也變得稀疏。

●老化具有很大的個別差異

儘管肉體的老化無可避免，但是它並不會在某一天突然出現。事實上，從二十五歲開始，就已經逐漸老化了。此外，老化具有很大的個別差異，乃是不爭的事實。

老化，可以藉著規律的日常生活而緩和下來。到老年期為止的生活方式，會形成老化的個別差異。

只要平常多用點心，自然就能輕鬆愉快地迎向老年期了。

防止老化

充分的營養、適度的運動、規律正常的生活，是保持年輕的根源。

●充分的營養

因為鈣質缺乏的緣故，所以要多攝取牛奶等鈣質。此外，為了防止肌肉萎縮，必須多攝取良質蛋白質。鹽分會促進動脈硬化，必須限制其攝取量。除了注意上述事項外，還要設法求取均衡的飲食生活。

牙齒的健康也要特別注意。牙齒脆弱或掉牙時，即使有食慾也無法好好吃東西，因此必須接受牙齒治療。

●適度的運動

不必做什麼特別的事，散步、慢跑、打掃房間、整理花園等，都是很好的運動。當然，享受自己喜歡的運動之樂也無妨。

●規律正常的生活

生活規律時，身體自然充滿活力。

不要單以負面印象來看老年期，應該抱持與老化和睦相處的心情，以積極的態度面對老化。

●老年期的身體與防止老化的重點●

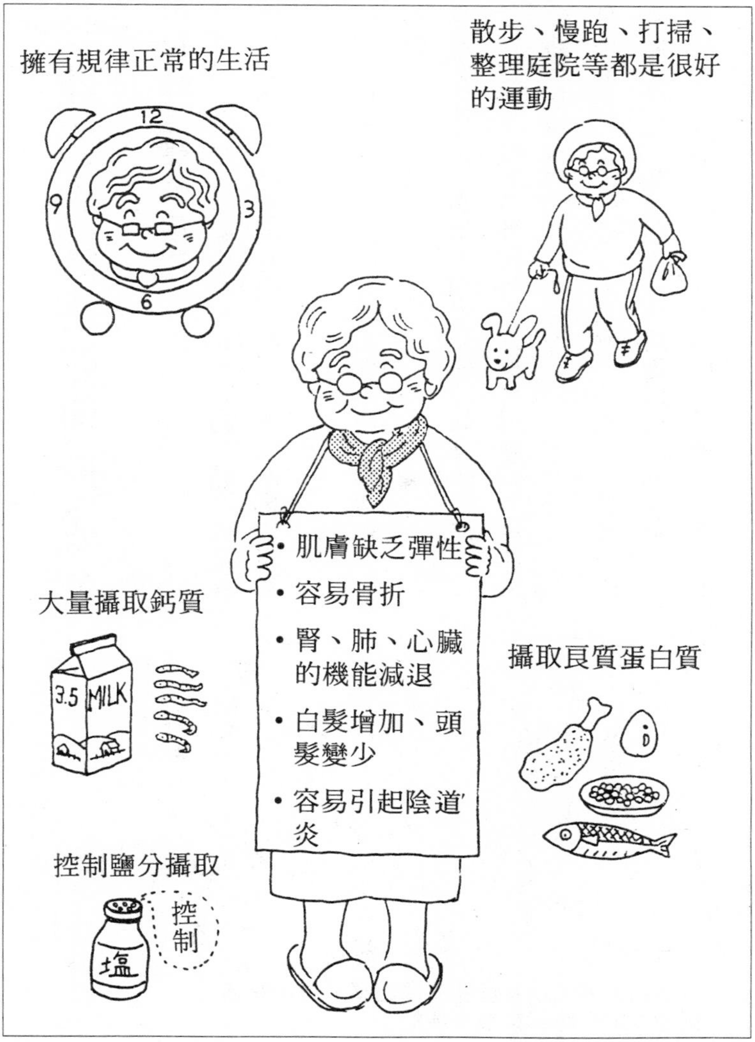
擁有規律正常的生活
12
9
3
6
散步、慢跑、打掃、整理庭院等都是很好的運動
‧肌膚缺乏彈性
‧容易骨折
‧腎、肺、心臟的機能減退
‧白髮增加、頭髮變少
‧容易引起陰道炎
大量攝取鈣質
3.5 MILK
攝取良質蛋白質
控制鹽分攝取
控制
塩

2 性器的構造如何形成？

瞭解自己身體的構造

大部分女性都非常關心身材和美容的問題，但是對於女性性器卻表現得漠不關心，甚至下意識地想要避開這個問題。

能夠生兒育女的女性身體與男性不同，構造和機能非常複雜，而且精巧又神秘。

身為女性，當然必須認識本身偉大的身體構造。

女性性器可分為外性器（由外側可以看到的性器）與內性器（在體內的性器）。

外性器的恥丘、陰毛、大陰唇、小陰唇、陰蒂（陰核）、陰蒂包皮（陰核包皮）、陰道前庭、外尿道口、斯基恩腺（女尿道旁腺）、前庭大腺、陰道口、處女膜、會陰部所構成。

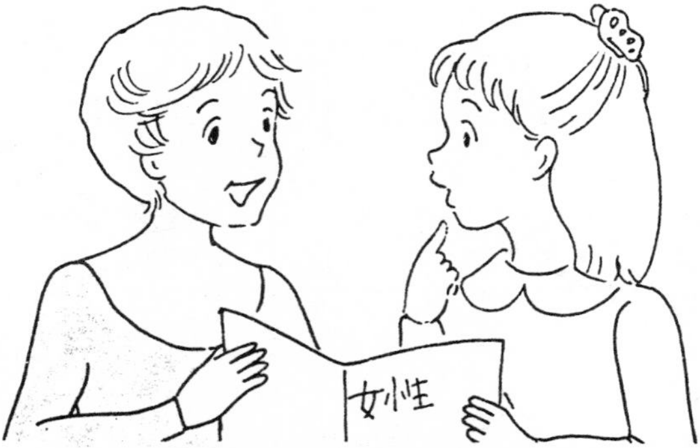

妳會刻意避免談及性器的問題嗎？對性器感興趣並加以瞭解是很重要的

內性器則由陰道、子宮、輸卵管、卵巢所構成。

通常具有個別差異

如此複雜的性器，當然具有很大的個別差異。尤其是外性器，更是因人而異各有不同。因此，即使妳的性器和本書當成範例的性器圖略有不同，也不必感到煩惱。外性器就好像臉或體型一樣，有其獨特的個性，因人而異有很大的不同。如果感到擔心的話，不妨找專門醫師商量。

★外性器

恥丘與陰毛

指具有柔軟的脂肪組織，如小丘般的部分。用手指按壓附近時，可能摸到骨頭，這就是恥骨。

進入青春期以後，恥丘會出現三角洲狀的長毛現象，即所謂的陰毛。其量因人而異，有很大的不同。

大陰唇

從恥丘下到肛門上方為止，如嘴唇般的左右皮膚皺褶，稱為大陰唇。

大陰唇為第二次性徵之一，到了青春期，會急速發育。皮下脂肪很多，用來保護在內側的外尿道口與陰道口。

由於色素細胞分布較多，因此隨著年齡增長，色素沈著的現象增強，會由粉紅色變為褐色。

汗腺與皮脂腺較多，帶有濕氣，有時具有獨特的氣味。陰毛主要長在這附近，粗密程度則因人而異。當性興奮或懷孕時，會充血膨脹。

小陰唇

位於大陰唇內側、既小且薄的皮膚皺褶，好像包住外尿道口或陰道口似地，後方通達會陰。

有豐富的皮脂腺與靜脈，受到性刺激時會充血膨脹。

有色素沈著現象，隋著年齡增長會變成黑褐色。

小陰唇的形狀與大小具有很大的個別差異，有很多人認為自己的小陰唇異常，但事實上根本不必擔心。

陰蒂（陰核）

好像被小陰唇上端的包皮包住似的小突起，就是陰蒂（陰核）。相當於男性陰莖的部分。其構造與陰莖非常類似，為海綿體狀。有很多神經集中，對性刺激非常敏感，是引起性快

●外性器的各名稱●

從身體側面看外性器

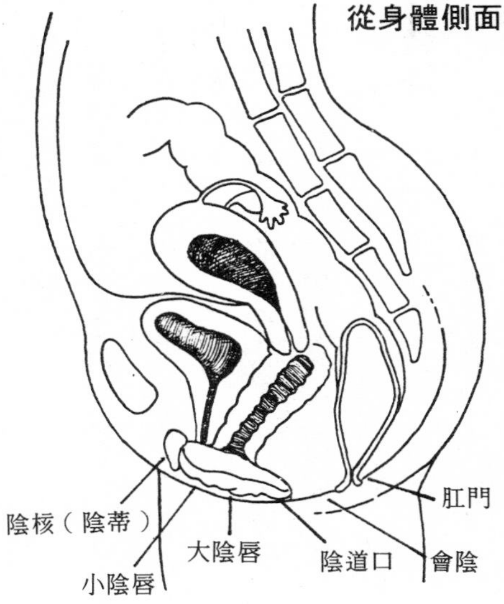

從正面看外性器

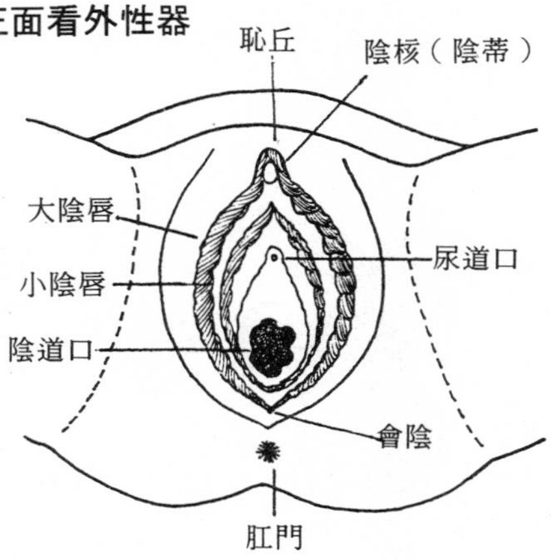

感的原因。

大小因人而異各有不同，有的如小紅豆般大，有的則如食指指頭般大。

陰蒂包皮（陰核包皮）

包住陰蒂前方、小陰唇上端的皺褶。

受到性刺激時，包皮會剝開、陰蒂會膨脹。

陰道前庭

指包圍左右小陰唇的部分。前方有外尿道口，後方有陰道口。有很多靜脈和神經集中，會因性刺激或興奮而充血膨脹。另外，陰道前庭還有處女膜、斯基恩腺、前庭大腺等。

外尿道口

位於陰蒂正下方，為圓形或隋圓形的空隙，相當於尿的排泄口。

尿道連接在恥骨後方的膀胱。女性尿道長約二・五～四公分，因為很短，故容易引起膀胱炎。

很多女性都認為尿是由陰道或陰蒂排出，經血則是由外尿道口排出。

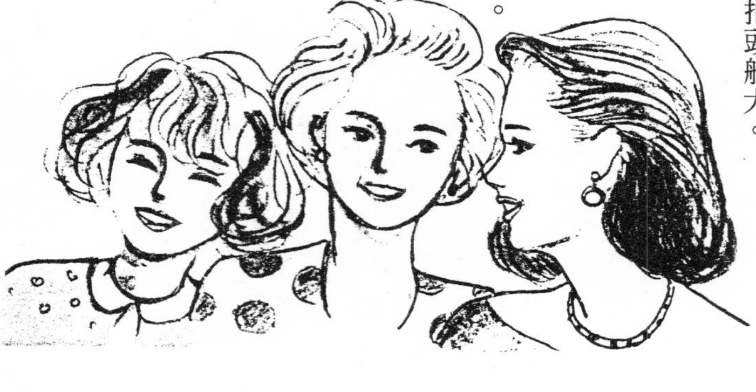

對女性而言，外尿道口和陰道口是個別的存在；但是對男性而言，尿和精子同樣是由外尿道口排出。

斯基恩腺

在外尿道口兩側各有一個小孔，幾乎不具有腺的機能，肉眼也看不到。但因細菌容易侵入、治療後容易留下感染巢，因此是很麻煩的存在。

前庭大腺

在陰道口左右、如拇指般大的分泌腺。性興奮時，會分泌出透明或乳白色的粘液，使性交順利進行。容易受到淋菌或其它化膿菌的感染，引起發炎症狀時會紅腫，有時也會出現劇痛或發燒等情形。

此外，當腺的出口因某些原因被堵住時，會形成前庭大腺膿瘤，分泌液積存而腫脹如乒乓球般大小。

陰道口

位於外尿道口稍下方，經血由此排出。

處女膜

會配合性行為或生產而收縮，兼具強韌與柔軟兩種特性。

●處女膜的改變●

位於陰道口的薄粘膜狀皺褶。處女膜事實上並不是膜，而是一個和一根手指般大小的洞，使經血得以排出。

一般而言，處女膜會在初次性行為時破裂，但劇烈運動或使用衛生綿棒也可能使其破裂。處女膜是否容易破裂及有無伸縮性，具有很大的個人差。因此，並不是初次發生性行為時

＊處女膜為位於陰道口、呈薄粘膜狀的皺褶

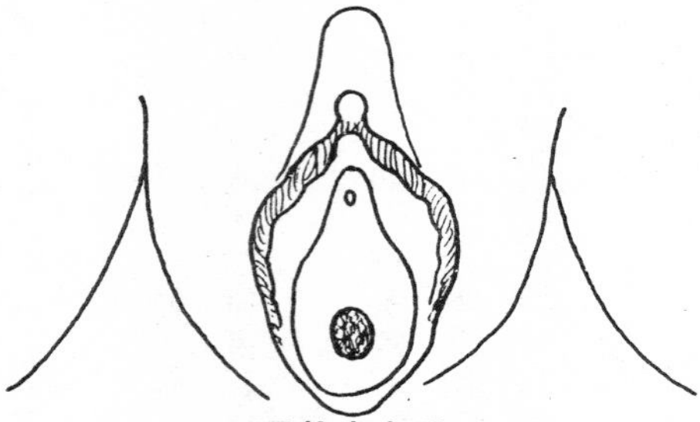

環狀處女膜

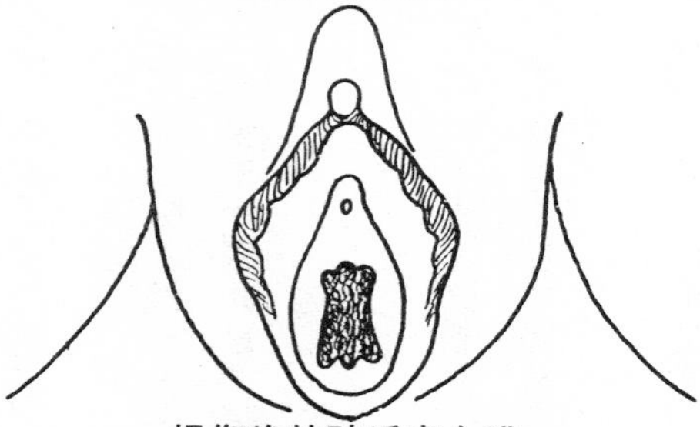

損傷後的破瓜處女膜

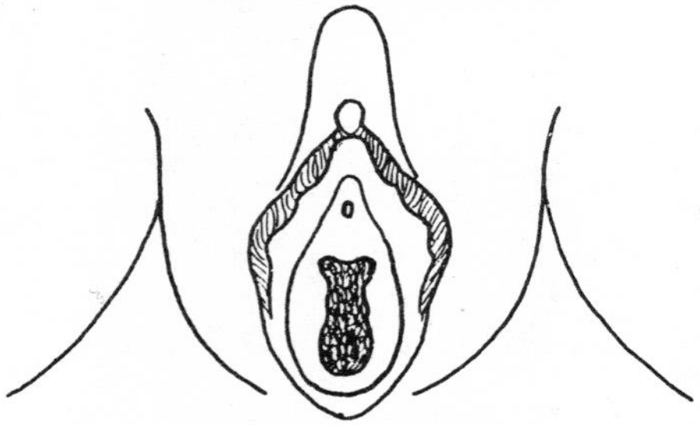

生產後的處女膜痕

一定會出血。

反之，性行為未必會使處女膜破裂。這種情形稱為處女膜強韌或處女膜肥厚，亦即指處女膜與生俱來既厚且強韌。為免日後對性行為造成阻礙，可以到婦科利用手術將其割開。

處女膜可能因性行為而受損，但是並不會完全消失，而會成為隋圓形殘存下來，稱為破瓜處女膜。此外，分娩後會形成不正形的處女膜痕。

會陰部

從左右大陰唇、小陰唇相連處（後陰唇交連）到肛門為止的部分，稱為會陰部，長度約為二・四～三公分。

生產時為了讓嬰兒的頭部通過，會陰部會大大地伸展開來。但有時也會因無法完全伸展而告斷裂。因此，通常會事先切開（會陰切開），待嬰兒順利通過後再予以縫合。

★內性器

陰　道

陰道是指從陰道口到子宮，相連約七～八公分的細長筒狀器官。其位置在腹側的膀胱、尿道與背側的直腸之間。

來自子宮的經血及生產時的胎兒，通過此處到達體外。
內部為有很多皺褶的柔軟粘膜所覆蓋，通常前後相連，好像筒堵住的狀態。
為極具伸展性的器官，性交時能適度伸展，生產時也會自動擴張好讓胎兒通過。
接近內部子宮陰道部附近的陰道，比入口（陰道口）更寬。
此外，陰道通往背部傾斜約一〇～十五度。換言之，仰躺時陰道會由入口朝子宮陰道部傾斜，因而性交時精液容易積存在陰道圓蓋，精子容易侵入子宮內。

陰道的自淨作用

成熟女性的陰道內，有陰道桿菌這種只棲息在陰道內的特殊細菌。覆蓋在陰道表面的粘液細胞，藉著卵巢荷爾蒙之一的雌激素作用製造糖原。陰道桿菌以糖原作為營養源進行分裂增殖，同時也具有將糖原轉換為乳酸的作用。藉著乳酸，使健康的陰道內部隨時保持一定的酸性度。
即使有少數的雜菌或病原體侵入陰道內，也能防止感染。這就是陰道的自淨作用。
成熟女性因性交、月經、分娩而致感染機會增多，但陰道的自淨作用卻避免了許多麻煩。陰道的自淨作用是基於卵巢荷爾蒙（雌激素）的作用而形成的，因此卵巢荷爾蒙分泌較少的幼兒及更年期後的女性，自淨作用減退。換句話說，幼兒及更年期後的女性，較容易出現陰道炎或分泌物異常等煩惱。

子宮變化的過程

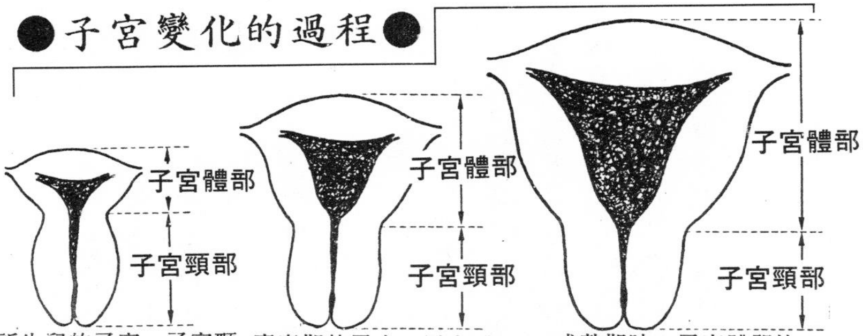

新生兒的子宮，子宮頸部比子宮體部更長。

青春期的子宮，子宮體部與子宮頸部一樣長。

成熟期時，子宮體部比子宮頸部更長。

有些女性動輒用藥清洗陰部，殊不知藥物可能會殺死陰道桿菌，引起發炎症狀，必須注意。

子宮

子宮是從受精的瞬間到生產的瞬間為止，孕育胎兒的重要器官。其位置在陰道深處、膀胱與直腸之間，被骨盤好好地保護著。

大小方面，未懷孕時如雞蛋般大，約七～九公分，重約五○公克。形狀如前後扁平的西洋梨形。

到了懷孕末期，子宮變得如成人的頭一般大，能夠支撐約三公斤的胎兒，以及含胎盤、羊水在內約五公斤的重量。產後子宮會收縮，並恢復原先的大小。

由此可知，子宮具有良好的伸縮性。那是因為，子宮的肌肉層為人體中最厚的肌肉組織。

子宮的每一部分都具有不同的性質，以稱為子宮峽部的狹窄部位作為交界，大致可分為子宮體部（上部）與子宮頸部（下部）。

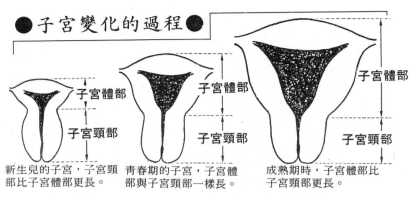

子宮體部

占子宮上部三分之二的部分。屬於稱為平滑肌的原肌肉層，內面為狹窄的空洞。此空洞稱為子宮腔，其周圍為稱為圓柱上皮的腺組織所覆蓋。這就是子宮內膜。

子宮內膜就好像受精卵著床的墊子一樣，故保持最佳狀態極為重要。而製造良好墊子的作業，就是月經的作業。

懷孕後，子宮體部的肌肉，亦即肌纖維會增殖、伸展，因此能夠孕育胎兒。

此外，生產時子宮體部的肌肉收縮引起陣痛，將胎兒朝外推擠。

子宮頸部

連接子宮體部，剩下三分之一的部分，稱為子宮頸部。

子宮頸部當中，突出於陰道內部的部分，稱為子宮陰道部。

從子宮體部到子宮頸部的部分，稱為內子宮口；朝子宮陰道部的陰道側張開的部分，稱為外子宮口。

內子宮口與外子宮口之間細長狹窄的部分，稱為子宮頸管。子宮頸管非常細，只能讓經血或精子通過，但分娩時卻能擴張至讓胎兒通過的大小。

輸卵管

輸卵管是從子宮體部上部左右伸長約七～十五公分的細長管子。彎彎曲曲地朝卵巢延伸

●內性器的位置與各名稱●

★從身體側面看內性器

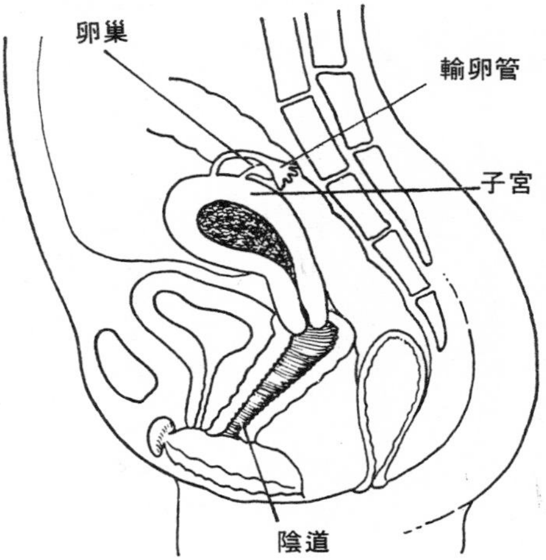

★內性器在體內，從外面看不到

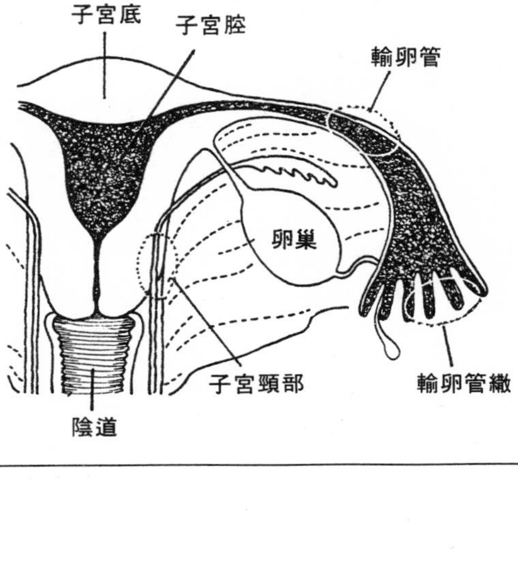

，到了前端時成喇叭狀。

從接近子宮的部分開始，為輸卵管間質部、輸卵管峽部、輸卵管膨大部，在最前端形成喇叭或海葵形狀的則是輸卵管繖。輸卵管繖在卵巢附近，形狀好像張開的手一樣，但並未與卵巢相連。

排卵時，輸卵管繖覆蓋在卵巢上，抓住從卵巢跳出的卵子。被包住的卵子，藉著輸卵管內膜纖毛上皮的蠕動運動，運送到輸卵管膨大部。這時一旦遇到精子，就會受精而成為受精卵，運送到子宮著床後，懷孕便告成立。如果未曾遇到精子，卵子會和子宮內膜一起成為經血排出體外。

由此可知，輸卵管也是卵子的通路，但其狹窄處容易發生麻煩，可能出現發炎或閉鎖等異常症狀，是導致不孕或子宮外孕的原因。

卵巢

卵巢在左右輸卵管下方以韌帶吊起。

大小為拇指頭般大，是一平坦隋圓形臟器，表面有凹凸，呈白色或青白色。

卵巢中含有約數百萬個原始卵胞，每個卵胞中各有一個卵子。

原始卵胞在女性誕生時就已經具有，新生兒期間約有一百萬個。到了青春期，在性腺刺激荷爾蒙的作用下開始發育，成長為成熟卵胞。

成熟卵胞一個月一次（從月經開始之日算起大約第十四天），在右邊或左邊的卵巢卵胞表面破裂而排出卵子，稱為排卵。

卵子被輸卵管前端，呈海葵狀的輸卵管纖抓住送到子宮。

排卵後的卵胞成為黃體，大約二週內會分泌黃體荷爾蒙。

如果未曾懷孕，黃體在月經後會萎縮成為白體。

如果懷孕，則會持續成長至妊娠三個月為止，然後漸漸萎縮。

女性一生中所排出的卵子數，約有五〇〇個。但在輸卵管內與精子相遇，受精、生產的卵子，實際上只有一～三個，其餘的卵子都被排出陰道外了。另外，無法成為成熟卵胞的原始卵胞，全部都會消退。

★尿　路

尿　道

女性尿道長約二・五～四公分。與長達十六公分的男性尿道相比，的確很短。女性的尿道口因為接近陰道口與肛門，所以受到大腸菌等細菌感染而罹患膀胱炎、尿道炎的機率，比男性更高。

此外，女性的尿道只具有排泄尿液的作用，而男性的尿道除了排尿以外，同時也是精液的射出管。

輸尿管

將腎臟所製造的尿液，送到膀胱長約三十公分的肌肉管。從左右腎臟的腎盂開始，與下方的膀胱兩側相連。

罹患膀胱炎時，細菌會上升到輸尿管，甚至進入腎臟的腎盂，引起發炎症狀而導致腎盂炎。這是女性較多罹患

●女性尿道與泌尿器官的構造●

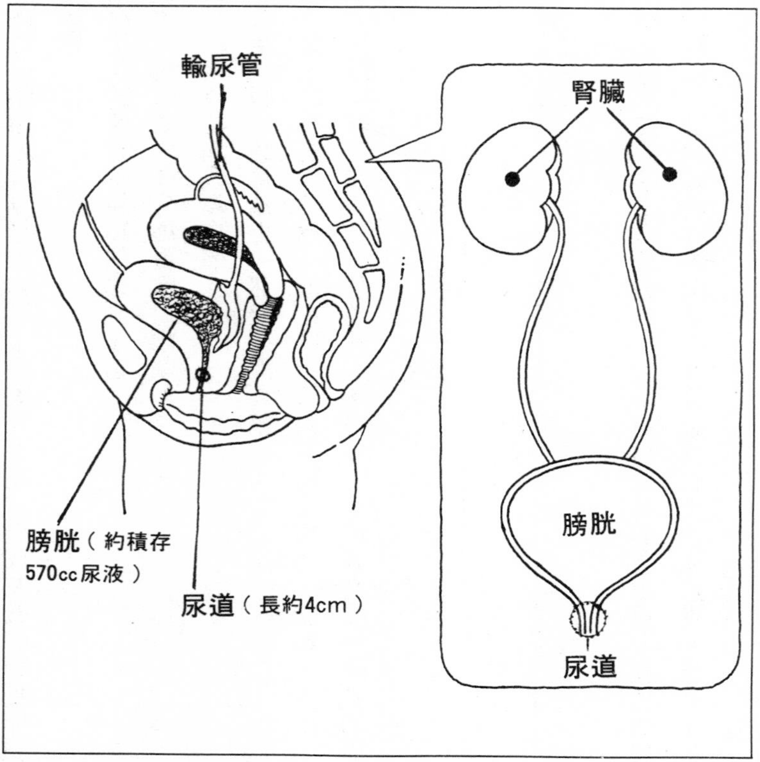

的疾病。

膀　胱

由能夠積存尿液的肌肉所構成的袋子，位於子宮與恥骨結合之間。因為是由很多肌肉所構成，所以在貯存尿液時會膨脹（大約能貯存五七〇cc的尿液），排出尿液後則會收縮。

通常，尿液積存到三〇〇～四〇〇cc時，括約肌會受到刺激而產生尿意，藉著腹壓與膀胱平滑肌的收縮，將尿排出體外。

★乳　房

乳房的發育

作為女性象徵的乳房，在女性一生當中會產生很大的變化。

從幼少期到少女期，女孩幾乎與男孩相同。到了十一、十二歲少女期結束時，由於女性荷爾蒙（卵胞荷爾蒙＝雌激素）的影響，乳腺開始發育。乳頭突出、乳暈擴大，整個乳房逐漸變大。

隨著初經來臨，再加上黃體荷爾蒙＝孕酮的作用，更促進乳腺小葉的發育，且其周圍有脂肪附著，通常在十六歲之前，就會形成如女性般的圓潤乳房。

乳腺細胞會因生理周期而產生變化，於月經前乳房會腫脹、疼痛。

妊娠造成的乳房變化

一旦懷孕，乳房會產生很大的變化，因為色素沈著的緣故，乳頭和乳暈顏色加深且非常敏感。大小方面，也因乳管、小葉成長之故，使得乳房在懷孕三個月時，增大約四分之一。

乳房的構造與各名稱

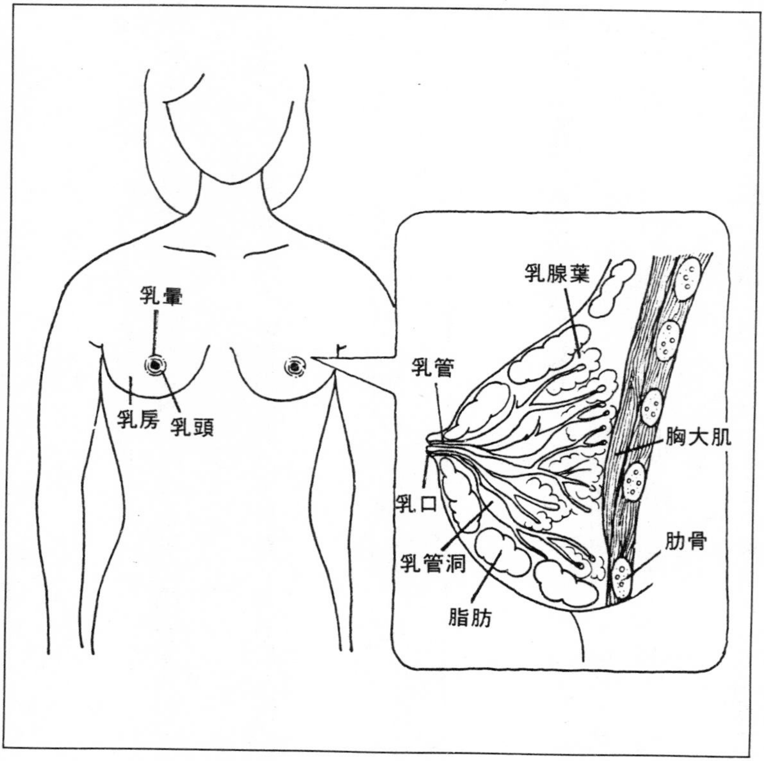

到了懷孕後期，則增大約三分之一。

由於急速膨脹，因此乳房的皮膚會有裂開般的感覺，並且有線條出現，這就是妊娠紋。

產後在乳汁分泌荷爾蒙的作用下，會分泌出乳汁來。

有些人因為乳房小而感到煩惱，但是只要生理上沒有問題，懷孕時自然會變得豐滿，對授乳不會造成任何阻礙。

乳房組織與構造

●乳房的外觀

乳房中心、圓形褐色的乳暈上方，即為乳頭。乳頭約有十五～二〇個小孔，是用乳管授乳時的乳汁排出孔。

●乳房內部

乳管在乳頭下方膨脹，製造出乳管洞，貯存大量乳汁。乳管洞再細分成樹枝狀，這個部分即為乳腺。乳腺最前端有如葡萄串的乳葉腺，負責製造乳汁。

何謂副乳？

哺乳動物的乳房大多兩兩成對。

人類在胎兒時期，會暫時出現多數的乳腺，但最後則只留下真正的乳房，其餘的都退化了。當然，也有些人會有乳腺殘留，即所謂的副乳。

平常沒什麼感覺，等到產後授乳時會增大腫脹，才知道有副乳存在。這時不需施行手術，只要冷敷二、三天即可縮回。

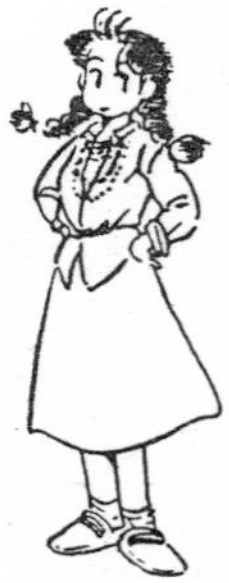

●副乳經常出現的部位●

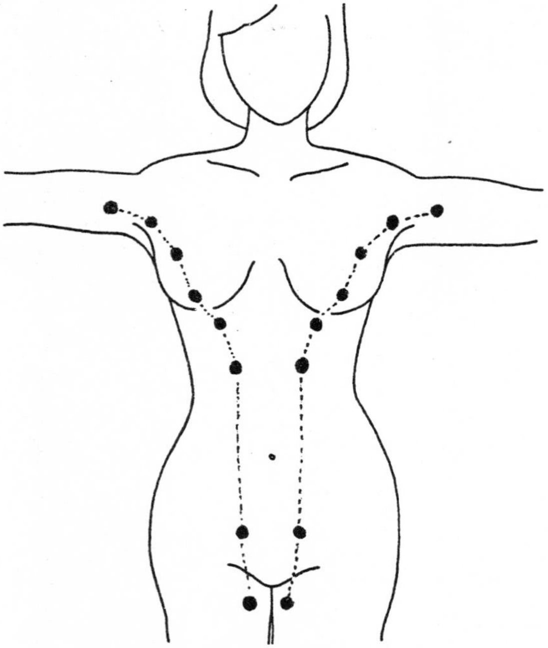

副乳在產後授乳期間偶爾會膨脹

3 對女性機能產生影響的荷爾蒙作用

☆何謂荷爾蒙？

●女性機能與荷爾蒙有密切關係

女性終其一生，都受到荷爾蒙的支配，荷爾蒙對女性具有重大意義，像排卵、月經、妊娠、生產、授乳等一連串生理現象，全都與荷爾蒙有密切關係。

荷爾蒙是指由體內特定臟器分泌到血液中的化學物質，約有四〇種以上，能調節體內的新陳代謝，對發育和生殖機能造成很大的影響。荷爾蒙不單左右女性機能，從生命基本到感情也都受其影響。

●重要的荷爾蒙分泌量

由荷爾蒙對人體所發揮的巨大影響，即可看出其重要性。荷爾蒙的分泌量過多或過少，都會使人體產生異常。

●支配荷爾蒙分泌量的丘腦下部

因此，必須確實控制荷爾蒙的分泌。負責此一任務的，為丘腦下部。丘腦下部除了荷爾蒙以外，也控制自律神經、調節體液，故被視為「生命維持中樞」。同時也會監視存在於血液中的荷爾蒙量，當荷爾蒙減少時使其增加，增加時則使其減少，下達指令進行調節。

丘腦下部的指令，並非直接下達各內分泌腺，而是先傳達給腦下垂體，再由腦下垂體傳

荷爾蒙作用的構造

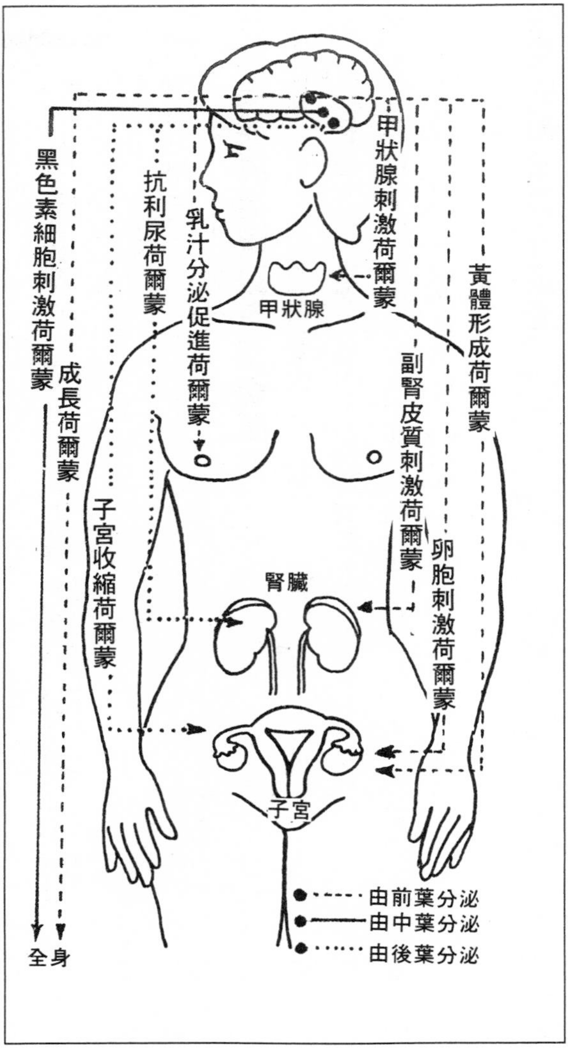

達給內分泌腺。因此，一旦腦下垂體出現血液障礙或腫瘤，便無法傳達命令，結果將無法控制荷爾蒙的分泌量而引起各種症狀。

由卵巢分泌的荷爾蒙

卵巢會分沁卵胞荷爾蒙與黃體荷爾蒙。這兩種荷爾蒙對女性而言是最重要的荷爾蒙，一般稱為「女性荷爾蒙」。

●卵胞荷爾蒙（雌激素）

由成熟卵胞所分泌的卵胞荷爾蒙，是會為女性帶來第二次性徵的荷爾蒙。在青春期大量分泌，使女性特有的皮下脂肪發達，成為圓潤體型。

進入血液中的卵胞荷爾蒙，通過肝臟循環全身，作用於子宮，使子宮內膜肥大增殖，形成受精卵容易著床的狀態。此外，會增進子宮頸管的分泌液，製造適合性交或受精的環境。

同時也會促進陰毛、腋毛的發育及乳腺的發達。

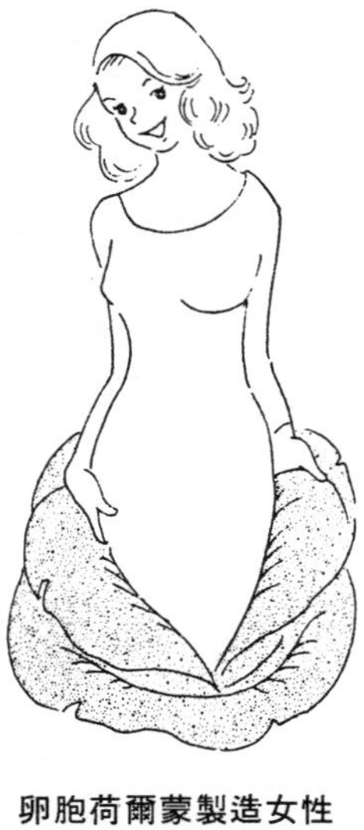

卵胞荷爾蒙製造女性特有的圓潤體型

在一次月經周期中，大約會產生五毫克的卵胞荷爾蒙。

卵胞荷爾蒙的分泌於成熟期到達巔峰，進入更年期後分泌量減少，終至於不再有排卵和月經。不過，在停經後十年內，仍會持續分泌少量荷爾蒙。

●黃體荷爾蒙（孕酮）

卵胞在排卵後，會產生黃體素的變化而成為黃體，分泌黃體荷爾蒙。

由於卵胞荷爾蒙的作用，黃體荷爾蒙能在增殖的子宮內膜發揮功用，形成更容易懷孕的狀態。

受精卵在此著床時，黃體荷爾蒙持續分泌。但如果並未受孕，大約二週內便停止分泌。這時，對子宮內膜的作用逐漸減退，之後子宮內膜剝落，由子宮排出，就是所謂的月經。

黃體荷爾蒙也會對位於間腦的體溫調節中樞產生作用，使體溫上升。利用此一特點測量基礎體溫，可作為妊娠診斷及避孕的依據。

此外，黃體荷爾蒙還能促進蛋白質的合成，並具有抑制平滑肌收縮的作用。

由腦下垂體分泌的荷爾蒙

所謂的腦下垂體，是指位於腦中心部的小內分泌腺。

由腦下垂體分泌的荷爾蒙，具有控制其它荷爾蒙分泌的特別作用。

腦下垂體分為前葉、中葉、後葉，各自會分泌對身體機能具有影響力的荷爾蒙。

●由腦下垂體前葉分泌的荷爾蒙

卵胞刺激荷爾蒙（ＦＳＨ）

卵胞刺激荷爾蒙（ＦＳＨ）與接下來所敍述的黃體形成荷爾蒙（ＬＨ），同樣會對卵巢等性腺產生作用，故又稱為性腺刺激荷爾蒙。

到了青春期，卵胞刺激荷爾蒙便開始在血液中大量分泌。

月經周期就是由於卵胞刺激荷爾蒙的分泌而開始。荷爾蒙於月經剛過後開始分泌，於排卵時達到巔峰。

卵胞刺激荷爾蒙作用於卵巢，使原始卵胞成熟。

由成熟的卵胞分泌出卵胞荷爾蒙，促進卵胞的成熟。

當荷爾蒙的功能不良時，卵巢便無法發育，形成無月經現象。

黃體形成荷爾蒙（ＬＨ）

黃體形成荷爾蒙是刺激卵胞，促進排卵的荷爾蒙。

排卵時，黃體形成荷爾蒙與前述卵胞刺激荷爾蒙的分泌升至最高點，藉著二者的相互作用進行排卵。

當黃體形成荷爾蒙分泌減少時，排卵無法順暢進行。

此外，黃體形成荷爾蒙在排卵後，與黃體取代卵胞組織，發揮促進黃體荷爾蒙（孕酮）分泌的作用。

乳汁分泌促進荷爾蒙（催乳激素）

作用於乳腺、促進乳汁分泌的荷爾蒙。

催乳激素的分泌，從妊娠初期開始，但是在懷孕期間由胎盤產生的大量卵胞荷爾蒙，會抑制其分泌。

產後由於胎盤排出，抑制作用解除，因此乳腺會開始分泌乳汁。

懷孕期間乳房雖然增大卻不會分泌乳汁，而產後過了二、三天就會出現乳汁，理由即在於此。

甲狀腺刺激荷爾蒙（ＴＳＨ）

具有刺激甲狀腺，促進其機能的作用。此外，還能促進新陳代謝、調節體溫、促進心臟、腦、消化器官等的發育。

甲狀腺荷爾蒙分泌過剩時，會出現眼球突出、甲狀腺腫脹、脖子粗大、精神不穩定等症狀，即所謂的巴塞多病（突眼性甲狀腺腫）。如果是女性，可能出現月經過多等症狀。

妊娠時甲狀腺荷爾蒙的分泌趨於旺盛，藉以促進胎兒發育並支撐孕婦體調。

副腎皮質刺激荷爾蒙（ＡＣＴＨ）

刺激副腎皮質、促進其機能。從副腎皮質會分泌出與糖或礦物質代謝有關的荷爾蒙，以及作用於生殖器官的荷爾蒙。

女性由副腎皮質所製造出來的性荷爾蒙，是男性荷爾蒙。當男性荷爾蒙生產過剩時，體毛會增加，肌膚變得如男性般粗糙，體型也趨於男性化。

男性則會分泌女性荷爾蒙，一旦分泌過剩，胸部會像女性般膨脹，而且睪丸會縮小。

●由腦下垂體中葉分泌的荷爾蒙

黑色素細胞刺激荷爾蒙（ＭＳＨ）

刺激黑色素細胞，增強皮膚色素沉著的荷爾蒙。懷孕時乳頭和小陰唇的顏色變深，就是由於ＭＳＨ的作用。

●由腦下垂體後葉分泌的荷爾蒙

抗利尿荷爾蒙（ＡＤＨ）

控制體內水分量與血壓的荷爾蒙。

缺乏抗利尿荷爾蒙時，喉嚨會異常渴而拚命喝水，引起多尿、頻尿等症狀，甚或形成尿

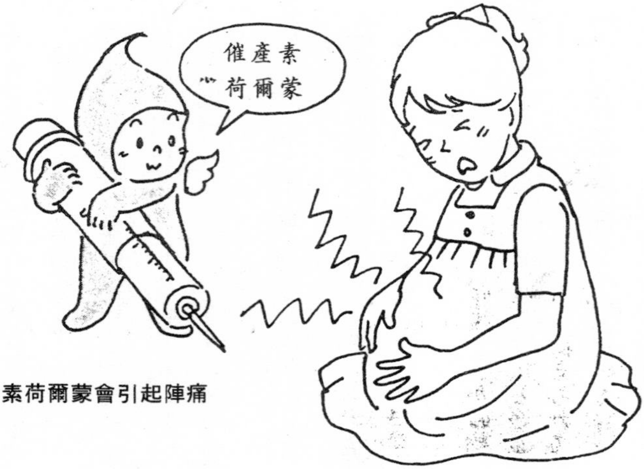

催產素荷爾蒙會引起陣痛

崩症。如果是小孩子的話，可能會引起夜尿症。

子宮收縮荷爾蒙（催產素）

如文字所示，為具有增進子宮收縮作用的荷爾蒙。

分娩時能使子宮肌強力收縮、引起陣痛，將胎兒推向產道的，就是催產素。

如果要以人工方式誘發陣痛，就必須注射催產素。

催產素不僅作用於子宮，也作用於乳房的平滑肌，有助於乳汁分泌。授乳時下腹部會疼痛，就是受到催產素的影響。

4 月經的構造與有關月經的Q&A

從小女孩初潮來臨到五十歲左右停經為止，歷時約四十年（妊娠、授乳期間除外），女性每個月一次會有月經出現。

由此可知，月經在女性一生中大部分的時間裡具有重要作用，而且產生很大的影響。

所以，女性一定要充分瞭解月經的構造，適切加以對應。

月經的構造

每個月的月經，是由卵巢所分泌的卵胞荷爾蒙與黃體荷爾蒙（孕酮）所構成。

其成立過程大致可分為：

(A)卵胞荷爾蒙發揮作用的卵胞期
(B)引起排卵的排卵期
(C)黃體荷爾蒙發揮作用的黃體期

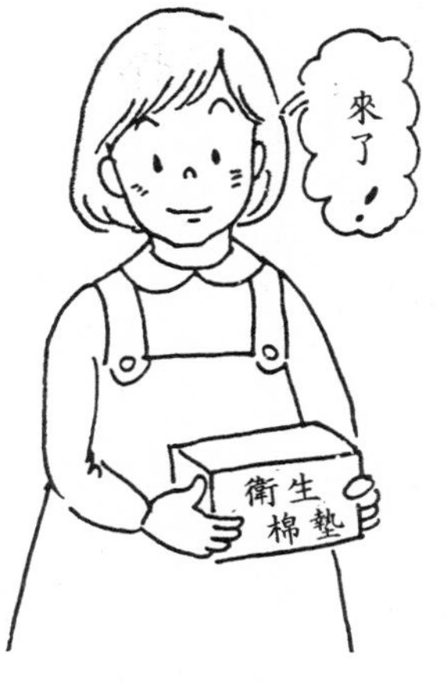

月經從十二、三歲時開始

(D)子宮內膜剝落排出的月經期

以下就其構造稍加說明。

1 卵胞期

由腦下垂體分泌出卵胞刺激荷爾蒙，這時卵巢內的原始卵胞，有幾個發育為成熟卵胞（卵胞刺激荷爾蒙以二十八天為一周期分泌出來，一次會使幾個卵胞成熟）。成熟卵胞分泌卵胞荷爾蒙。荷爾蒙進入血液中循環全身。這時子宮內膜變得肥厚，以備受精卵著床。

卵胞荷爾蒙大約分泌二週。

2 排卵期

當血液中卵胞荷爾蒙大量增加時（從卵胞荷爾蒙開始增加算起約二週內），丘腦下部會對腦下垂體下達降低卵胞刺激荷爾蒙的指示，同時指示黃體形成荷爾蒙開始分泌。

黃體形成荷爾蒙作用於卵胞，引起排卵。

3 黃體期

排卵後的卵胞，成為黃體分泌黃體荷爾蒙，進入血液中循環全身。黃體荷爾蒙與卵胞荷爾蒙同樣會作用於子宮，使子宮內膜變得柔軟，調整為更容易使受精卵著床的狀態。大約二週後，黃體荷爾蒙的濃度開始降低。

4 月經

一旦受精卵並未著床，黃體荷爾蒙的分泌大約二週內就會降低。

黃體荷爾蒙開始消失時，子宮內膜剝落，由子宮口朝陰道流出，這就是月經。

當血液中的黃體荷爾蒙減少時，丘腦下部又會對腦下垂體下達分泌卵胞刺激荷爾蒙的指示，使卵胞再次成熟，重複排卵。如果並未懷孕，通常會以二十八天為一周期重複進行。

●初經

初經開始的年齡，近來有逐年提早的傾向。最近的平均年齡是十二、三歲，較快的孩子甚至十歲就初經來臨了。

初經來了以後，並不表示從第二個月起就會有規律的月經。大多數的情形是，月經周期並不穩定，或者是並未排卵的無排卵月經。

從初經後到月經周期趨於穩定，約需要五、六年的時間。

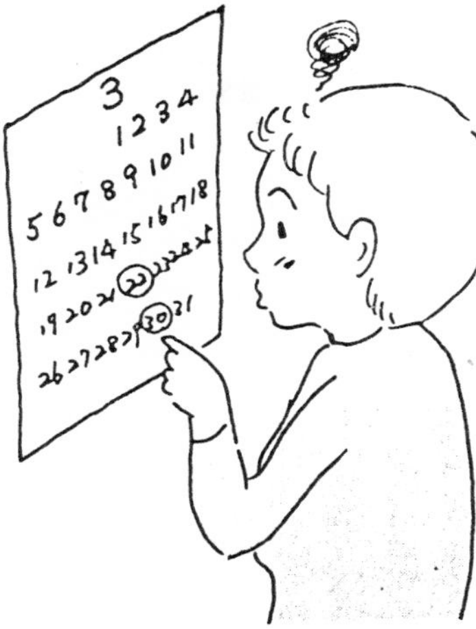

壓力積存時周期會紊亂

●月經周期

●女性的月經周期●

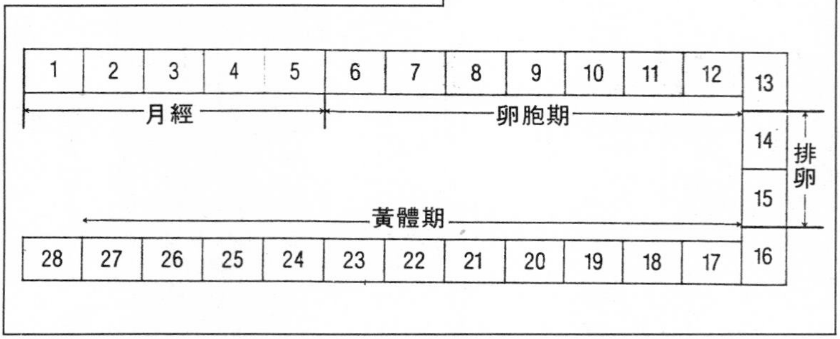

所謂月經周期，是指以月經開始之日作為第一天，到下次月經開始的那一天為止。

通常為二八～二九天，不過只要是二五～三五天，都在正常範圍之內。

但是大部分的人都會有些差距，很少人會按照預定的日期準時到來。月經不順的人，可能會差上一週左右。

面臨壓力或煩惱時，周期容易紊亂。一旦壓力或煩惱消失，周期也隨之恢復正常。

●日數、出血量

月經日數因人而異，只要在三～七天內結束，都算正常。

如果二天就結束或持續八天以上，則屬於異常。

經血量具有很大的個別差異。以二十幾歲的人為例，一次月經約排出一一〇～一五〇cc，到了三十五歲以後，會減少為三〇～六〇cc。

大部分的人第一天的出血量較少，第二、第三天最多，到第四天時逐漸減少。

經血並非呈鮮紅色，而是略帶粘性的暗紅色血液。

有時會夾雜著小血塊出現，不過並不會造成問題。

經血是不需要的子宮內膜，被胰蛋白酶酵素溶解，以及由子宮壁剝落的出血混雜而成的，因人而異，當胰蛋白酶的量較少、無法充分溶解時，可能會排出如肝臟般的血塊。

一旦排出大量血塊，即屬於異常症狀。

●伴隨月經出現的症狀

月經來潮時雖有程度之差，不過大部分女性都會出現不快症狀。

最常見的是下腹部疼痛、腰痛、下痢、便秘等。

除此以外，還可能出現情緒不穩定、焦躁、集中力遲純、頭痛、想睡、乳房脹痛等症狀。

雖然有這些不快症狀，但只要不對日常生活造成阻礙，就不必擔心。

如果是無法忍受的嚴重症狀，則必須找醫師商量。

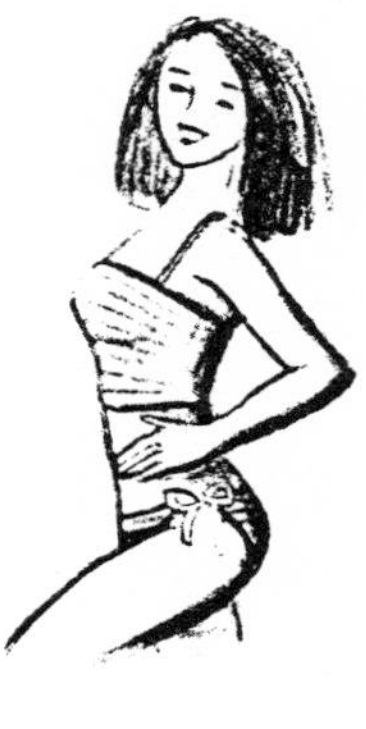

●伴隨月經周期產生的子宮、荷爾蒙、基礎體溫變化●

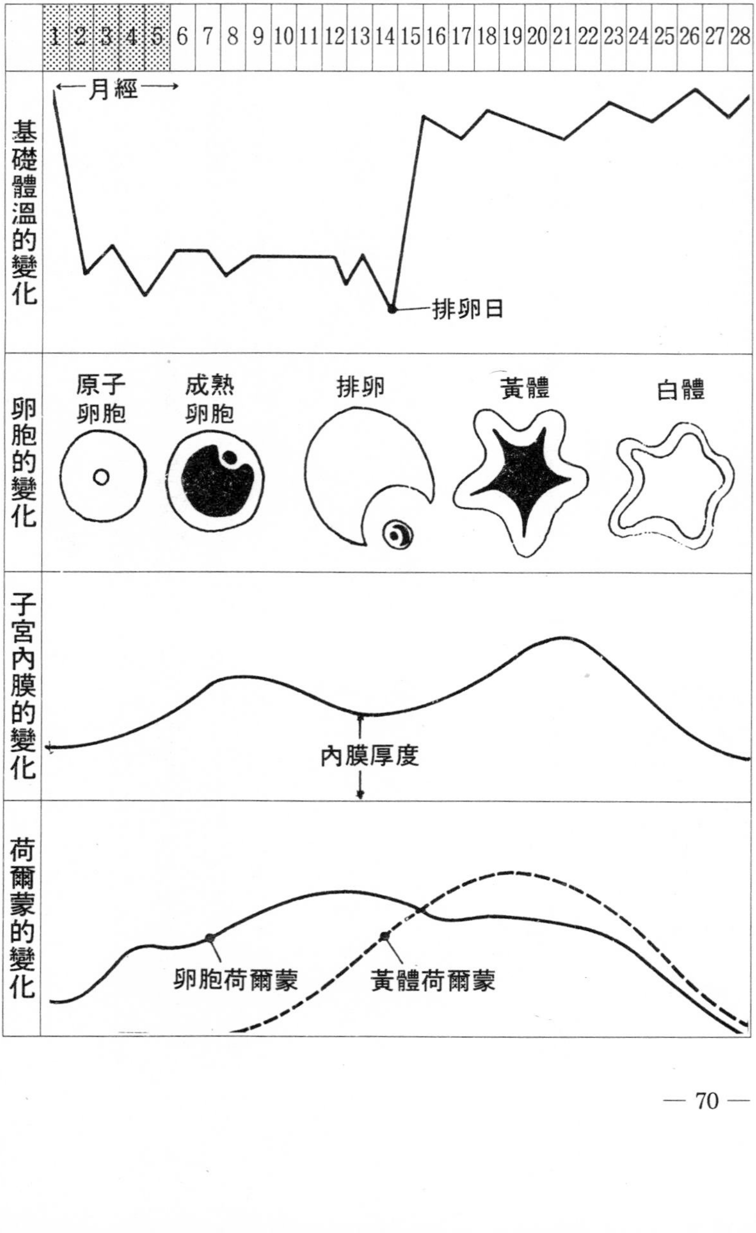

月經的處理方法

月經的處理方法，分為使用衛生棉墊與衛生棉棒二種。近來生理用品的開發日新月異，使得原本鬱悶的生理期，也能舒適度過。

●衛生棉墊

在幾層吸收性良好的紙上，用經過特殊加工、肌膚觸感良好的不織布包住，以防止經血外漏。

依製造廠商不同，吸收力、肌膚觸感、形狀、膠帶的位置等也各有差別，應選擇適合自己的產品。

量多或就寢時，可使用夜間型衛生棉；而在經血量較少的結束時期，則可使用較薄的棉墊。總之，應配合狀況來使用。

依種類不同，有的衛生棉墊可以丟進抽水馬桶沖掉，但我建議各位最好不要這麼做。

衛生棉墊要勤於更換，最好一～二小時就更換一次。因為長時間使用，會引起細菌感染，外陰部也容易出

●衛生棉墊的構造●

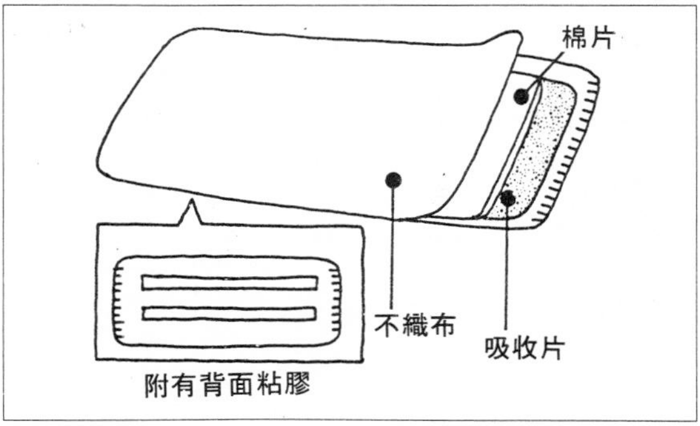

現發炎症狀。

●衛生棉棒

衛生棉棒係直接插入陰道內部吸收經血。依插入方式不同，可分為手指式、附件式、棍棒式三種。尺寸則分為小型、普通型、大型三種，可配合使用經驗，經血量分別使用。

初次使用的人，最好從小型開始。

插入衛生棉棒時，首先要把手洗乾淨，並且用清潔的棉花等仔細擦拭外陰部，使其保持濕潤、清潔，然後再遵照指示以正確的姿勢，朝正確的方向插入（參照次頁插圖）。

衛生棉棒也要勤於更換，否則會有雜菌附著，在陰道內引起陰道炎，是導致外陰部出現斑疹的原因。

衛生棉棒具有方便，感覺比較舒服等優點，但是和衛生棉墊一樣，必須勤於更換。因為忘了取出而引起內膜症，或棉棒的拉繩斷掉，以致留在陰道內拿不出來的情形，並不少見，所以使用時一定要正確處理。

●生理褲

近年來，生理褲從三角褲型到四角褲型、運動型、平常型都有，依用途不同提供了更多的選擇。不管是哪一種生理褲，都必須選擇通氣性良好的綿製品，用化學纖維製成的生理褲，容易引起斑疹。

●衛生棉棒的使用方法與重點●

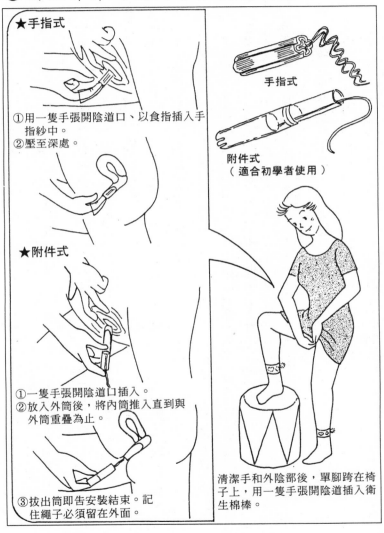

★手指式

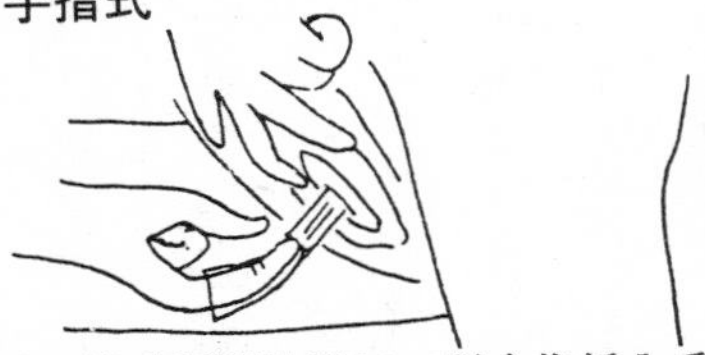

①用一隻手張開陰道口、以食指插入手指紗中。
②壓至深處。

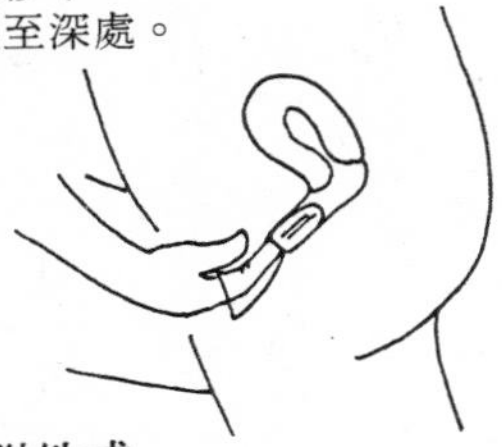

★附件式

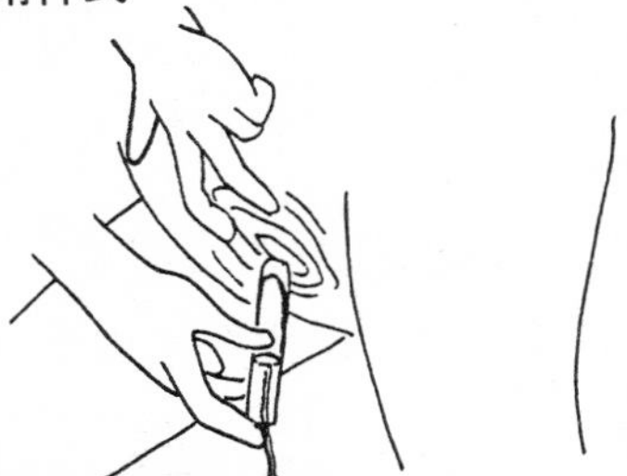

①一隻手張開陰道口插入。
②放入外筒後，將內筒推入直到與外筒重疊為止。

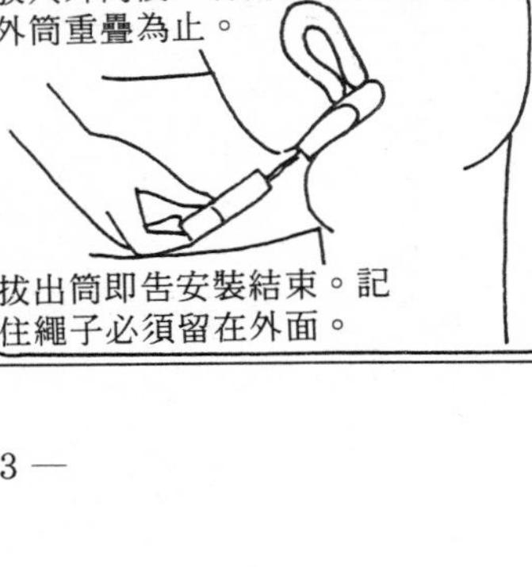

③拔出筒即告安裝結束。記住繩子必須留在外面。

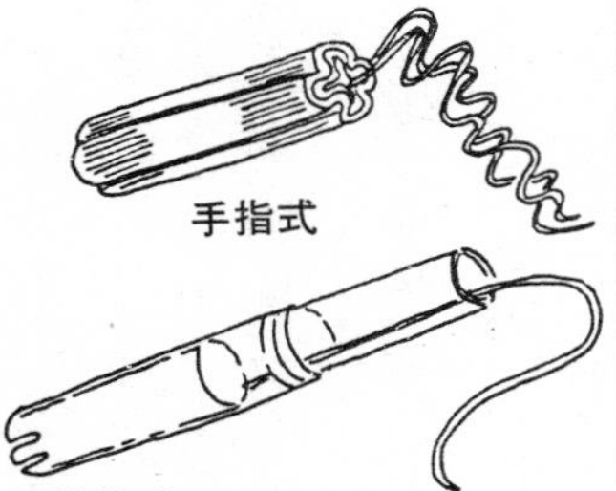

清潔手和外陰部後，單腳跨在椅子上，用一隻手張開陰道插入衛生棉棒。

此外，還要勤於洗滌，使其經常保持清潔。

度過月經期的方法

月經期間並不需要改變日常生活方式。

適度的運動能促進血液循環，是值得採用的方法。但在出血較多的第二、第三天，應保持適度安靜，避免激烈的運動或勞動。

沐浴和淋浴有助於保持清潔，要積極進行。也可以洗頭，但一定要吹乾以後再就寢。

月經中的性行為容易引起陰道炎等，最好避免。

儘管不便程度因人而異，但是對女性來說，月經還是一項負擔。既然必須與月經長期「交往」，只好設法找出適合自己的度過方式或生活型態，例如，把自己打扮得比平常更漂亮，藉以轉換心情；或是排一個毫不勉強、能夠輕鬆度過的時間表。

月經周期的挪移方法

女性在排各種時間表時，最在意的就是月經的問題。

尤其是結婚、度蜜月或出國旅行，萬一碰上經期，當然會倍感困擾。

月經是由體內的荷爾蒙作用所引起，故可以利用荷爾蒙劑操作子宮內膜的狀態改變經期。要想改變經期，最慢必須在預定月經日之前一個月和醫生商量。這時如果有基礎體溫表或月經周期的記錄，就更能確實進行了。

●想要延後時

經期接近時，卵胞荷爾蒙和黃體荷爾蒙的濃度會降低。因此，如果要延遲月經，則必須由體外給予卵胞荷爾蒙和黃體荷爾蒙，抑制上述二種荷爾蒙濃度的降低，防止子宮內膜剝落，進而延遲出血。

一般使用的，是卵胞荷爾蒙與黃體荷爾蒙的混合劑（新ＥＰ錠等）。月經周期穩定的人，從預定月經日之前三天，較不穩定的人，則從五天前開始每天服用。如果有一天忘了服用，月經就會開始。

利用此一方法，可延長月經十～十四天。

●想要提早時

月經結束後立刻連續服用荷爾蒙混合劑二週，藉以抑制排卵，然後停止服用，即可引起無排卵性月經而挪開月經周期。

●服用荷爾蒙一定要和醫師商量

不論是為了延後或提早月經周期而服用荷爾蒙，一定要和醫師商量。單由外行人的判斷來進行，原本應該避開的月經可能出現，甚或引起各種痲煩。

此外，肝臟、心臟、腎臟有毛病的人，不可服用。

改變經期不算是一種疾病治療，因此不能納入保險範圍內，必須自行付費。

●利用混合劑改變生理日的方法●

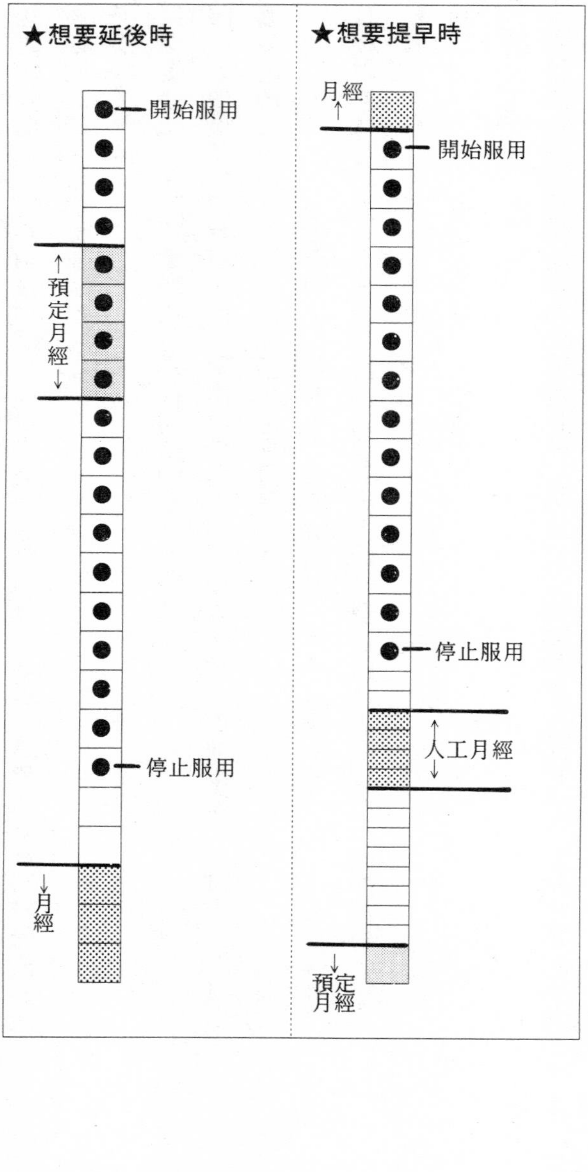

基礎體溫

所謂基礎體溫，就是脫離精神，肉體勞動幾小時後，在安靜狀態下所測得的體溫。也就是在早上起床前所測得的體溫。

藉由基礎體溫，可以得知女性荷爾蒙的作用情形。因此，也被當作瞭解排卵日或避孕的方法。

此外，還能幫助瞭解體調及精神狀態，對不孕症，無月經的治療極有助益。

養成測量基礎體溫的習慣，有助於健康管理及安排時間表，同時也可以瞭解月經的開始及妊娠的可能性等等。

一旦在日常生活中養成測量基礎體溫的習慣，即可加以活用。

●一定要使用婦女體溫計

測量基礎體溫一定要使用「婦女體溫計」，近來已有電子式婦女體溫計問世。至於體溫表，多半附在婦女體溫計的盒內，當然也可以單獨購買。

●基礎體溫表的填表法●

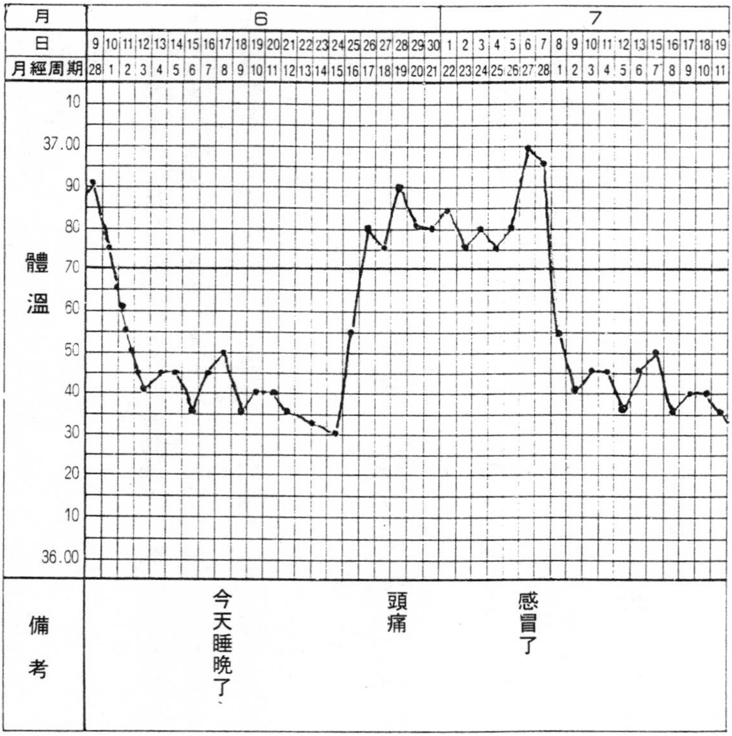
月
6
7
日
9 10 11 12 13 14 15 16 17 18 19 20 21 22 23 24 25 26 27 28 29 30 1 2 3 4 5 6 7 8 9 10 11 12 13 15 16 17 18 19
月經周期
28 1 2 3 4 5 6 7 8 9 10 11 12 13 14 15 16 17 18 19 20 21 22 23 24 25 26 27 28 1 2 3 4 5 6 7 8 9 10 11
10
37.00
90
80
70
60
50
40
30
20
10
36.00
體溫
備考
今天睡晚了、
頭痛
感冒了

●正確測量方法

早上醒來後，躺著不要起身直接測量。

晚上就寢前，一定要將體溫計擱在枕邊。

腋溫無法測得微妙的體溫差，因此一定要含在口中測量。

盡可能每天在同一時間，同樣狀態下，將體溫計放在舌下約五分鐘進行測量。

測得的體溫必須填入體溫表內，也可一併填入體調，起床時間差距、睡眠時間等資料作為參考。

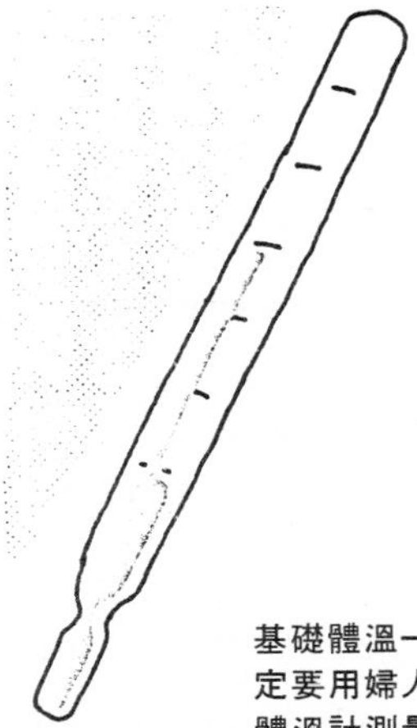

基礎體溫一定要用婦人體溫計測量

●基礎體溫的型態

比照月經與基礎體溫的關係，會發現從月經到排卵為低溫期（基礎體溫表上三六・七度紅線下方），從排卵到下次月經來之前，則為高溫期（紅線上方）。此即所謂的二相性。

低溫期又稱卵胞期，是卵巢旺盛分泌卵胞荷爾蒙的期間，為期約二週。從低溫期移向高溫期

●測量基礎體溫時的重點●

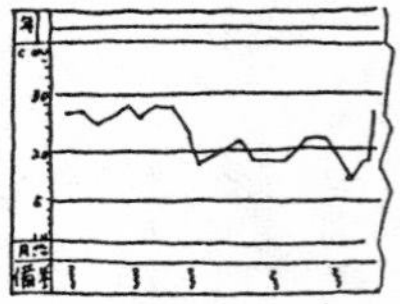

填入體調或起床時間的差距等，將會大有幫助。

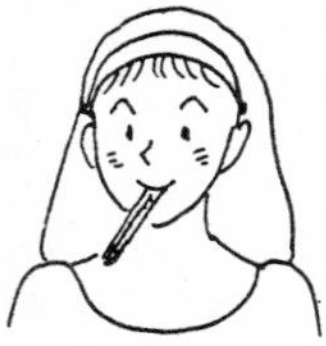

腋下很難測得微妙的體溫差，因此一定要含在口中測量。

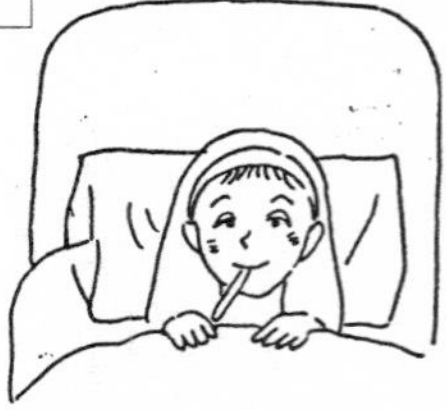

早上醒來後躺在床上測量。

時，體溫會再下降，出現體溫陷落日。排卵就是以這天為中心，大約在前後二天出現。

高溫期也稱黃體期，會引起排卵、開始分泌黃體荷爾蒙，體溫上升，為期約二週。

對想要避孕或懷孕的女性而言，基礎體溫表非常重要。

無排卵的情形

只有低溫期的一相性而沒有高溫期，即表示並未排卵。

換言之，一旦引起排卵，黃體荷爾蒙就會分泌，結果體溫必將上升。

妊娠的有無

高溫期持續三週以上，就表示可能懷孕了。

與基礎體溫上升有關的黃體荷爾蒙，分泌期約為二週。如果高溫狀態再持續下去，就表示受精卵著床，妊娠成立，是以黃體荷爾蒙持續分泌。

反之，如果該來的月經沒來，但基礎體溫偏低，則不可能是懷孕。

異常時的基礎體溫曲線

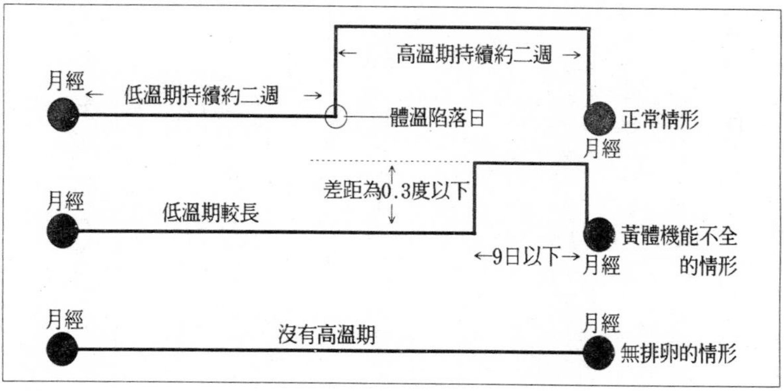

流產

高溫期持續三週以上，但卻引起流血或進入低溫期，則可能是流產。

妊娠、避孕

知道排卵日後，便知道容易懷孕的時期，有助於妊娠或避孕。

卵子的壽命只有一天，因此如果想要懷孕，必須配合體溫陷落期（排卵日）進行性交。

反之，進入高溫期四天後到下次月經來之前，都是避孕期。但月經不規則或壓力較多的人及年輕人，基礎體溫容易紊亂，最好選擇其它避孕法較為安全。

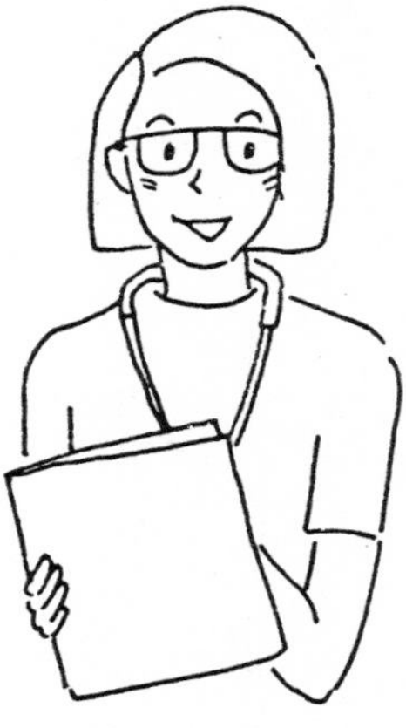

與月經有關的Q&A

Q 日數太長……

四十三歲的主婦。月經持續一〇天。最後的二、三天只有少量出血，但是到完全結束大約需要一〇天的時間。此外還有月經痛。

A 以妳的年齡而言，似乎稍嫌早了點，但也不排除是由於更年期障礙所引起的月經異常。此外，也可能是因止血障礙等異常而形成子宮肌瘤或子宮內膜炎，最好到婦科接受檢查。

Q 周期不順、出血量不一

十六歲的高中生。月經周期不順，有時二十八天，有時長達三十五天。出血量也不一定，為此感到擔心。

A 正值青春期或更年期的女性的月經不順，幾乎都是生理問題，不必擔心。

以青春期的月經不順來說，等到身體成熟以後，周期和出血量自然就會趨於穩定。從初經開始，月經周期大約要五、六年才會變得順調。

如果持續二個月以上沒有月經，最好速至婦科找出原因。

四〇天的周長是否太長？

Q 二十八歲的職業婦女。月經周期約四〇天。很想有個孩子，對周期太長感到在意。請問這會不會影響到懷孕？

A 以四〇天的長周期重複出現的月經，稱為稀發月經。以妳的情形而言，的確有此可能。稀發月經多為無排卵月經，是造成不孕的原因。原因可能在於卵巢機能減退。如果想要懷孕，最好接受婦科治療，並攜帶基礎體溫表供醫師參考。

月經痛非常嚴重……

Q 二十五歲的OL。月經痛非常嚴重，每次都必須請假一、二天在家休息，即使服用鎮痛劑也無效。

A 大部分女性在月經來時都會產生一些不快感，但如果痛到必須請假，就是月經困難症了。

原因可能是機能性原因或子宮內膜症、骨盤中出現發炎症狀等。最好到婦科接受診斷，查明原因，接受適切的治療。

有不正常出血現象

Q 四十歲的主婦。除了月經以外，其它時候也會出現不算出血的粉紅色分泌物。這是否屬於不正常出血呢？為此感到不安。

A 除了月經以外的出血，都稱為不正常出血。原因可能是荷爾蒙不平衡引起的機能性出血，或是子宮癌、陰道炎等疾病所引起的。

青春期或更年期荷爾蒙平衡容易失調，因此大多屬於機能性出血而非病態出血。以妳的年齡來說，並不符合這二個時期。再者，不正常出血未必真的出血，有時是分泌物中摻雜血液而變成粉紅色或褐色，所以應儘早接受醫師診斷。

來經時出現腹痛、頭痛等症狀，且出血量增加

Q 三十二歲的主婦。月經周期二十八天，相當規律。但最近來經時，腹痛和頭痛非常嚴重，有時甚至無法起身。出血量也告增加，並且出現腰痛。

A 這是更年期女性常見的症狀，但是以妳的年齡來看，應該不是這種情形。據我推測，可能是近來三十歲女性較多出現的子宮內膜症。

所謂子宮內膜症，就是子宮內膜粘在子宮腔以外的部分，每月會和月經同樣出現出血症狀的疾病。雖說是出血，卻沒有血液流出的道路，因而成塊粘合，在月經時起劇烈疼痛。子

宮內膜會鑽進子宮壁而不斷增加，使子宮變硬變大，引起嚴重的月經痛或月經過多症。

原為白人女性較多出現的症狀，東方女性較為少見。但隨著生活方式的歐美化，罹患這種症狀的東方女性正逐漸增加。經常攝取肉類、乳製品或有肥胖傾向的人，較多出現這種症狀，是造成不孕的原因。

除了妳所提到的症狀以外，有時也會出現闌尾炎、直腸炎等症狀，月經時也可能出現排便痛、血便、排尿痛或血尿等。

月經時的痛苦外人很難想像，有的人甚至必須躺在床上，即使服用鎮痛劑也沒有用，有時或許有效，但不久又會開始疼痛。

同時也可能出現不正常出血、分泌物、性交痛、肩膀酸痛、發冷、失眠、焦躁等不定愁訴。

一旦出現上述疾病，最好趕緊接受診察，早期加以治療。

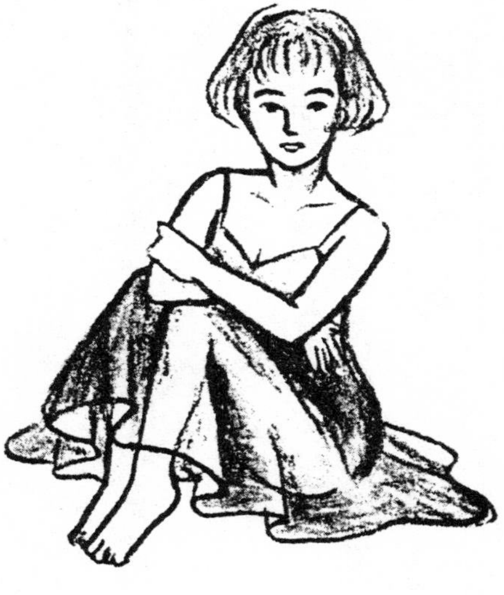

5 度過更年期障礙

女性身體在成熟期結束時，對女性而言具有重大功能的卵巢機能逐漸衰退，終至完全停經，移向老年期。

成熟期與老年期的移行期，為更年期。

最近日本女性平均停經年齡為四十九～五十一歲，在此前後即為更年期。

雖然具有個別差異，但是迎向這個時期的女性，精神和肉體上大多會出現各種麻煩，這就是所謂的更年期障礙。

引起更年期障礙的構造

為什麼只有女性會出現？……

為什麼男性沒有更年期障礙，只有女性才有呢？詳情目前還不得而知。

但可以作以下的推測。當卵巢功能降低或停止時，荷爾蒙分泌會受到巨大影響而失去平衡。為了調整這種不平衡的現象，於是以自律神經為主設法保持體調。問題是，此一作業並

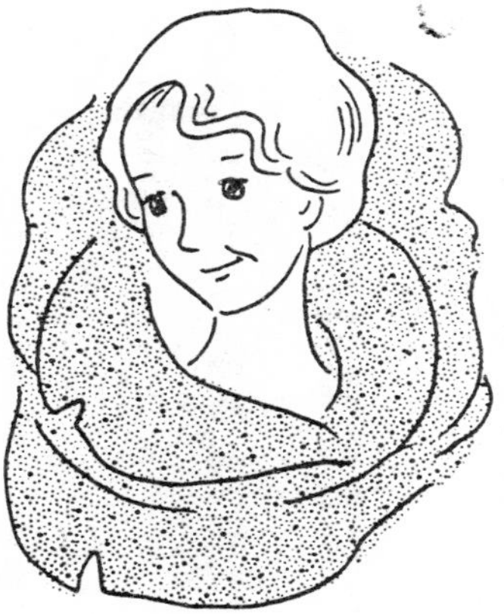

五十歲左右迎接停經期的到來

未發揮功效，終至引起自律神經失調而導致更年期障礙。

更年期障礙會以某種形態，出現在所有女性身上，其症狀因人而異，具有很大的差別。有的人長時間為各種症狀所苦，有的人幾乎沒有症狀。

更年期障礙的多種症狀

更年期障礙的症狀堪稱多彩多姿。此外，究竟是更年期特有的生理過程，抑或病態現象，往往很難區別，故非常複雜。

一般而言，如果進入更年期後，最初出現的症狀或先前已有的症狀，在這個時期惡化，那就是更年期障礙了。

更年期障礙所具有的多樣化不快症狀（不定愁訴），大致可分性器外症狀與性器本身的症狀兩種。

●更年期時性器外的症狀

精神神經症狀

包括精神不穩定、不安、恐懼、興奮、失眠、食慾不振、食慾異常亢進、耳鳴、憂鬱狀態等。

作為女性自覺核心的月經不再出現，當然會對女性造成極大的壓力。面臨停經期的到來，難免會認為女性機能已經消失，因而引起各種精神障礙。

心臟血管症狀

包括身體發燙、血氣上衝、頭痛、頭昏眼花、發汗、足腰發冷、浮腫、心悸、心律不整、高血壓等。

可能會突然血氣上衝而頭昏腦脹，雖未感冒卻背部發冷、汗流夾背，或出現心悸、高血壓等症狀。

內分泌症狀

包括體重變化、身體倦怠、肩膀酸痛、關節痛等。

●出現更年期障礙時的性器症狀

月經障礙

伴隨停經出現月經障礙時，必須特別注意會引起不正常出血的子宮癌、子宮肌瘤、頸管息肉等疾病。

性器的萎縮症狀

因女性荷爾蒙分泌不足或停止，而使得陰道或外陰部逐漸萎縮，容易引起搔癢感、發炎症狀或靡爛。復因陰道的自淨作用降低，故容易引起陰道炎。

●更年期障礙的經過與注意要點

先前所敍述的更年期障礙的症狀，強弱程度及期間長短均因人而異，不過全都是暫時的，最後一定會消失，因此即使經醫師診斷為更年期障礙，也不必擔心。為了擁有舒適的更年期，一定要保持積極的心態，巧妙度過這段期間。

另一方面，有時也會出現與更年期障礙極為類似的內科或精神疾病，外行人自行判斷非常危險，一定要由醫師診治。

度過更年期的方法

●容易陷入不安的更年期

更年期到來所引起的種種變化，的確會令人產生「衰老」的感覺。

在這個時期，育兒工作已經告一段落，丈夫又忙於工作。家庭正面臨很大的變化，以致有的人因而喪失自信，或對家人不滿，精神上容易感到不安。

對女性而言，更年期是相當麻煩的時期。問題是，我們不能只看其不好的一面。而應改變想法，巧妙度過這個時期。

●以積極的態度面對各種變化

以相反的觀點來看，對女性或多或少會造成衝擊的停經，正意味著不必擔心懷孕的問題，可以盡情享受性生活。而從生兒育女的責任中解放出來，有更多自己的時間發展興趣，不也很好嗎？

另外還要認淸一點，更年期會發生在所有女性身上，並非只有妳才有，因此大可不必鬱鬱寡歡。對於各種變化要抱持積極的態度，不要只想到其不好的一面。

悲觀地認為自己已經「不再年輕」或「變成老太婆了」，只會使更年期障礙更加惡化。與其如此，不如把更年期視為蛻變成嶄新自我的準備期間，巧妙地度過吧！

更年期障礙的治療法

●精神療法

更年期障礙的原因，精神因素占了很大的比重。因此，精神療法是非常重要的治療法。

所謂精神療法，並非接受精神科醫生的治療，而是由婦科醫師讓患者對更年期障礙有更清楚的認識。也就是說，必須讓患者明白，更年期只是生理上的一個時期，並不是疾病，這些不快症狀終必會消失。

如此一來，即可使症狀大幅減輕。

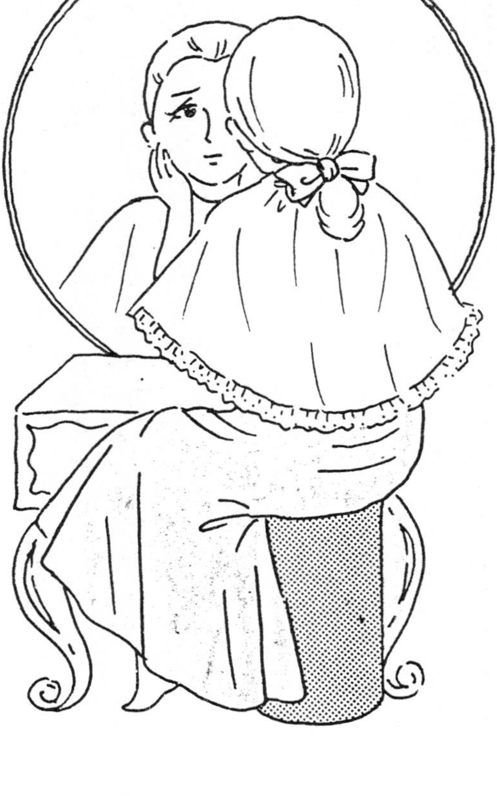

將更年期視爲蛻變成嶄新自我的準備期間

●服用鎮靜劑或荷爾蒙劑

光靠精神療法仍無法控制時，可以使用鎮靜劑或荷爾蒙劑。

荷爾蒙劑是雌激素（卵胞荷爾蒙）與睪酮（男性荷爾蒙）的混合荷爾蒙。

使用荷爾蒙劑時，一定要接受專門醫師的指導。

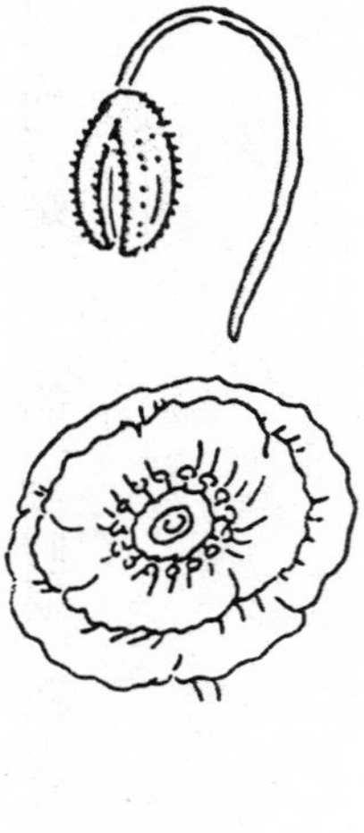

第二章

平常多鍛鍊基礎體力才能健康度日

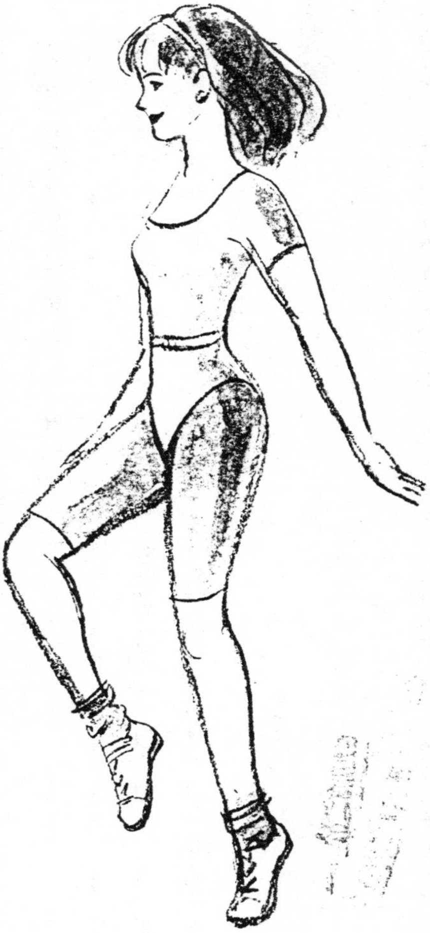

① 飲食篇

不可掉以輕心的飲食生活

為了生存，我們需要力量和熱量。例如，睡覺時心臟仍在跳動，故需要五〇大卡的熱量來維持身體。熱量主要由食物中獲得，因此飲食是人類維持生命的基本要件。唯有正確瞭解基本要件，才能過著更健康、舒適的每一天。

●食物與熱量

何謂熱量？

對人類而言，食物就等於車子的汽油。車子燃燒汽油製造能量，食物則在人體內產生熱量，成為生存的燃料。

三大營養素

在體內產生熱量的物質，包括醣類（澱粉或砂糖等的主要成分）、脂質（奶油等動物性油與植物性油中所含的脂肪）、蛋白質（蛋或肉的主要成分）等，稱為三大營養素。

熱量通常是以卡為單位。一卡就是使一公克的水上升攝氏一度時所需的熱量。關於食物的熱量，則以一公斤的水上升攝氏一度所需要的一大卡熱量為單位。

成年女子一天需要一八〇〇大卡

熱量可使身體成長，維持、活動，其需要量視年齡、工作、生活內容而定。從事輕微工作的成年女子，一天需要一八〇〇大卡。換言之，要想過健康的日常生活，就必須吃能夠產生一八〇〇大卡熱量的食物。

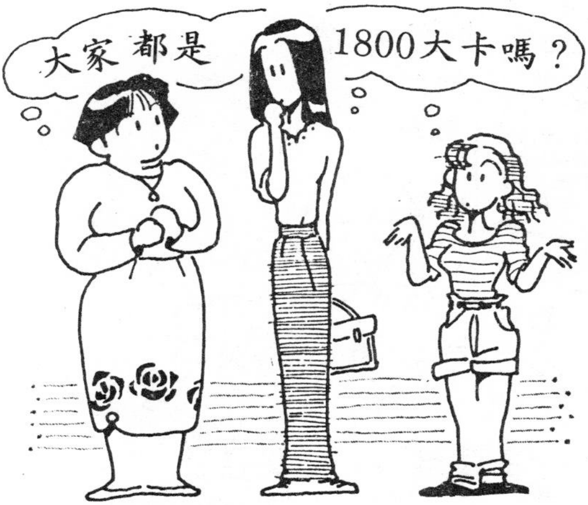

1日所需熱量約為1800大卡

由食品成分表就可知道哪一種食物含有多少熱量，以及要吃哪些食物才能滿足必要的熱量攝取量。

食品成分表對健康的飲食生活而言，是不可或缺的，最好家家都備有一份。

●均衡的飲食生活

六大食品群都要攝取

除了成為熱量供給源的三大營養素以外，維他命、礦物質等必要營養素，對維持健康的身體

●創造熱量的三大營養素●

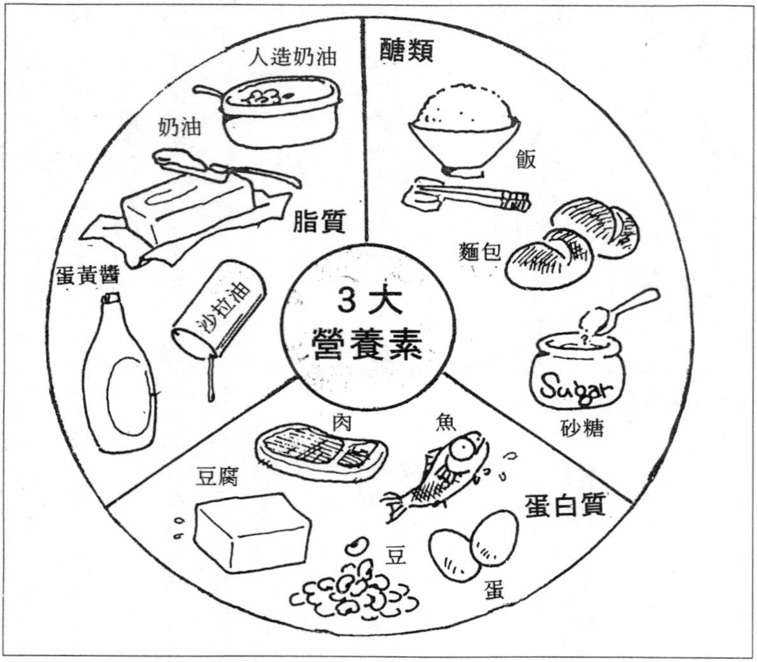

也具有重要作用。為了取得足夠的必要營養素，必須均衡地攝取各種食品。

在由衛生局發行，以指導國人飲食生活為目的的『創造健康的飲食生活指南』手冊中，將食品大致分為①肉、魚、蛋等蛋白質供給源，②牛奶、小魚等鈣質供給源，③黃綠色蔬菜等胡蘿蔔素供給源，④黃綠色以外的蔬菜、水果等維他命C供給源，⑤米、麵包、麵、芋類等醣類供給源，⑥油脂等脂肪性熱量供給源等六大類，並呼籲國人每天都要攝取這六大食品群。

一天攝取三〇種以上的食品

只要六大食品群都能毫無遺漏，一天攝取三〇種以上的食品，就能擁有均衡的飲食生活。

●高明的吃法

充分咀嚼

咀嚼可促進下顎發達、刺激腦部。愈咀嚼愈能使唾液分泌旺盛，充分混合唾液就能促進消化。唾液據說能預防癌症，因此一定要充分咀嚼產生唾液。此外，充分咀嚼也能將食物的刺激傳達到腦。

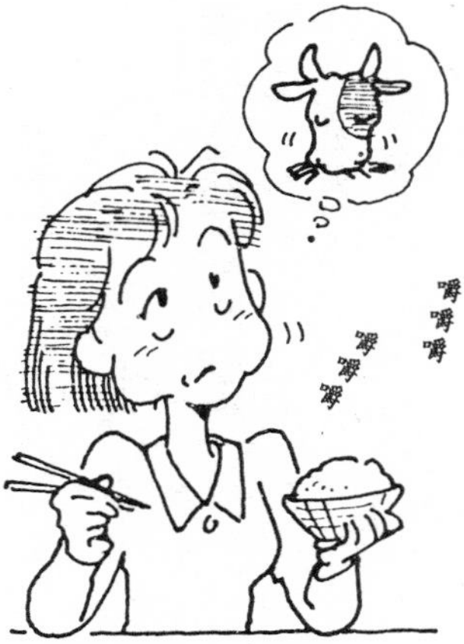

細嚼慢嚥才能預防癌症

緩慢用餐

一旦吃東西的滿足感傳達到腦，就會產生滿腹的刺激。從開始吃東西到滿足感傳達到腦，大約需要二十分鐘。如果吃得太快，在滿腹感傳達到腦之前，就已經攝取超出必要以上的量，亦即吃得過多。

用眼睛品嚐

用眼睛觀賞品嚐，更能刺激食慾，使食物吃起來更美味，更有滿足感而不致吃得過多。充分咀嚼，慢慢地用眼睛和嘴巴品嚐……這個巧妙的吃法才不會造成肥胖。

●檢查目前的飲食

早餐要好好地吃

早餐是否好好地吃呢？

一天當中，早餐要吃得最充實。不吃早餐是造成肥胖的原因，目前已經成為常識。午餐在外吃的人，容易缺乏鈣質、維他命A與維他命C。根據這點來決定早餐的內容，應該多攝取牛奶、黃綠色蔬菜、水果及蛋類。

一天所需的熱量，應儘量均衡地從三餐攝取，但要避免給晚餐造成太大的負擔。除了避免太晚吃晚餐以外，還要在睡前三小時吃完。

檢查均衡的飲食生活

將一天所吃的食品列出，配合食品成分表調查攝取的熱量是過或不足？六大基礎食品是否有遺漏？攝取了哪幾種食品？是否擁有營養均衡的飲食生活？藉以接近更理想的飲食。

●重新評估大豆食品

●均衡攝取六項基礎食品●

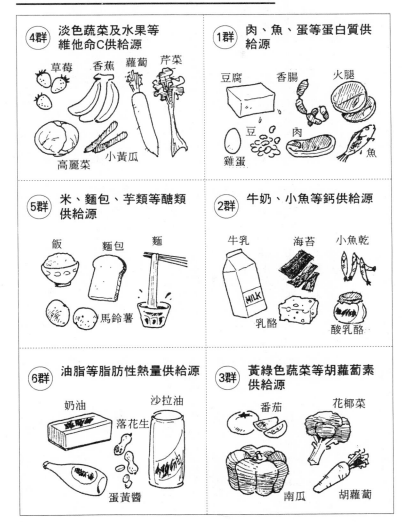

4群 淡色蔬菜及水果等維他命C供給源

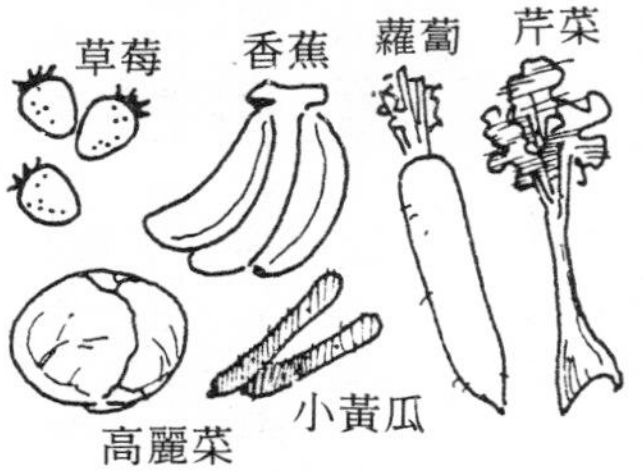

1群 肉、魚、蛋等蛋白質供給源

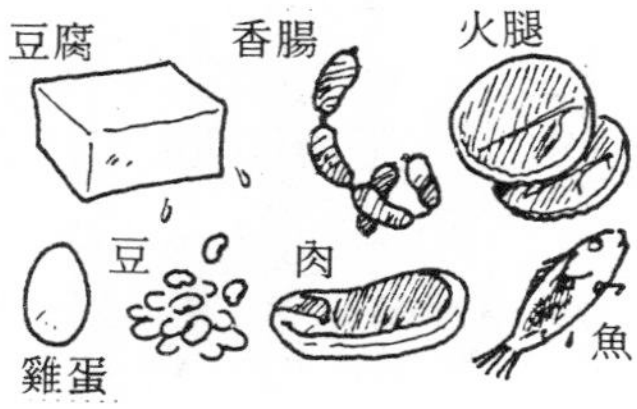

5群 米、麵包、芋類等醣類供給源

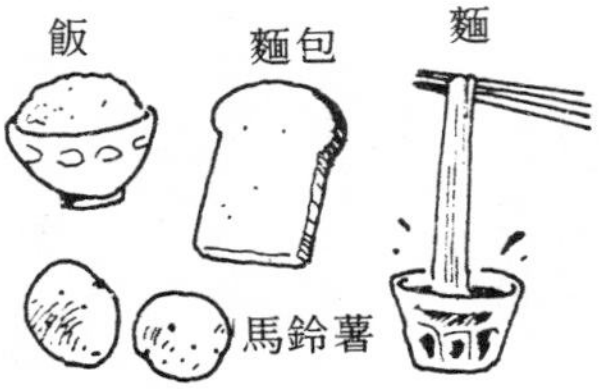

2群 牛奶、小魚等鈣供給源

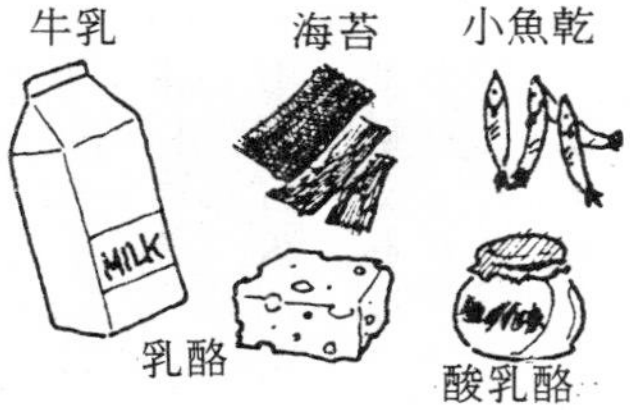

6群 油脂等脂肪性熱量供給源

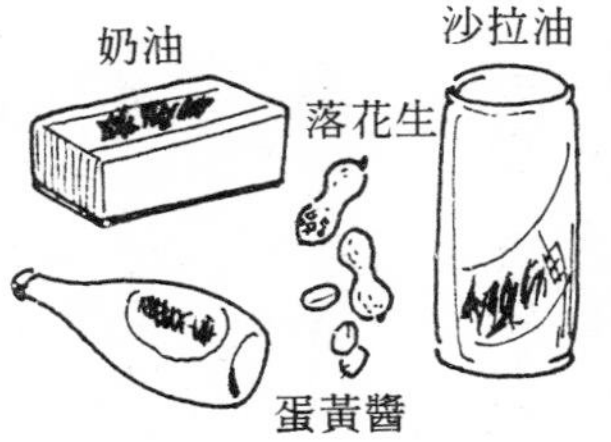

3群 黃綠色蔬菜等胡蘿蔔素供給源

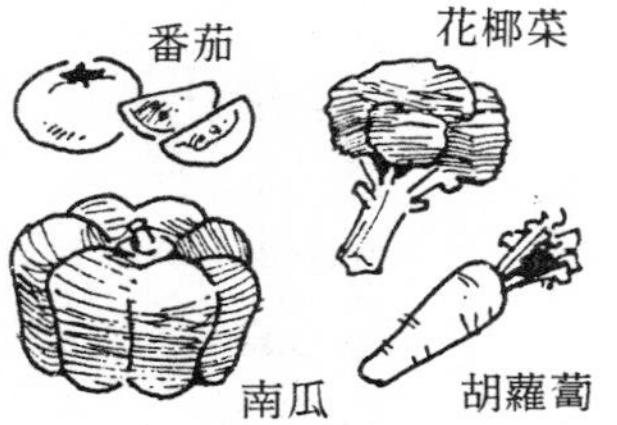

大豆含有豐富的蛋白質與脂肪，能夠補充米等穀物所缺乏的成分，自古以來就是珍貴的營養源。而豆類當中營養價值最高的，是有「菜園之肉」美稱的大豆。

大豆中蛋白質含量占三五%、脂質一九%。脂質中包括對脂肪代謝能發揮重要的卵磷脂及能減少膽固醇的亞油酸，據說比牛肉更為健康。

雖然大豆的營養價值極高，但組織堅硬，如果採用煮等一般烹調法，消化率僅達六〇～七〇%。因為這個緣故，大豆才被製成各種加工食品。

大豆製成的加工食品，包括豆腐、油豆腐、青菜絲油豆腐、凍豆腐、豆漿、納豆、味噌、醬油等等。最近，用豆腐作成的漢堡，含大豆蛋白的香腸、麵包等西式食品也增加了。

大豆與其它食品組合時，能夠提高蛋白質的吸收效率。尤其適合與米搭配，能提高雙方的營養效率。所以，請配合米飯，巧妙地多攝取大豆食品吧！

豆腐　起源於中國。將輾碎的大豆加熱、用布過濾、大豆蛋白凝固後即為豆腐。消化吸收率高達九五%，從孩童到老年人都可以吃，更適合病人食用。生吃、煮過，作成日本料理或西式料理皆可。夏天可作成凍豆腐、冬天則煮成豆腐湯，不僅方便，而且可以配合季節享受不同的吃法。

納豆　一般所說的納豆，是指將大豆蒸熟，加入納豆菌的日本獨特食品。納豆所含的維他命B_2，為大豆的一〇〇〇倍，熱量、蛋白質及脂肪也都凌駕於豆腐之上，並且容易消化。

●各種大豆食品●

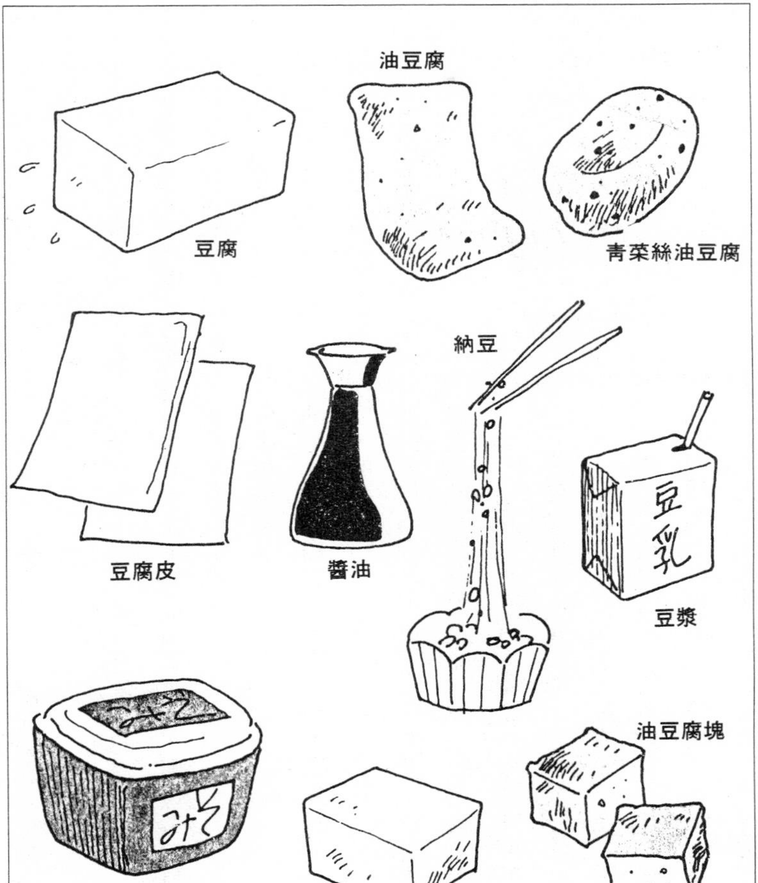

維他命B_2可提高肝臟機能，保護眼睛、皮膚及粘膜。此外，還能促進兒童的發育成長，也可當成斷奶食使用。

納豆為蛋白質分解酵素，與其它食品一起吃時，可提高其它食品的消化吸收。經常吃納豆的孩子，較不容易感冒、流鼻涕。把納豆淋在飯上，捲在壽司裡面，與蛋黃醬涼拌作成沙拉等皆可。用餃子皮包住放進油鍋裡炸，則是一道美味的下酒菜……。

味噌　大豆加工製成味噌後，消化吸收率可提高至九○%以上。因為含有大量賴氨酸、蘇氨酸、色氨酸等米的蛋白質所缺乏的必須氨基酸，故與飯搭配最具效果。從營養方面來看，米飯配味噌湯，的確是絕佳組合。

作味噌湯時，應儘量多放點蔬菜。味噌除了作湯以外，也可以與肉調拌成肉味噌或調成芝麻味噌等糊狀食品，淋在飯上或塗麵包吃。當然，也可以加在握壽司或作成醋味噌供涼拌使用。在味噌中加入蛋黃醬，就是最好的沙拉醬。

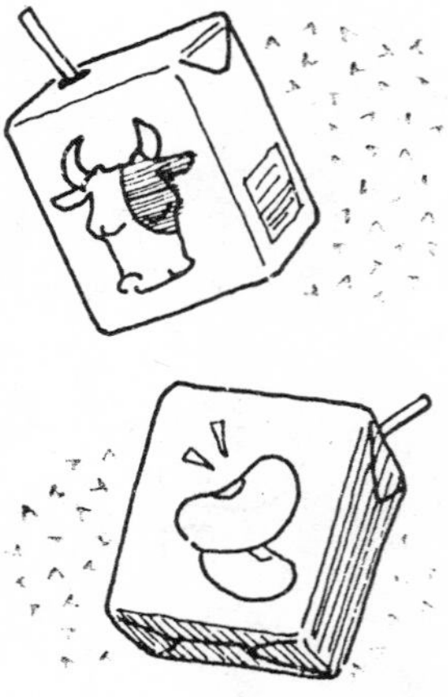

不能喝牛奶的人，可以豆漿取代

豆漿　大豆在加工製成豆腐途中所產生的乳狀液體。是大豆加工食品當中，消化吸收率最高的一種，具有類似牛奶的成分。

近年來西化的飲食生活，使得動物性蛋白質

和動物性脂肪攝取過多，如果以豆漿代替牛乳，即可防止此一問題。平均一天只要喝二包市售豆漿，就能充分補充亞油酸、維他命E的必須量。喝牛奶會下痢的人，多半屬於乳糖不耐症體質，但喝豆漿則不要緊。

酒後飲用豆漿，可以防止宿醉。除了飲用之外，也可以和牛奶一樣，用來作湯、作成奶油烤菜等料理。

市售豆漿成分不盡相同，購買時一一定要確認標示的營養素。兒童應選擇含高蛋白、鈣質較多的豆漿；在意美容的人，則選擇含維他命C較多的豆漿……。

●備受矚目的維他命C

維他命C的效果

維他命C能幫助體內的各種作用，是能調整體調的營養素。

維他命C能調節牙齒的象牙質、軟骨及骨的形成，並有助於傷口及骨折的復原。此外，也能幫忙製造紅血球、強化細胞結合、防止脂肪氧化。與皮膚生理也有密切關係，能抑制形成斑點、雀斑、晒傷的黑色素的分泌，據說還能使黑色素變成無色，對女性而言是絕對不可或缺的營養素。

缺乏維他命C時，會造成對寒暑的抵抗力減弱、容易疲倦、貧血、成長不良、骨骼形成不全等影響，是成長期兒童不可或缺的物質。

成年女子一天攝取量為五〇毫克

維他命C在體內無法製造，必須由食品中攝取。

蔬菜水果中含有豐富的維他命C。

如果想要保持光澤漂亮的肌膚及健美的身體，就必須充分攝取維他命C。以成年女子來說，一天的必要攝取量為五〇毫克。

在一〇〇公克含有豐富維他命C的食品當中，芹菜的含有量為二〇〇毫克、花椰菜一六〇毫克、高麗菜芽一六〇毫克、青椒八〇毫克、小油菜七五毫克、檸檬九〇毫克、草莓八〇毫克、木瓜六五毫克、奇異果八〇毫克、葡萄柚四〇毫克。

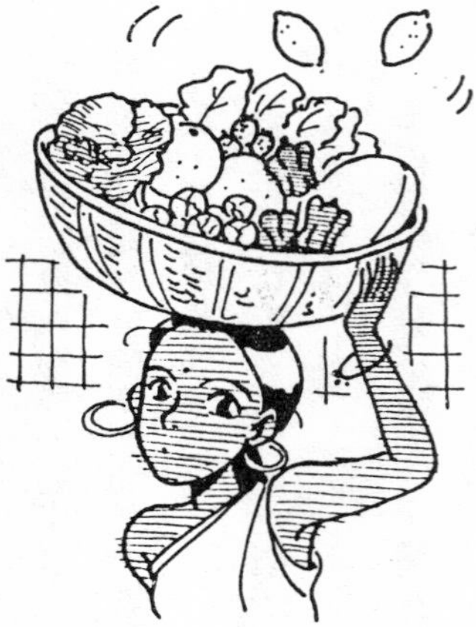

1日需要50mg的維他命C

容易遭到破壞的維他命C

維他命C容易遭到破壞，烹調、燒煮或水燙，都會使其大量流失。吃含維他命C的蔬菜時，最好是生吃。但適合生吃的食品種類有限，而且也不可能大量攝取。反之，經過烹煮固然會使維他命C減半，但因容易吃，故能大量攝取。

食物。

在調理上多下點工夫，或生吃或煮熟，給與豐富的變化，重點在於要儘量攝取多種類的食物。

一〇〇公克的草莓中含有維他命C八〇毫克，而吃掉一〇〇公克的草莓並非難事。水果色、香、味俱全，能夠增進食慾，而且生吃極為方便，因此養成飯後吃水果的習慣，是攝取維他命C的最好方法。

烹調時，銅鍋會破壞維他命C。此外，青椒光是用油炒，維他命C幾乎不會流失。

●引人注目的維他命E

能防止老化

在藉著抑制脂肪氧化而防止老化的維他命中，最受矚目的就是維他命E。

人體內細胞的周圍有細胞膜，細胞膜是由脂肪酸所構成的。脂肪酸會漸漸氧化，形成過氧化脂質。當脂肪過氧化時，會製造出特殊的化合物，稱為老化色素。老化色素一旦增加，細胞的功能會變得遲鈍、新細胞無法增殖，因而出現所謂的老化現象。維他命E能抑制脂肪氧化，因此能延緩老化的速度。

對預防癌症及成人病有效

維他命E還具有使細胞分裂倍增，使細胞恢復年輕的淋巴球趨於活絡的作用，使對預防癌症有效的副腎皮質荷爾蒙、性荷爾蒙、黃體荷爾蒙等的分泌旺盛，對防止成人病有效。此外，也與受胎和受精能力有關。

維他命E能使身體有效地利用藉由呼吸而吸收到體內的氧氣，所以運動選手應該多多攝取。

從衆多食品中攝取

維他命E的一天必要攝取量並沒有一定，不過儘可能要攝取一〇～一五毫克。

一〇〇公克富含維他命E的食品當中，鰻魚的含有量為八・一九毫克、鱈魚子五・一三毫克、大豆二二・八毫克、芝麻油二八・九毫克。如果單由一種食品中攝取，會破壞飲食生活的平衡。在各種食品中都含有少量的維他命E，只要均衡地吃各種食品，自然就能攝取到維他命E。如果可能，一天至少要攝取三〇種食品。

因為很多食品中都含有少量的維他命E，所以即使缺乏，也不會立刻出現明顯症狀，但會呈現喪失活力、容易疲倦、體力衰退等狀態。

在維他命類當中，有些一旦攝取過剩，反而會產生不良影響。至於維他命E，則沒有報告顯示攝取過剩會產生壞處。

請充分攝取能防止老化，使細胞恢復年輕的維他命E，過著營養均衡的飲食生活吧！

不容忽視的食物纖維效果

●食物纖維的作用

在人類的消化液當中，並不含有消化纖維的酵素。由於纖維質幾乎都不會被分解，因此無法成為營養素在體內被吸收。但是對身體而言，食物纖維在生理上具有重要作用。

食物纖維作用如下：

(A)增加糞便量，使糞便柔軟而容易排便，能預防便秘。
(B)縮短食物停留在腸中的時間，減少食物中所含有害物質接觸腸粘膜的機會。
(C)為低熱量食品，在腸內能延遲醣類的吸收產生滿腹感，故能防止吃得過多或肥胖。
(D)能轉換在腸內促進致癌的物質的分布，有效地預防癌症。

儘管食物纖維具有如此重要的作用，但自從國人的飲食生活逐漸西化後，食物纖維的攝取量已告減少，結果導致罹患大腸癌、直腸癌的機率提高。

對人體而言，食物纖維是不可或缺的重要要素，一天應儘量攝取二〇公克以上。

●食物纖維的高明攝取法

含有豐富食物纖維的食品，包括蔬菜、水果、未精白穀物、海藻類等。

★食物纖維的作用

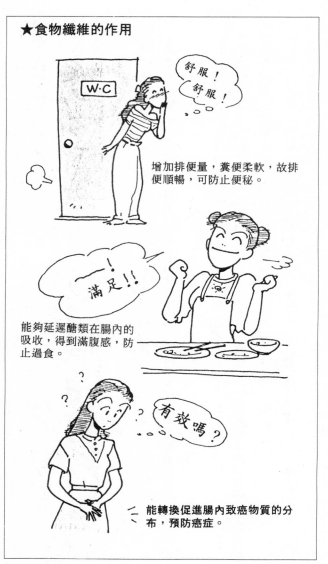

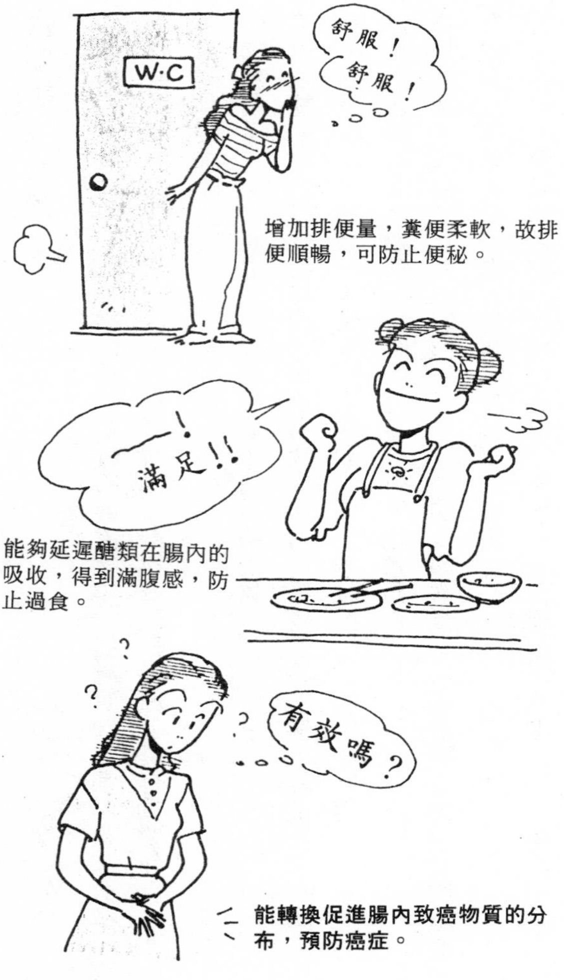
W·C
舒服！
舒服！
增加排便量，糞便柔軟，故排便順暢，可防止便秘。
滿足!!
能夠延遲醣類在腸內的吸收，得到滿腹感，防止過食。
有效嗎？
能轉換促進腸內致癌物質的分布，預防癌症。

隨著國人飲食生活的西化，纖維的攝取量逐漸減少。傳統的配菜，如豆腐渣、羊栖菜、蘿蔔干等，都含有豐富的纖維。牛蒡、醋漬菜、涼拌菜、菜碼豐富的味噌湯等媽媽的味道，似乎有必要重新評估其價值。總之，要運用含有纖維的食品來作菜。

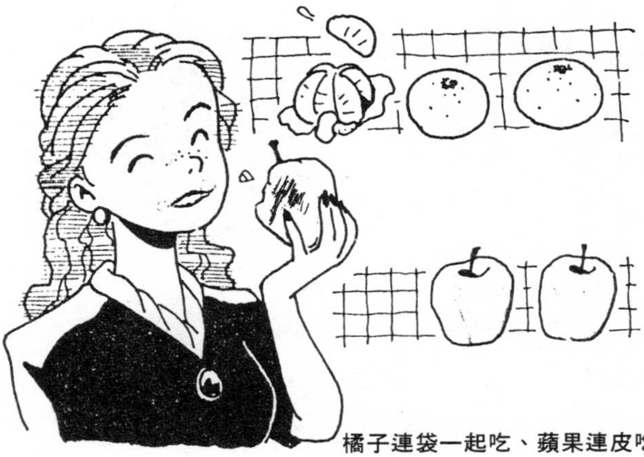
橘子連袋一起吃、蘋果連皮吃

牛蒡、芹菜、甘藷、燕麥片等，都是纖維含有量豐富的食品。

想要充分攝取食物纖維時，蔬菜最好煮熟後再吃。如此不但能攝取大量食物纖維，也能攝取到容易缺乏的黃綠色蔬菜。

在忙碌的早晨，幾乎不太可能攝取生菜。可以在前一天晚上先把蔬菜煮熟，留待第二天早上再吃。

利用微波爐烹調，是節省時間的作法。另外，海藻沙拉也是輕鬆獲得纖維的方法。

橘子連袋、蘋果連皮一起吃，能夠攝取到較多的纖維。

★含有豐富食物纖維的食品

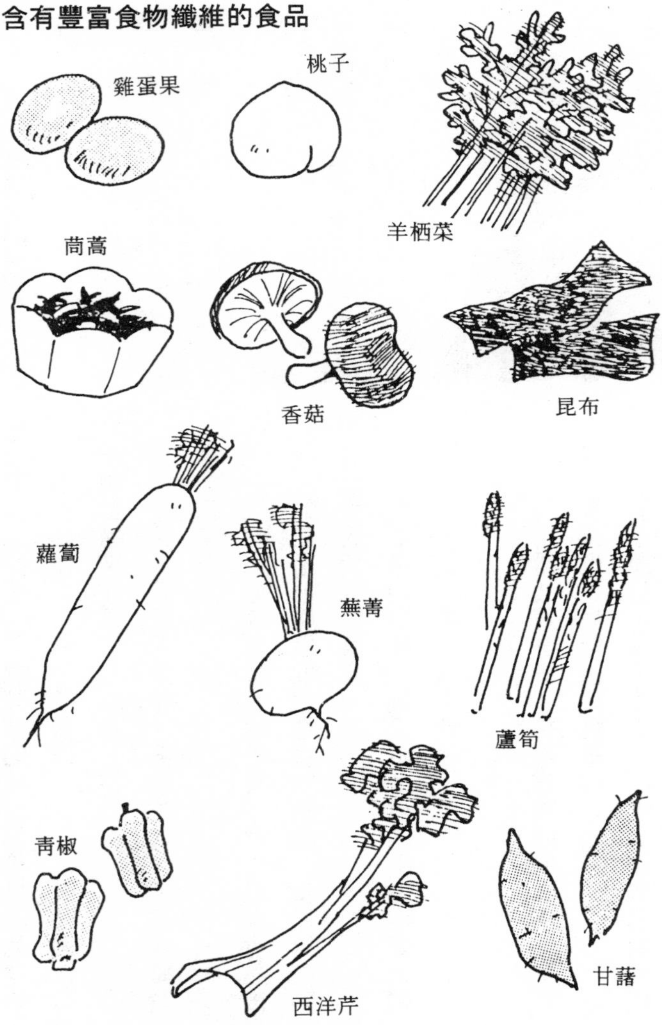

●富含鐵質的食品●

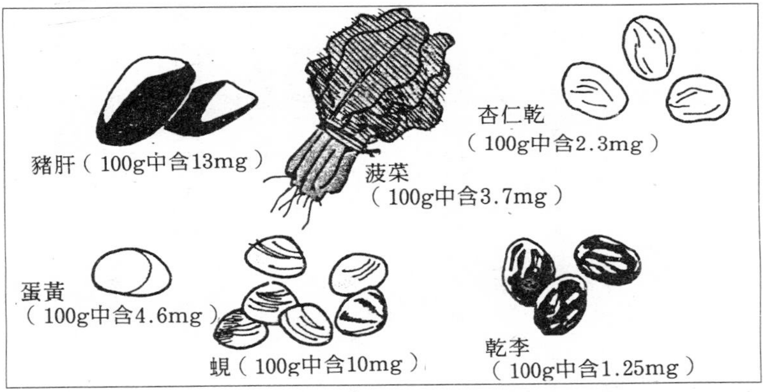

●利用鐵鍋補充鐵分

缺鐵性貧血

國人較多罹患的缺鐵性貧血，是由於鐵的攝取量不足所致，容易出現慢性疲勞，站立時感覺痛苦而倒下等症狀。血液能運送氧氣，是拜紅血球中所含的血紅蛋白之賜。血紅蛋白含有鐵分，利用鐵運送氧。鐵缺乏之時，雖然血液中的紅血球數並未減少，但血紅蛋白的量卻減少了，因而造成疲勞。有月經的女性，由於每個月都要製造血液，因此必須大量攝取鐵分。

鐵鍋的效用

對人體而言是重要營養素的鐵分，和金屬的鐵一樣。用鐵鍋烹調食物時，可溶解鐵質，使菜餚中內鐵分更加豐富。儘管每次溶解的鐵質很少，但只要每天攝取，就能彌補鐵質的不足。

此外，用鐵壺取代不銹鋼壺來燒開水，可使泡出來的茶更加美味。沒有鐵鍋、鐵壺的話，可以在燒開水時於壺中放入鐵球。

食品中像菠菜、肝臟、乾李、木耳、雞蛋果等，均含有豐富的鐵質。

●脂肪的質與膽固醇

注意脂肪的攝取方式

脂肪是重要的熱量來源，一旦缺乏，容易引起腦中風，但攝取過多則會導致心臟病或糖尿病。因此，必須特別注意脂肪的攝取方式。

何謂膽固醇？

脂肪分為動物性與植物性兩種，在膽固醇方面各自具有不同的性質。動物性脂肪會使血液中的膽固醇增加，而植物性脂肪中所含的亞油酸，卻會使膽固醇減少。

膽固醇一向給人不好的印象，事實上它對體內的生理作用具有重要功能，是荷爾蒙原料的重要成分之一。在體內由葡萄糖少量製造出來，經常維持一定量。

膽固醇攝取過剩時

攝取過多含膽固醇的食品時，會出現攝取過剩的弊端。

攝取過多的膽固醇，會積存在血管壁，使血管變硬、變細，是導致動脈硬化的原因。

過了中年以後，應避免攝取過多動物性脂肪，改用含有較多亞油酸的大豆油、紅花油、綿籽油、芝麻油等植物性脂肪。

●膽固醇較多的食品●

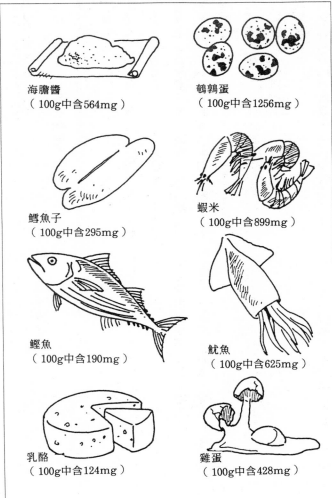

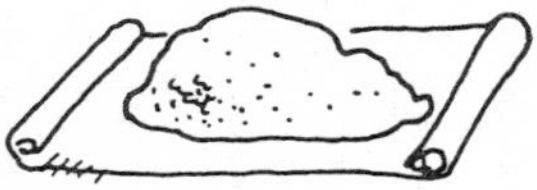

海膽醬
（100g中含564mg）

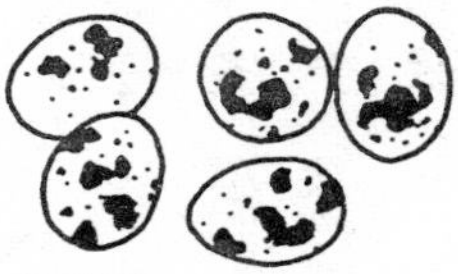

鵪鶉蛋
（100g中含1256mg）

鱈魚子
（100g中含295mg）

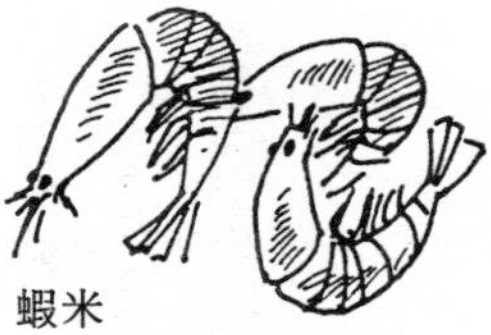

蝦米
（100g中含899mg）

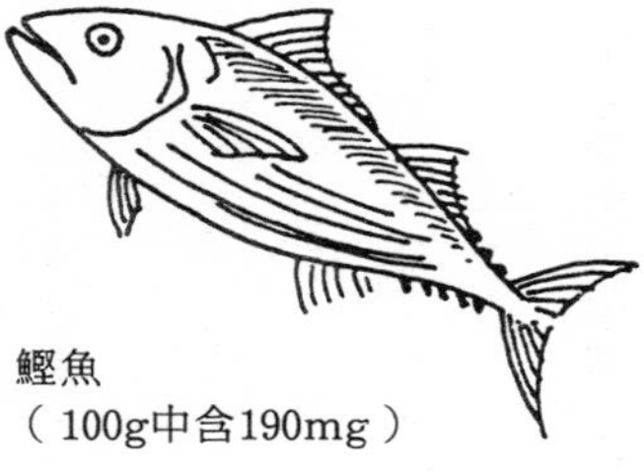

鰹魚
（100g中含190mg）

魷魚
（100g中含625mg）

乳酪
（100g中含124mg）

雞蛋
（100g中含428mg）

●白米飯的高明吃法

和含維他命B_1、B_2的食品一起吃

剛煮好的白米飯加上醃漬菜……有的人認為這樣就足夠了。另外，也有人偏好光是撒上鹽捏成的握壽司……

米飯是國人的主食，而白米經體內吸收後要產生熱量，還需要有維他命B_1、B_2。但白米中並未含有這些維他命，所以必須由配菜中來攝取。

米飯最適合搭配魚、肉、蔬菜、蛋，請運用想像力使菜單更富於變化吧！含豐富維他命B_1、B_2的食品，包括豬肉、牛肉、雞肉、芝麻、海苔、鰻魚、乾香菇等。

控制菜的鹽分

鹽分較多的菜固然下飯，卻往往因而導致鹽分攝取過多，是引起高血壓的原因。所以，配飯的菜餚要注意控制鹽分。

避免長時間保溫

具有保溫功能的煮飯鍋，愈來愈普遍了。但長時間保溫的飯，會使原本含有的維他命類遭到破壞而減少，因此要避免長時間保溫。

另外，在白米中混入二成麥（強化精麥），可補充維他命B_1、B_2的不足。

●糙米的優點

糙米營養價值極高

我們所吃的白米，只是米的胚乳部分（澱粉層）。在精米過程中，去除了含維他命、礦物質、脂質的胚芽。因此，和白米相比，精米前的糙米中所含的維他命B_1、B_2、鐵質等，為白米的二倍以上。

為免浪費含有重要營養素的胚芽部分，最好改吃糙米。

在吃法上多下功夫即容易下嚥

煮糙米需要花很多功夫。不但要泡一夜的水，而且要用壓力鍋來煮。問題是，一旦加諸壓力，將會使維他命Ｃ減半。

近來在市面上可以買到事先劃下裂痕以提高吸水性，不需使用壓力鍋就能煮熟的糙米，或是已經調理好的糙米什錦飯調理包及食用方便的糙米片，各位不妨多加利用。

實在吃不慣糙米的人，可以將其與白米同煮。

●配合年齡的高明營養攝取法

兒童、大人、老人、孕婦，年齡和成長過程、身體狀況的不同，會使飲食生活和營養攝取產生很大的差別。在此根據年齡大致分為六個時期，深入探討高明的營養攝取法。

嬰幼兒期　嬰幼兒的一天，不外乎吃、玩、睡。其中，吃是為將來作準備，創造身體的基礎，所以必須考慮到對健全成長而言必要的營養素。

為嬰幼兒準備營養均衡的食物時，可將食品分為三類。①有血有肉的食物，②能產生熱量的食物，③能調整體調，預防疾病的食物，並以三大食品群的均衡為著眼點來烹調。所謂①有血有肉的食物，如魚、肉、蛋、牛奶、豆類等；②能產生熱量的食物，如米、麵包、麵、芋類、肉等；③能調整體調的食物，如蔬菜、海藻、水果等。當中嬰幼兒較容易欠缺的，是③蔬菜。可將其煮軟，切碎拌在飯裡或作成雜燴。另外，鈣質能強化嬰幼兒的牙齒與骨骼，因此要充分攝取牛奶、小魚等。

兒童、學童期　這個時期的孩子，包括營養午餐在內，一定要擁有營養均衡的飲食生活。

在這個飽食時代裡，食品固然豐富，但吃得太飽反而衍生新的問題。那就是，營養過多的結果，反而造就了大批肥胖兒及高血壓等成人病的預備軍。在學童期就血壓偏高的人，長大後罹患高血壓的例子很多。是以血壓的管理，應該從學童期開始。此外，還要避免攝取過多鹽分和熱量。

兒童的肥胖可能會轉為成人病，但要對成長期的孩子進行飲食限制，是很困難的。除了

●嬰幼兒的三大食品群●

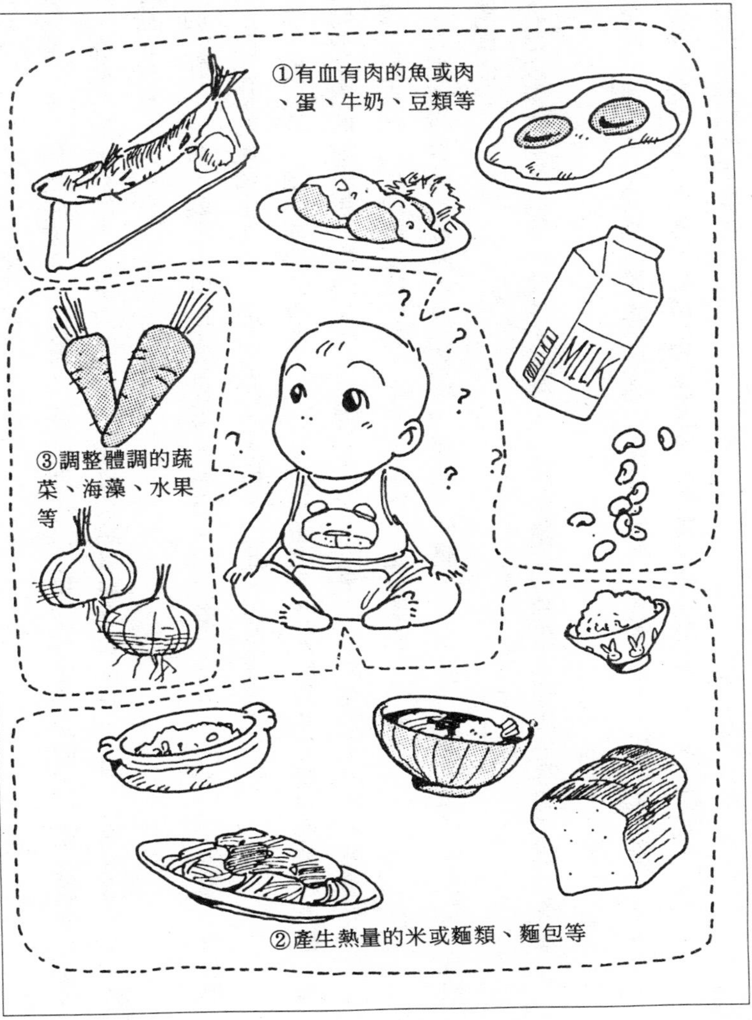
①有血有肉的魚或肉
、蛋、牛奶、豆類等
MILK
③調整體調的蔬
菜、海藻、水果
等
②產生熱量的米或麵類、麵包等

多運動以外，還要在菜單上多下功夫。

成熟期　在這個長成大人，身體完成的時期，為了維持健康的身體，一定要攝取必要量的食物。在此時期，有的人會拼命減肥，因而導致熱量缺乏或貧血。為了避免上述情形，必須注意補充鐵質。

有的人肚子一餓，就把一整包零食吃光。點心、零食多半鹽分較高、口味較重，含有很多會增加膽固醇的飽和脂肪酸，進而引起成人病，因此要避免攝取過多。

妊娠、授乳期　懷孕期間的營養，不只是對母體，對胎兒成長和分娩也會造成影響。例如生產時使子宮收縮引起陣痛的，就是鈣質的作用。除了注意營養均衡以外，母體所攝取的鐵質會優先給與胎兒，故要多吃肝臟、牛奶、小魚，充分攝取鐵和鈣。

因孕吐而導致食慾不振時，最好想吃什麼就吃什麼，不要勉強。隨著胎兒的成長，食慾也會逐漸恢復。

授乳期以營養均衡為第一要件。此外，一天所攝取的熱量，要比平常的必要量多五〇〇大卡。

懷孕時不可飲酒。受到母體大量飲酒的影響，會生下發育不全、智障或外觀異常等胎兒性酒精症候群的孩子。此外，酒精也會透過母乳對嬰兒造成影響，所以在妊娠、授乳期間，要儘可能控制酒精的攝取。

懷孕期間要避免服用藥物，為免罹患感冒，應多攝取含維他命C的蔬菜、水果。

壯年期　迎向停經期的女性，由於女性荷爾蒙的缺乏，甚至會妨礙腸對鈣質的吸收，因此在菜單中要加入牛奶、乳酪、小魚、納豆等。為了預防成人病，要多喝果菜汁。

老年期　要多攝取能防止老化，保持青春的維他命E。維他命E不僅能防止細胞老化，防止過氧化脂質形成，還能使血液循環順暢，預防動脈硬化及腦中風。

老年期女性大多會出現骨質疏鬆症。因為骨中有空隙的緣故，往往一點點小意外就會造成骨折，預防方法是充分攝取鈣質。

牙齒不好、食量減少會導致熱量不足，可以把食物切碎或儘量煮軟，在調理上多花點工夫。老年人最喜歡甜食，故可以藉點心來補充熱量。

●兒童的點心、大人的點心

幼兒憑食物感覺吃東西

對孩子來說，吃點心是一大樂事，因此要多花點心思做出美味的點心。

幼兒一天要吃五餐，其中兩餐分別是上午十點及下午三點的點心。以四歲兒為例，一天所需

老人期要充分攝取維他命

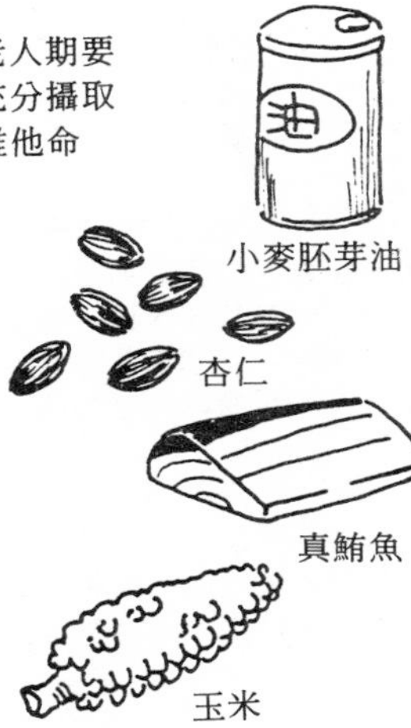

●年齡期別飲食的重點

	飲食的重點
嬰幼兒期	①有血有肉的魚、肉、蛋、牛奶、豆類。②產生熱量的米、麵包、麵、芋類、油。③調整體調的蔬菜、水果、海藻。要注意1～3的食品群營養均衡的菜單。尤其3的蔬菜容易缺乏，宜注意。此外，為攝取能鞏固牙齒與骨骼的鈣，而要充分給予乳製品或小魚。
兒童・學童期	最近肥胖兒以及成為高血壓等成人病預備軍的兒童增加了。原因在於過食與運動不足。應該要多做運動，或在菜單上下工夫。此外，零食、速食品等鹽分較多，為高熱量食品，宜控制攝取量。
成熟期	為了維持健康，1日要攝取1800大卡的熱量。這個時期，有很多人會勉強減肥，但會導致熱量或鐵質不足，引起貧血。或相反的，有的人會過度吃零食。攝取過度，是造成成人病的原因。
妊娠・授乳期	要攝取營養的均衡的飲食，尤其要吃富含鈣、鐵的肝臟、牛奶、小魚。酒對胎兒有不良的影響，應該節制。此外，懷孕中要極力避免藥物的攝取。為了避免感冒，要多攝取維他命C含量豐富的蔬菜或水果。
壯年期	這個時期的女性迎向停經期，由於缺乏女性荷爾蒙，使腸的鈣質吸收率不良。要積極地將牛奶、乳酪、小魚、納豆等納入菜單中，充分攝取鈣質。為了預防成人病，也要喝果菜汁。
老年期	要攝取富含維他命E的植物油、真鮪魚、玉米等以防止老化。此外，這個時期的女性，骨骼脆弱，容易骨折，故要充分攝取乳製品、肝臟、小魚。由於牙齒功能可能不良，故要將材料切細，或煮軟，在烹調上下工夫。

的熱量為一五〇〇大卡，其中一五～二〇％是由點心取得。點心的內容，應該是牛奶、乳製品、芋類、三明治、水果等孩子愛吃的食品。

發育旺盛期的兒童

成長期的孩子活動劇烈，能量消耗量極大，很容易餓，因此最喜歡吃高熱量的甜點。醣類在疲倦或想要急速增加熱量時非常方便，但攝取過多甜食或高鹽分的油炸食品並不好。另外、還要多攝取鈣質。

大人以嗜好品的形式來攝取食物

對大人而言，最快樂的事莫過於上班時的休息時間，而老年人則是吃點心。大人通常以嗜好品的觀點來看食物，幾乎不曾考慮到熱量的攝取源。換言之，大人是以眼睛和舌頭來品嚐食物。一邊工作、看書或看電視、邊吃點心時，不僅消化不好，而且很容易吃得太多。與零食相比，以水果作為點心不僅熱量較低，且能補充維他命C。

●日本點心較為健康

與西式點心互相比較

不久前西式點心是年輕人的最愛，而在最近，日式點心又開始受人歡迎。

撇開個人喜歡不談，單從營養及其它方面來比較日式點心與西式點心的差別。

同樣是一〇〇公克，大福餅的熱量為二三五大卡，脆餅為三四〇大卡。如果是當成熱量源來利用，自然是脆餅較具效果。

但在這個講究美食的時代，點心只是嗜好品，根本不再考慮成為熱量源的需要。近年來，唯有控制甜分，不會對胃造成負擔的健康點心，才會受人喜愛。

日式點心受人注目的理由之一，就是含有食物纖維。食物纖維在體內是無法消化吸收的營養素，但對人體生理卻具有重要作用，兼可預防成人病及癌症。由此可知，充分攝取食物纖維才是健康的飲食生活。

西式點心中所含的食物纖維，例如脆餅，一〇〇公克中只含有〇•六公克，日式點心如饅頭則含有二•七公克、甘納豆四•〇公克、草餅一•八公克。單就西式點心來看，用玉米作成的餅乾或巧克力類，也含有食物纖維。但與日式點心相比，堪稱西式點心代表的蛋糕類，食物纖維顯著減少。所以，以食物纖維的含有量來作比較，當然是日式點心略勝一籌。

肥胖問題

吃點心主要是享受其甘甜的樂趣，而甘甜是以砂糖，亦即醣類為基礎產生的。醣類和脂肪一併為體內吸收，容易形成中性脂肪。中性脂肪會成為肝臟脂肪或皮下脂肪蓄積體內，是造成肥胖的原因。日式點心脂肪較少，西式點心則幾乎都是使用奶油類，含有豐富的脂肪。換言之，吃西式點心就等於把醣類和脂肪一併吸收到體內。從防止肥胖的角度來看，日式點心比較好。

●點心類的熱量●

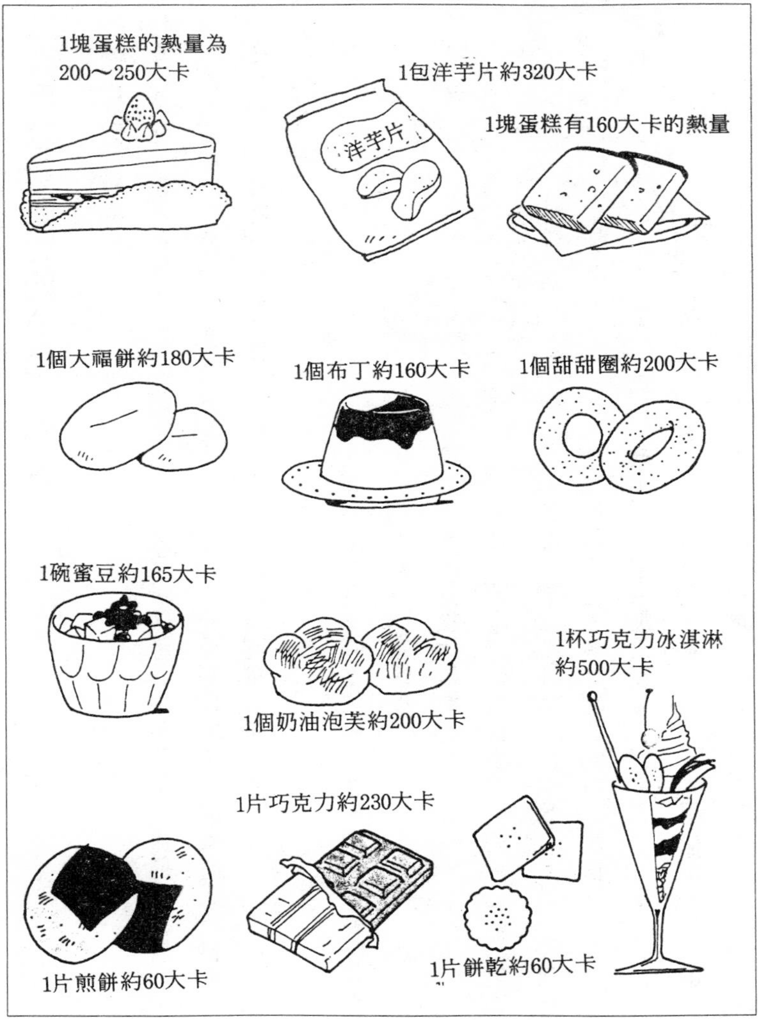
1塊蛋糕的熱量為
200～250大卡
1包洋芋片約320大卡
洋芋片
1塊蛋糕有160大卡的熱量
1個大福餅約180大卡
1個布丁約160大卡
1個甜甜圈約200大卡
1碗蜜豆約165大卡
1個奶油泡芙約200大卡
1杯巧克力冰淇淋
約500大卡
1片巧克力約230大卡
1片煎餅約60大卡
1片餅乾約60大卡

●因外食而容易缺乏的蔬菜、水果

維他命、鈣質缺乏的單品食

咖哩飯、拉麵、義大利麵、麵條、蓋飯……是大家所熟悉的午餐菜單。這種單品料理，是將主食、副食置於同一盤中，吃起來非常方便，卻無法充分攝取所需要的營養素。例如，以麵類為主食時，只能吃到穀類，會導致熱量不足。什錦麵雖然可充實其內容，但還是會出現維他命及鈣質攝取不足的情形。

如果午餐吃的是單品料理，則飯後最好吃點牛奶或水果以補充營養。

日式定食的營養比較均衡

外食菜單中，營養較為均衡的，是以烤魚等動物性蛋白質源為主菜，附有燉菜、涼拌菜等包含蔬菜料理在內多種配菜的日式定食。

隨時在菜單中加入蔬菜料理

一旦感覺午餐時蔬菜、水果攝取不足，就要在晚餐時加以補充。

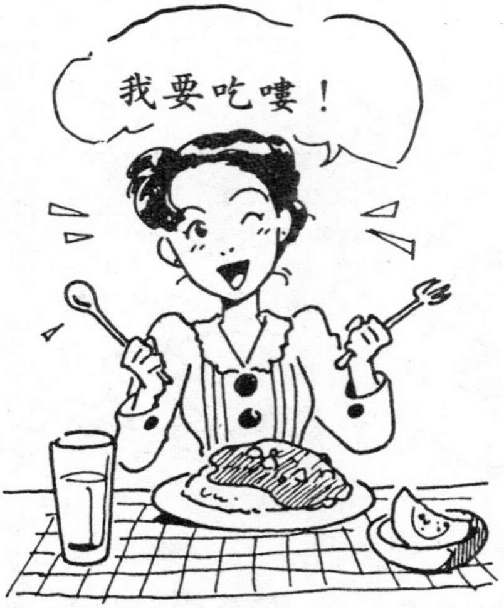

單品料理要加上牛奶和水果

晚餐時，要在菜單中加上一道蔬菜。花椰菜、花菜、四季豆、高麗菜芽、胡蘿蔔、菠菜等，煮熟後較容易保存，可經常食用。

●裝飾菜備受矚目

西式料理經常點綴著芹菜或水芹、小番茄、生魚片則配上蘿蔔、炸肉排配高麗菜絲……亦即配合菜色配上裝飾的蔬菜。事實上，這些裝飾的蔬菜都是很好的東西。

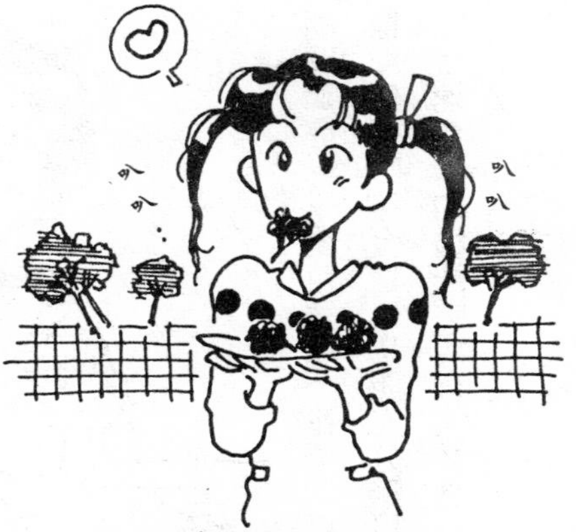

芹菜富含礦物質與維他命

芹菜　色澤鮮艷，具有獨特的香味，堪稱為裝飾菜的代表。其中含有豐富的維他命、礦物質，宜多多食用。

水芹　經常擺在肉旁邊的水芹，據說含有能有效防止老化的維他命E。其香氣能誘發食慾。

小番茄　番茄中所含的維他命B能促進脂肪代謝，最適合當成肉類料理的裝飾菜。小番茄具有方便食用，色澤鮮艷等特點。

高麗菜　肉類在體內會變成酸性，因此最好搭配鹼性蔬菜。例如，在豬排周圍附上高麗菜絲，不但能中和豬肉的酸性，口感良好，在色澤上更是絕妙的組合。

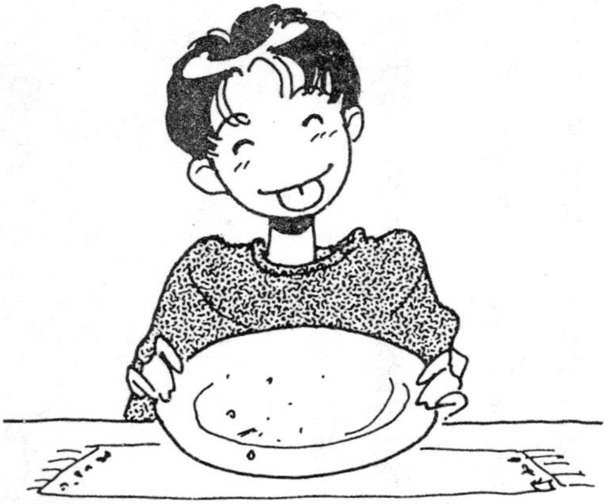

裝飾的菜也要吃得精光

吃速食麵別忘了加菜碼

國人用掉的飲食費用中，一半以上是加工食品費。其中速食品占了很大的比例。隻身在外的學生，為求方便而經常食用開水一沖就可以吃的泡麵，結果卻導致營養失調。因為，光靠泡麵並不能獲得足夠的營養素。相反地，只要肯花工夫，速食麵一樣能提供均衡的營養。

可以在速食麵中加入動物性蛋白質（肉、火腿、香腸、魚板等）五〇公克、黃綠色蔬菜（菠菜、胡蘿蔔等）、淡色蔬菜（花菜、豆芽菜等）一〇〇公克，並儘量在飯後吃水果、喝牛奶，這樣即使是吃速食麵，也能充分滿足營養素的需求。

速食麵的湯汁中含有大量鹽分，為了控制鹽分攝取，要儘量將湯汁味道調淡些。

② 運動篇

藉著能持續的運動創造體力

運動對創造健康而言，是不可或缺的。活動身體有助於消除壓力，又能維持健美勻稱的體態，使女性充滿自信。換言之，運動有助於身心的健康。

所謂運動，包括在日常生活中能輕鬆進行的運動，以及正式比賽中的運動項目等，種類繁多。有的人喜歡獨自運動，有的人喜歡和朋友一起運動，但不論妳是屬於哪一種，首先必須找出適合自己的運動。

●開始盛行的女性運動熱

能輕鬆進行的運動

以前因為運動設備較少，只是有限的人能夠運動。但是現在只要有心，任何人都能享受運動之樂。近來，許多在白天營業的健身俱樂部，都是以主婦或女學生為主要消費對象，到了傍晚，則加入許多利用下班時間以流汗換取健康的職業婦女。在採會員制的健身俱樂部增加的同時，許多公共設施也紛紛提供運動場地。

此外，許多以往被視為男性專利的運動，例如馬拉松等，已有愈來愈多的女性參與。清一色為女性的女子足球隊或橄欖球隊，早已不再是新聞了。為了順利生產，以往被認為不能運動的孕婦，也開始跳起爵士舞，游起泳來了。

總之，只要妳想，每個運動場都可以供妳馳騁。為了創造體力，過著健康的每一天，就從運動開始吧！

●選擇何種運動較好？

受人歡迎的運動

跳繩、體操、慢跑，可以全家參與的羽毛球，騎自行車等，都是很好的運動。近來格外受女性歡迎的運動，則是打高爾夫球、網球、跳爵士舞等。此外，划船、潛水、高空跳傘等，包括海、陸、空在內的各種運動，都有女性參與。

有些運動只要人到就能進行，有的則必須準備器材、用具；有的可以一個人運動，有的則必須同伴或對手；有的甚至必須先上課取得執照才行。

要持之以恆才能創造體力

為了創造體力而運動時，最好選擇在身邊、不會對身體造成太大負擔的運動。創造體力的運動，必須持之以恆才有意義。

●先接受醫學檢查

有些運動會對身體造成負擔

開始運動之前，一定要先接受身體檢查。運動不足的人，本身或許並未察覺，但實際上卻是高血壓、心臟病等成人病的準候選人。尤其是中、高年者，很多都是經由醫學檢查才發現了潛在疾病。這些潛在疾病對日常活動可能不會構成妨礙，但運動時卻會加重心、肺等器官的負擔，因此事前的醫學檢查絕對不可或缺。

到醫院接受檢查

藉由心電圖、血壓、血液及尿液檢查，請醫師診斷妳的身體狀態是否適合從事運動。這類醫學檢查可在醫院進行，只要告訴醫生：「我想開始運動，請你為我做醫學檢查。」就可以了。

●由體力測定瞭解運動適性

運動適性測試

醫學檢查通過後，接下來是體力測定。其目的在調查運動能力、體力弱點或平衡問題，找出適合個人的運動處方。

測試內容包括肌力、力量、肌肉持久力、敏捷性、平衡性、協調性、柔軟性、全身持久性等。一般的運動適性測試，大多分為以下五項來進行。由測試結果即可瞭解體力的優劣，截長補短，知道何種運動可以作到何種程度，以及可以忍耐何種程度的運動等等。

●運動與熱量

需要更多熱量

運動會消耗熱量。熱量主要是用來維持身體或生活，運動時需要比日常活動更多的熱量。運動時與安靜時所耗費的熱量比率，稱為「熱量代謝率」。熱量代謝率愈高，就表示運動愈劇烈。在安靜時、空腹時、清醒時、身體安靜的狀態下所消耗的熱量，稱為「基礎代謝」。

熱量代謝率高的運動很多，例如游泳一〇〇公尺為四十七。而測試項目所消耗的熱量為六•五，打高爾夫球一洞為三•六、慢跑六•五，不是很劇烈的運動，適合年紀較大的人進行。

劇烈運動對減肥有效

一天所攝取的熱量與消耗的熱量相等，體重可以維持一定。當兩者之中有一方較多時，

●自己能夠進行的體力測試●

瞬發力測試

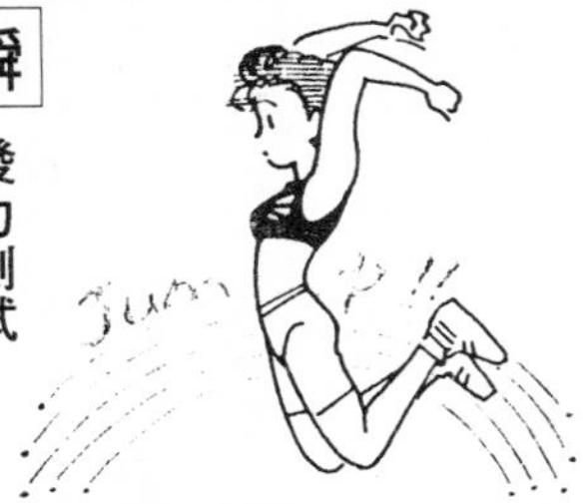

方法　雙腳併攏之後，用力地朝遠方跳出，如果跳出距離不及身高遠，就得培養瞬發力了。

肌力測試

方法　做伏地挺身。只要10次就OK了。如果不到10次，就要鍛鍊肌力。可利用滑雪的方法，輕鬆鍛鍊肌力。

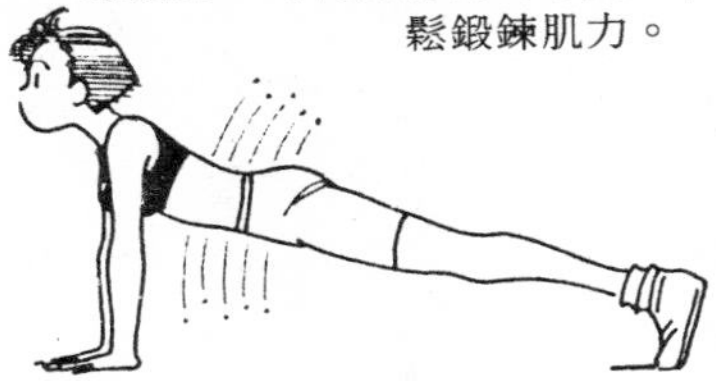

柔軟性測試

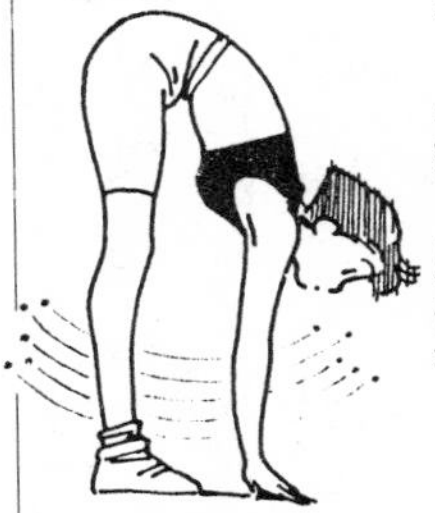

方法　雙腳併攏，伸直膝蓋，上身朝前彎曲。手搆不到地面的人，表示柔軟性不足。剛沐浴後做伸展運動，十分有效。

平衡感覺測試

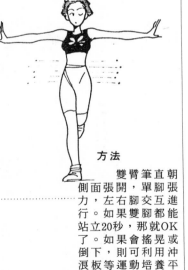

方法

雙臂筆直朝側面張開，單腳張力，左右腳交互進行。如果雙腳都能站立20秒，那就OK了。如果會搖晃或倒下，則可利用沖浪板等運動培養平衡感。

持久力測試

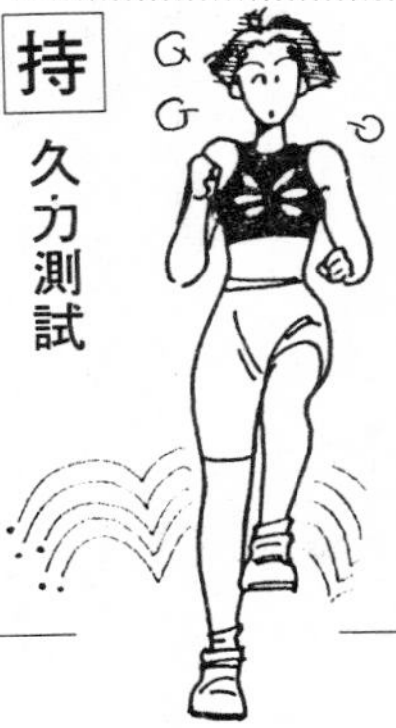

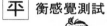

方法　站在一定的高度，腳高高地上抬，跑1分鐘。

結束以後，立刻測量脈搏跳動次數。跳動次數在100以上者，需要培養持久力。可利用有氧舞蹈、游泳、慢跑等來培養。

就會出現體重增減及體調變化等現象。受到美食主義與飲食西化的影響，很多人都有熱量攝取過多的困擾。一天三十分鐘，持續游泳一年所消耗的熱量，相當於十一•八公斤的脂肪。

如欲運動旺盛進行，則必須從食物中攝取能配合運動熱量代謝率的熱量。

●最大氧攝取量

愈多愈能創造耐力

要想持續運動，身體需要大量的氧。運動劇烈時之所以會呼吸困難，就是因為運動所需要的氧，是由身體攝取的緣故。

所謂最大氧攝取量，是指體內能攝取到的最大限度的氧氣量。量愈多，愈表示有能夠忍受劇烈運動的耐力。

最大氧攝取量較少的人，容易罹患高血壓症。

藉由運動提高

可以藉由運動提高最大氧攝取量。例如，每天持續散步或快速疾走，就能提升最大氧攝取量。

一般而言，對身體負擔較少的運動，是能以最大氧攝取量的一半來進行的運動，像慢跑等，既不會覺得呼吸困難，甚至可以邊跑邊和同伴說話。

●運動別熱量消耗●

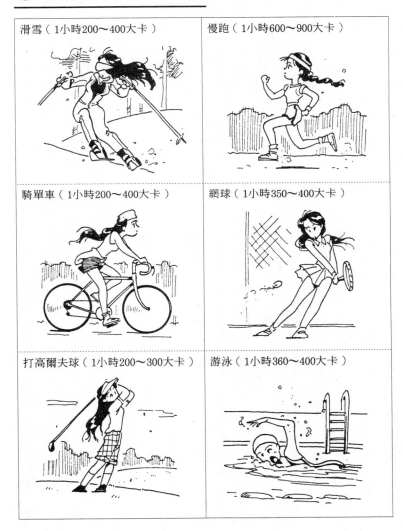

滑雪（1小時200～400大卡）

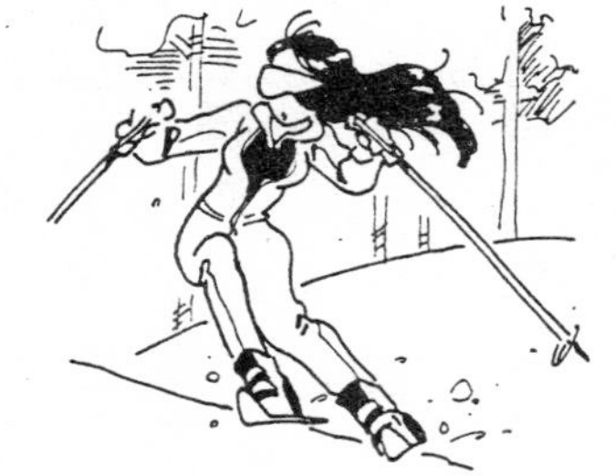

慢跑（1小時600～900大卡）

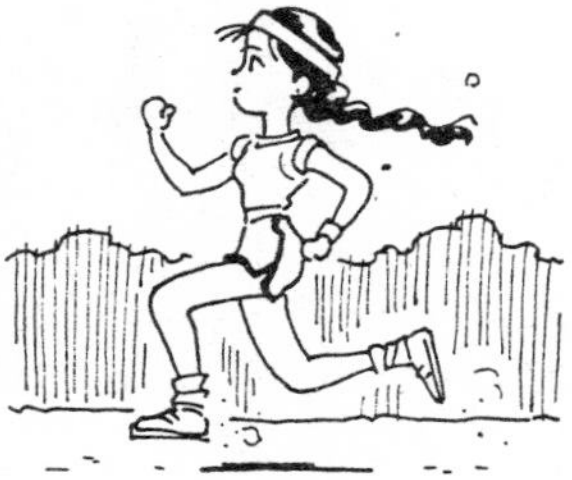

騎單車（1小時200～400大卡）

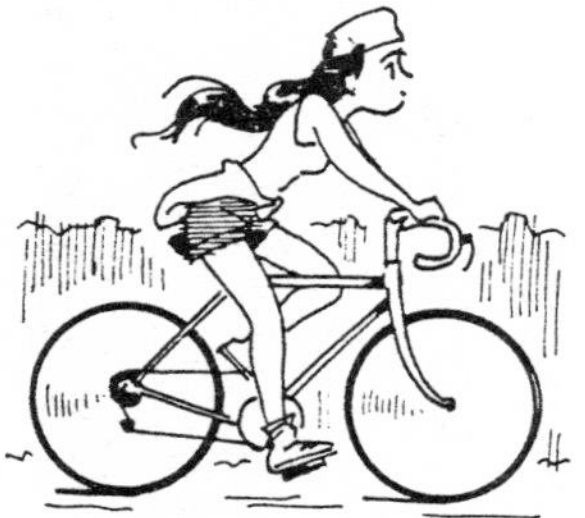

網球（1小時350～400大卡）

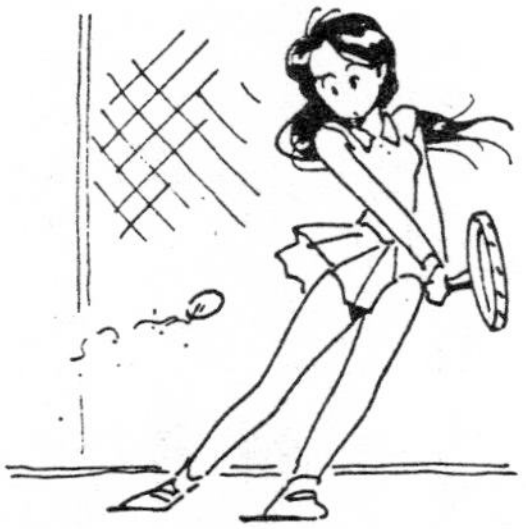

打高爾夫球（1小時200～300大卡）

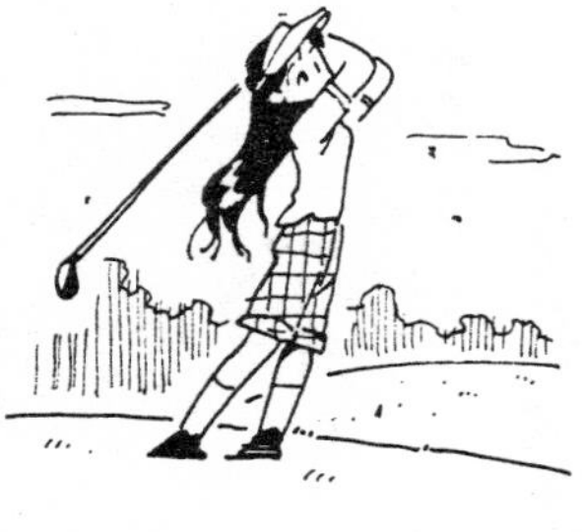

游泳（1小時360～400大卡）

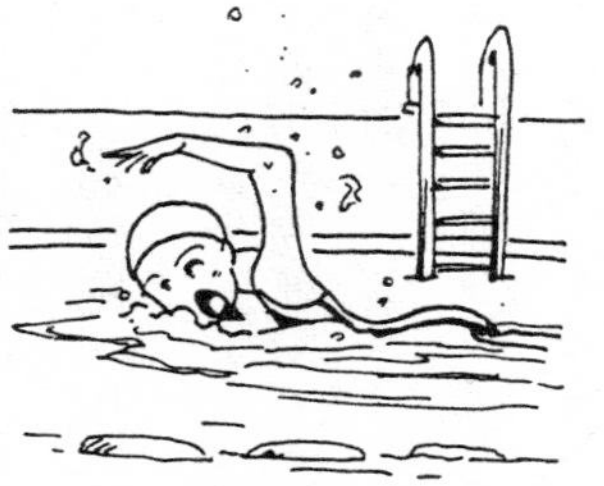

馬拉松、長距離游泳等需要持久力的運動選手，具有較多的最大氧攝取量。換言之，最大氧攝取量多的人，才能長時間忍耐運動強度較強的運動。

●何謂有氧運動？

將氧攝入體內

有氧運動是能夠將氧充分攝取到體內的運動，由美國的庫柏博士率先提倡。

與其花時間運動，不如讓氧大量進入體力，使心肺功能活潑化，對身體展現良好效果。

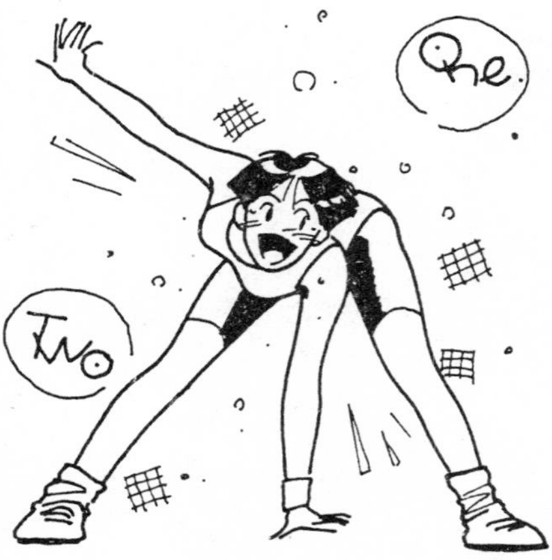

利用有氧運動使身體煥然一新！

以有氧舞蹈為代表

有氧運動具有廣泛意義，實際上包含很多種運動。其中以有氧舞蹈為代表，其它如慢跑、打網球、游泳等也是有氧運動。

在短時間內結束，幾乎不使用氧的運動，如舉重、短距離跑步等，則是無氧運動。

有氧運動主張運動強度與心肺的關係非常重要，因此著重於檢查心跳次數。只要比較安靜時與運動時的心跳次數，就可知道此一運動是否適合身體。

緩和運動也很重要

既是會對心肺造成負擔的運動，當然要慢慢地讓身體熟悉（暖身運動），並在結束時慢慢地放鬆身體（緩和運動）。

●伸展運動

以動作緩和的運動為主流

伸展運動主要在讓肌肉充分伸展。過去在運動前所做的柔軟體操，也是一種伸展運動。最近的伸展運動，則以比柔軟體操更緩和的動作為主流。

柔軟體操是二人為一組，互相拉扯使身體伸展，或是給與反彈力量，但這反而會對身體造成負擔，使肌肉被拉扯至超出限度以上，引發肌肉拉傷的問題。

源自美國的靜態伸展運動，是在肌肉的彈性範圍內，因為不會過度拉扯，所以不會在突然做伸展運動時，因肌肉的伸展反射而收縮，使肌肉充分放鬆。

有效的準備運動

伸展運動是所有運動前的準備運動。

擴展身體的可動範圍，可以預防運動傷害。此外也可當成暖身運動讓全身放鬆，促進血液循環。

＊伸展運動的重點是不能停止呼吸來進行。一邊慢慢地伸展肌肉，一邊保持這個狀態10～30秒鐘，再慢慢地還原。

★腰與背部的伸展運動

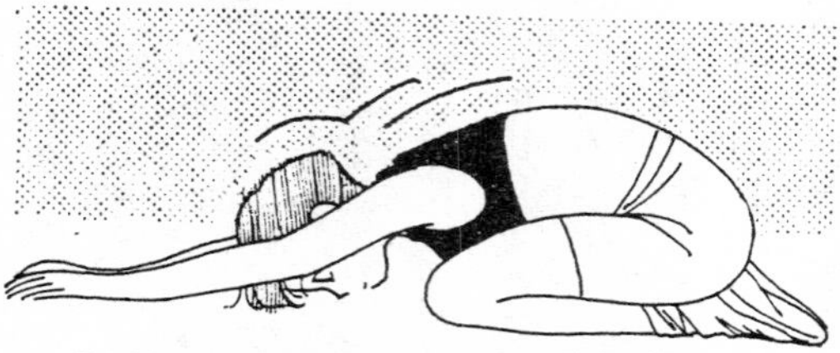

①從正座狀態將上身往前倒，雙手貼地。
②手臂朝前伸直。

★腰的伸展運動

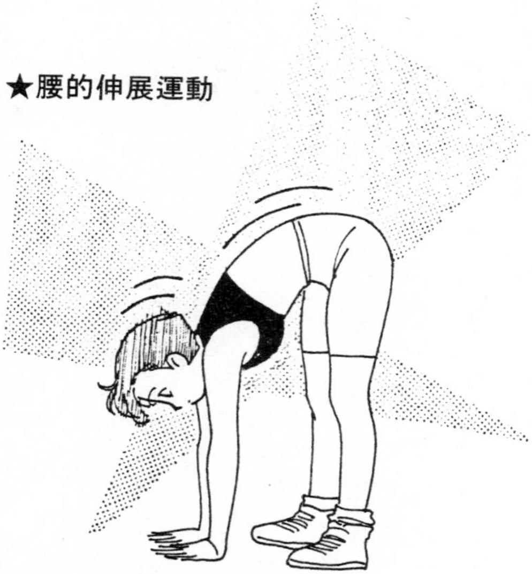

①雙腳張開如肩寬。
②腳伸直，上身慢慢往前彎曲，手掌觸地。

●利用伸展運動使身體煥然一新●

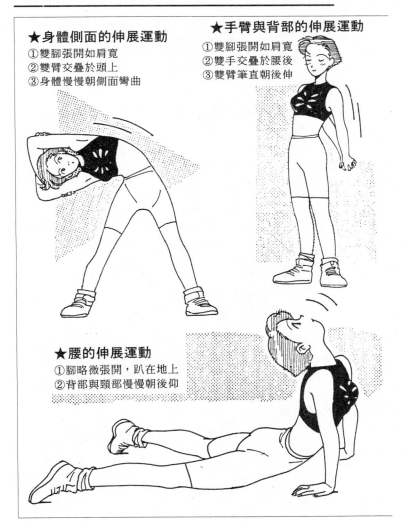

★身體側面的伸展運動

①雙腳張開如肩寬
②雙臂交疊於頭上
③身體慢慢朝側面彎曲

★手臂與背部的伸展運動

①雙腳張開如肩寬
②雙手交疊於腰後
③雙臂筆直朝後伸

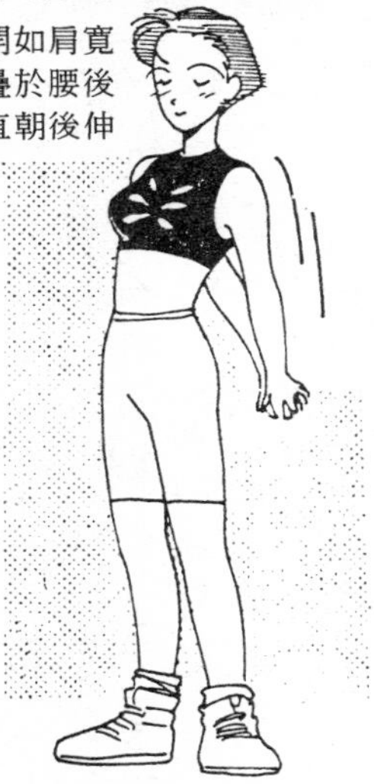

★腰的伸展運動

①腳略微張開，趴在地上
②背部與頸部慢慢朝後仰

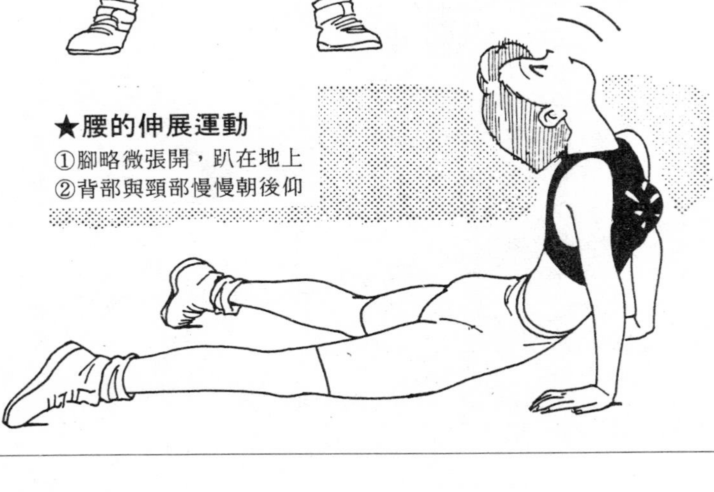

●利用伸展運動使身體煥然一新●

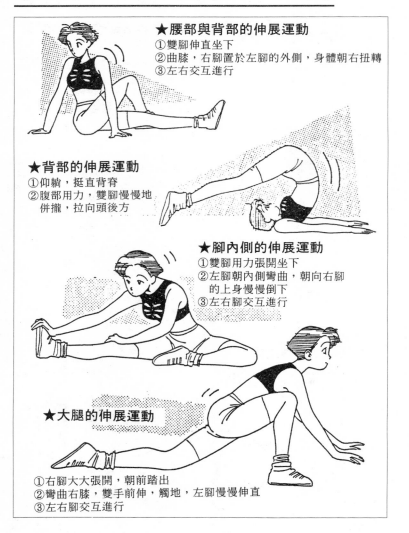

★腰部與背部的伸展運動

①雙腳伸直坐下
②曲膝，右腳置於左腳的外側，身體朝右扭轉
③左右交互進行

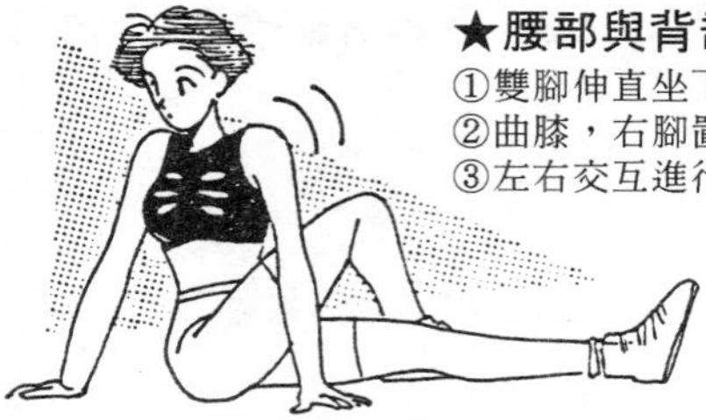

★背部的伸展運動

①仰躺，挺直背脊
②腹部用力，雙腳慢慢地併攏，拉向頭後方

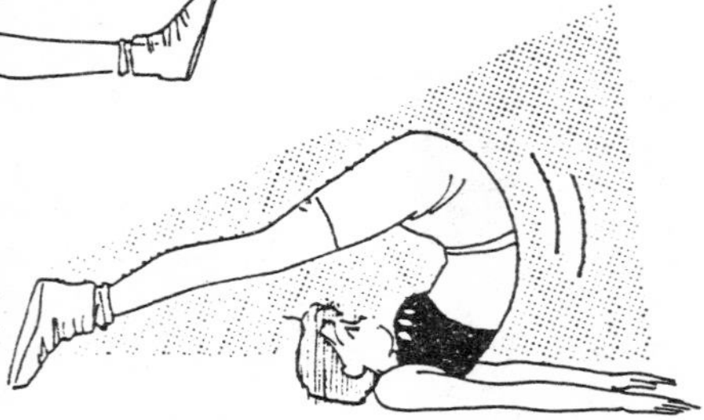

★腳內側的伸展運動

①雙腳用力張開坐下
②左腳朝內側彎曲，朝向右腳的上身慢慢倒下
③左右腳交互進行

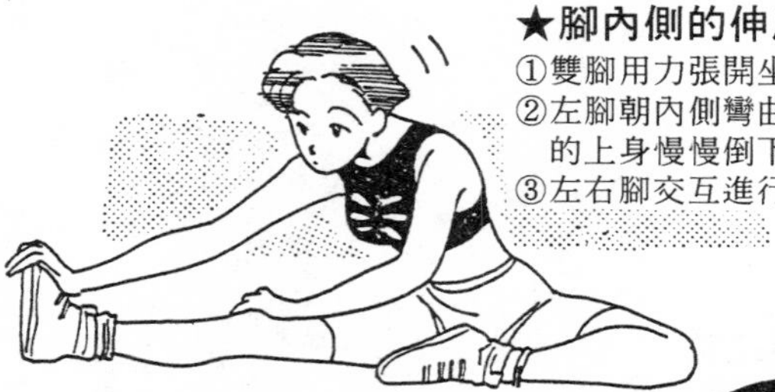

★大腿的伸展運動

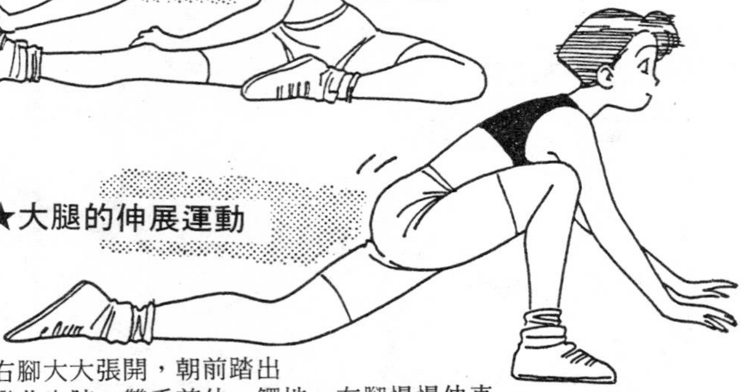

①右腳大大張開，朝前踏出
②彎曲右膝，雙手前伸，觸地，左腳慢慢伸直
③左右腳交互進行

能夠自然地進行呼吸。脖子、肩膀、背部、手臂、腰、腳及肌肉，都能毫不勉強地伸展，保持此一狀態一〇～三〇秒鐘，然後還原。習慣後稍微增強，並延長保持時間，藉此提高柔軟性。

可作為所有運動的準備運動的伸展運動，也可視為身體的放鬆體操，能使心情愉快。剛開始從事不習慣的運動時，二～三天後身體會感覺疼痛，但只要在運動翌日做伸展運動，即可防止疼痛。

●利用運動減輕或增加體重

人類身體必須藉著燃燒由食物中攝取的熱量來維持，一旦攝取量超出必要量就會發胖，反之則會消瘦。可以藉由食量來調節，但更健康的作法，是藉著運動來調節熱量。

減輕體重　體重過多可分爲過體重（與體格、身高相比體重太重）與肥胖（體脂肪附著過多）兩種情形。太重會增加足腰的負擔，所以要從事鍛鍊腳力、足、腰的運動。

運動開始時，只要能代謝體內的碳水化合物、氧充分送達，接下來就能代謝脂肪。所以，肥胖型的人，更需要花較多時間慢慢地運動。像騎自行車、慢跑、體操等每分鐘心跳數在一〇〇～一二〇左右的緩和運動，要每天或至少二天做一次，每次約三〇～六〇分鐘，即可使體重逐漸減輕。

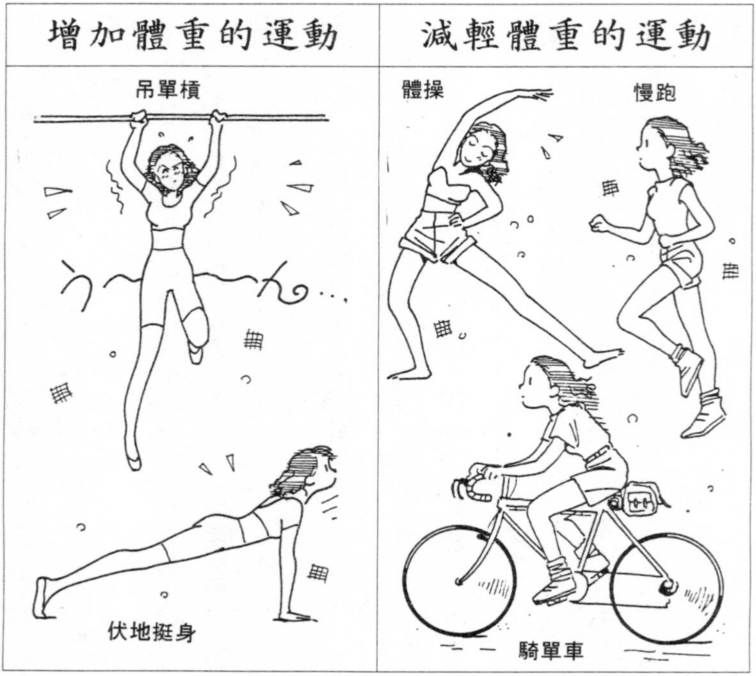
增加體重的運動
減輕體重的運動
吊單槓
うーん…
伏地挺身
體操
慢跑
騎單車

增加體重　增加體重可能比減輕體重更難。做做重量訓練或伏地挺身、吊單槓等提高肌力的運動或許有效，也可以和食物療法一起進行。只要能充分進行肌力訓練，就能防止攝取過多熱量成為體脂肪。

輕鬆地進行休閒性質較強的運動，可刺激空腹感、增進食慾。和減輕體重相比，增重更需要耐心進行。

欲增加由食物中攝取的熱量時，可每隔二～三天進行一次，當天的重點，就是一定要進行肌力訓練。

●配合年齡毫不勉強地做運動

從孩提時代開始建立基礎體力

現今的幼稚園非常重視體能訓練，小學也安排了各種運動社團活動。孩子們可以從各種運動中選擇喜歡的項目，充分享受運動之樂。

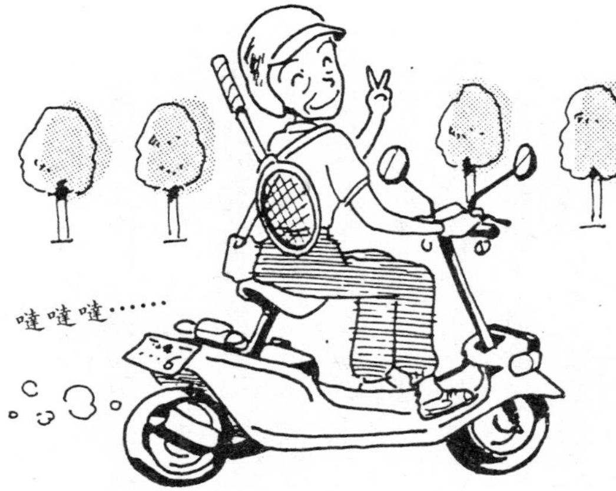

只要年輕時擁有熟練的技巧，即使到了老年也能從事打網球或滑雪運動

在年輕時找出能持續一生的運動

年輕時做各種運動都能遊刃有餘，但過了中年以後再要開始新的運動，恐怕就很難了。人的體力從二十歲起逐斷走下坡，因此最好在年輕時就找出能持續一生的運動。

利用運動度過更年期

女性到了更年期，卵巢會老化、活動會停止，出現所謂的停經現象。停經後女性荷爾蒙減少，並引起各種不快症狀，如心悸、頭昏眼花、腰痛、頭痛、不安感……。妳認為利用運動度過更年期，這個想法如何呢？更年期是以往與運動無緣的人，重新開始的好機會。

可選擇休閒性質較強，能輕鬆享受運動強度較輕的項目。在這個養兒育女的任務告一段落，擁有更多自己時間的時期，不妨加入運動社團，嘗試一下各種運動。

老年期時要配合自己的步調

老年期體力開始衰退，骨骼老化現象也出現了。奇怪的是，很多人到了這個時期，反而想活動身體以促進血液循環、調整體調。然而，老年人一旦骨折，比年輕人更難治癒，因此要避免跌倒及過度劇烈的運動。走路、打門球、打高爾夫球等，都是很好的運動。不要太在意勝負，應該配合自己的步調從事運動，並經常接受健康檢查，瞭解血壓及心臟狀況。

根據資料顯示，運動選手的生產過程比不運動的人輕鬆。由此可見，運動會對身體產生很多正面影響。網球、滑雪等都是活動量相當大的運動，不妨趁年輕時熟悉其技巧，到了中年以後就能享受這些運動之樂了。總之，年輕時要多方面嘗試，找出適合一生從事的運動。

●長久持續運動的秘訣

運動必須持續，才能創造體力，只有三分鐘熱度是產生不了作用的。

下面提供各位一些能夠長久持續的秘訣。

結交朋友　一個人運動很容易偷懶，但如果和人約好一起運動，則不會臨時缺席，故不妨約同親朋好友或同事一起運動。為了激勵鬥志，也可以採比賽方式進行。剛開始從事新的運動時，可將其視為結識新朋友的機會，積極地與他人進行交流。當然，也可以加入運動社團，如媽媽芭蕾舞教室等，不失為結交朋友的好方法。

訂定目標　以創造美妙身材為例，可以以腰圍要瘦幾公分或去除雙臂多餘的贅肉為目標。一旦目標達成，就會產生繼續下去的慾望，進而訂立新目標。除了重塑身材以外，提高打高爾夫球的分數，和朋友搭配參加網球比賽等，也可以作為目標。比起漫無目標地從事運動，一定會覺得更有意義。

言出必行　默默開始的事，通常都會默默結束。因此，最好將自己的決定向周圍的人宣佈。這時有的人會從旁鼓勵、有的則會給予指導……話既說出就要言出必行，才會強迫自己努力。

尋求快樂　現在的運動服是愈來愈時髦了。一套正式的運動服或用具，可令妳享受到更大的樂趣。有的人一開始就花費鉅資購買全套行頭，這麼一來就不得不強迫自己繼續下去了。

做成記錄　身高、體重等全身測定及體力測試的結果，都要加以記錄。這樣就算只有些許變化，也能親眼目睹運動的效果，從而產生長久持續下去的決心。

不可勉強　不要期待立刻就產生很大效果而強迫自己加倍努力，因為勉強是無法持久的。反之，也不可因為一時表現不好就認為自己不行而放棄。運動效果並不代表一切。體調不好時，不妨配合自己的狀況好好休養，然後再持續下去。

●加入運動社團

綜合運動社團

很想開始運動，卻不知道該做什麼才好……想要動動身體以消除壓力……要運動減肥、恢復健康身體……有此想法的人，我建議妳們參加綜合運動社團。

已經決定好運動項目的人，只需加入有該運動的社團即可。還在摸索適合項目或想要藉由綜合運動創造健康體力的人，則應利用運動社團。

大多採會員制

公立運動中心和運動社團很多，不過近來也有很多由民間經營，採會員制的綜合運動社團。

這類採會員制的社團，有些是專以女性為對象。

這些會員並非永久會員，多半以一年、二年為期限，各位不妨一試。

服務周到

採會員制的民間運動社團，對會員的服務極為周到。例如，從毛巾、浴巾到運動服全都準備齊全，下班以後可以直接前往，非常方便。此外，各個項目都有專門教練，並且定期進行體力測定、排定運動課程及給予指導。

這類運動社團有自己的運動場地，會員之間也可以進行交流，互相激勵、競爭。除了真正的運動以外，社團本身也會舉辦各類活動以增進會員之間的友好關係。

因為各自特色所以要多作選擇

運動社團當然備有各種健身器材，且具有其特色。為了多作比較，可以選擇運動設備較多的社團。

這些運動社團的特徵，就是運動過後，還有很多設備可供會員利用。例如浴室、三溫暖、休息室等，能夠使妳充分放鬆心情，進而提高運動效果。

●運動服的選擇方法

第一要點在於方便活動

為了享受運動之樂，為了長久持續下去，再加上舒適、安全的考慮，選擇運動服時必須非常慎重。

選擇運動服的重點，在於方便活動、舒適及安全。至於女性，當然也要把時髦與否列入考慮。

因為目的是在運動，所以首先要選擇方便活動的運動服。貼身而不緊繃、具柔軟性、吸濕性、通氣性及保溫性的運動服，是最好的選擇。運動後的汗漬會弄髒衣服，因此選擇耐清洗的材質也很重要。此外，更別忘了安全性的考量。尤其是運動鞋，更要特別留意。鞋子若是不合腳，將會引起血液循環障礙等各種毛病。

漂亮的運動服

穿上設計良好、色澤、時髦等條件兼具的運動服，會使人精神一振，運動效果大為提升

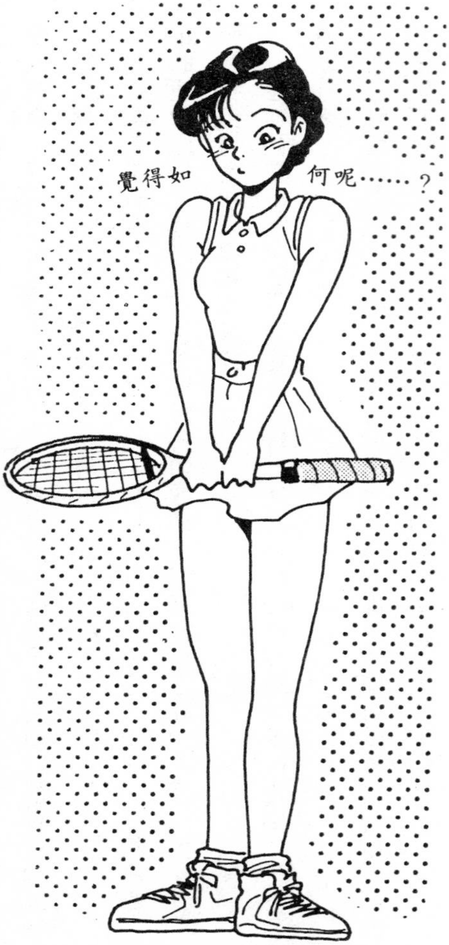

選擇運動服的重點在於容易活動、舒適與安全性

。線條、剪裁的不同，會大大影響舒適感，因此購買緊身衣或游泳衣時，一定要先試穿。

運動型內衣、穿緊身衣時的內褲、穿游泳衣時的腰間鬆緊帶等運動專用的內衣褲種類繁多，可多加選擇。

目前運動服專賣店愈來愈多，百貨公司裡也有運動用品專櫃可供選購。

如果想要快樂地持續運動，就要找出能使自己看起來更漂亮的運動服。

請選一套適合自己的運動服，持續運動鍛鍊身體吧！

各項運動的特色與重點

●走路（快步疾走）

步伐加大、背肌挺直、有節奏地走著。在開始前，必須先做腳的伸展運動。

膝或股關節不好的人，不適合這項運動。此外，一定要穿合腳的散步鞋。

因為運動強度不高，所以任何人都能輕鬆開

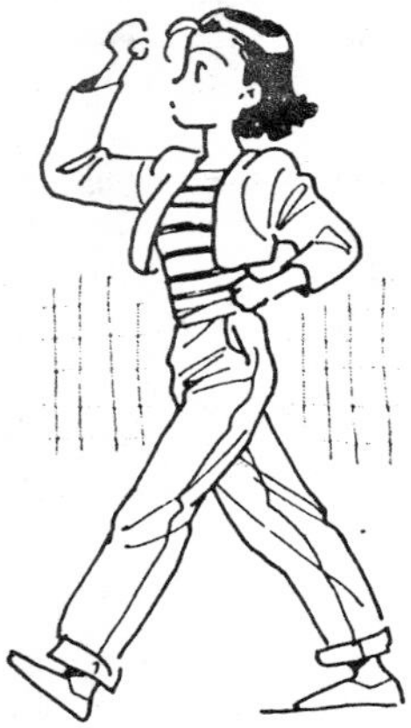

穿合腳的鞋子

始，尤其適合老年人，再者，也可以作為慢跑前的暖身運動。最好每天或至少每隔一天進行一次，每次約三〇分鐘～一個小時。

中途可以測量心跳次數，只要以本身最大氧攝取量一半的強度（不會覺得呼吸困難的程度）進行即可。

●慢　跑

先讓身體習慣後再開始

慢跑是提高心肺功能，代謝多餘脂肪的最佳運動。

因為會增加腳、腰、膝的負擔，所以過去不常運動或略嫌肥胖的人，最好從快步疾走開始，待身體習慣後再進行慢跑。

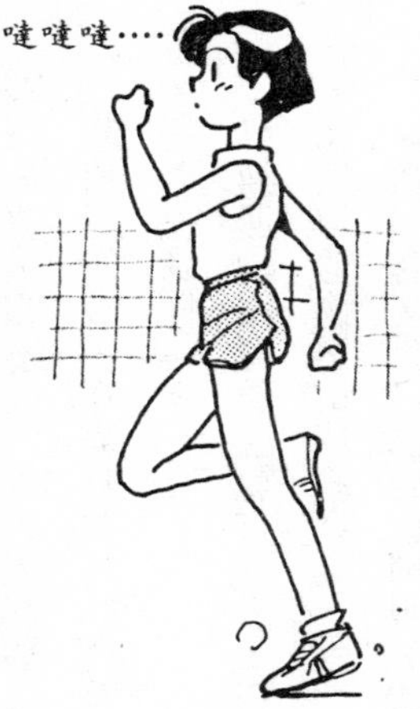

有節奏地走路

開始前要利用伸展運動放鬆肌肉，並穿著合腳的慢跑鞋，伸直背肌，以一定的節奏、保持適合自己的正確跑步方式來進行。由於對心臟的負擔很大，因此要慢慢開始，慢慢增快速度，最後靜靜結束並調整呼吸。

慢跑一小時所消耗的熱量，約六〇〇～九〇

○大卡。

一週至少要進行三次，每次三○分鐘以上，同時還要長久持續下去。

●馬拉松

分為五公里、一○公里、三○公里等等，而愛好者的最終目標，是像馬拉松選手一樣，跑完全程四二・一九五公里。

這是非常艱苦的運動，因此過去有人認為女性不適合跑馬拉松。但是各位都知道，如今馬拉松已經成為女性的競賽項目之一了。必須跑很長一段時間的馬拉松，最適合皮下脂肪較厚的女性。

挑戰馬拉松之前，首先必須藉由慢跑及跑步提高心肺功能，使心跳數保持穩定。

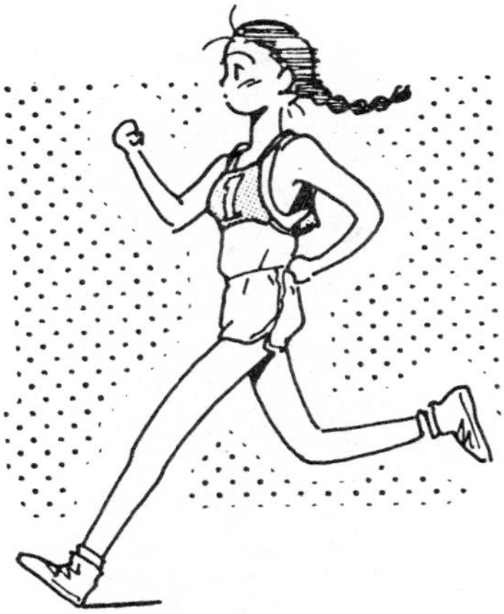

夢想是成為跑完42.195km的馬拉松選手

●跳繩

輕鬆地增強腳力、持久力

跳繩是不必很大地方，只要一繩在手就能輕鬆進行的運動。拳擊手練習步法，鍛鍊腳力的方

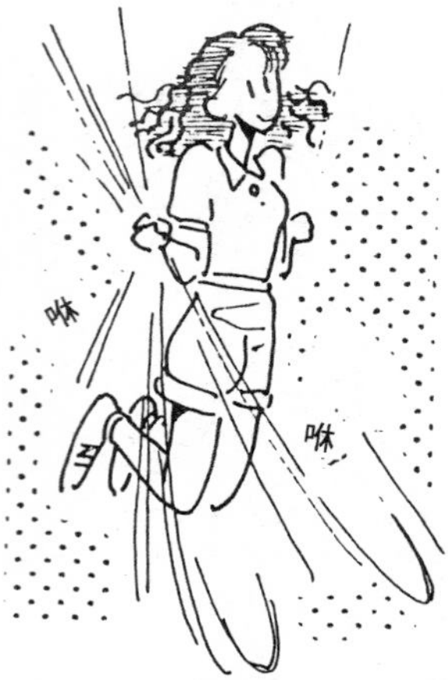

跳繩最適合鍛鍊腳力

法，就是跳繩。跳繩不但具有運動強度，也能增進持久力。

跳繩的服裝不拘，又是獨立的競賽項目，因此愛好者眾。更何況，其跳法也頗富變化。

事先訂定要跳幾下，跳多久的目標，眼見自己不斷地朝目標邁進，那份滿足感是任何東西也取代不了的。

必須每天進行

從一分鐘跳一〇〇下開始，每天持續下去。跳完繩後，可以做點輕鬆的慢跑運動。

●游　泳

適合眾人的運動

從零歲兒、老人到孕婦都能毫不勉強地進行的游泳，是很受歡迎的運動。

若能接受專門教練指導，學會正確的游法，則效果更為理想。

因為水壓和水的阻力，水中的動作比較吃重，結果反而提高了運動效率。而浮力會使身體變輕，因此可減輕膝、腰的負擔。游泳與其它運動不同的是，即使是發胖的人也可以進行。

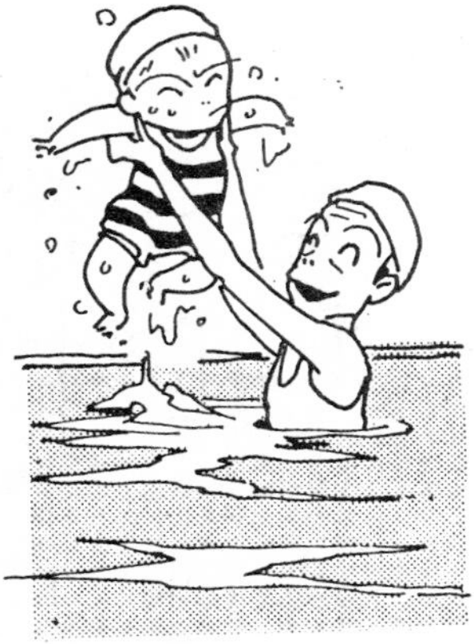

從嬰兒到老人都能享受的全身運動

只要在水中走動，就是相當大的運動量，可收有氧運動的效果。此外，為各種症狀所苦的人，也適合從事游泳運動。

最怕跌倒的老年人，在水中運動時危險度降低，而光是在水中走路或浮於水中，就具有運動效果。

游泳對氣喘、關節痛、高血壓患者也具有療效。

既是全身運動，自然會消耗大量熱量，容易產生空腹感，因此最適合有意增胖的人。

游三十分鐘以上較好

實際花在游泳的時間，至少要在三〇分鐘以上。悠閒地游泳熱量代謝率為五左右，任何人都能毫不勉強地進行。

●打網球

年齡層較廣，備受歡迎的網球

依比賽、擊球練習、發球、凌空對打練習等內容的不同，運動強度也有所差別。

包括服裝、用具在內，是非常時髦的運動，從年輕女性到家庭主婦都喜歡。在白天的網球教室裡，可以看到很多主婦。

比賽固然有趣，一個人也可以自行練習，從初學者到技巧嫻熟者，都能享受到打網球之樂。連老年人也可以打，正是網球之所以受人歡迎的原因所在。

熱量消耗量依練習內容而有不同，平均一小時約為二五〇～三五〇大卡。

由於必須經常使用手臂，因此慣用臂容易變粗。此外，也會出現損傷手肘的「網球肘」現象。

近來許多網球教室應運而生，不妨就近接受專門教練的指導，盡情享受揮拍之樂吧！

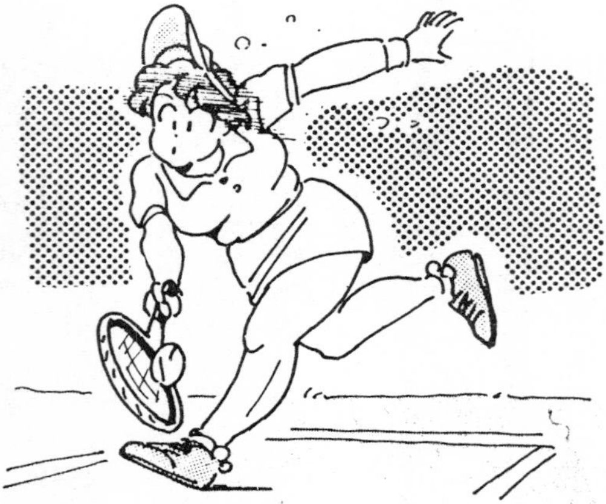

網球深受年輕女性與家庭主婦的歡迎

●高爾夫球

漸受女性歡迎

必須使用背肌、腹肌的高爾夫球運動，可使腰部變細，再加上時髦的球衣，難怪會大受

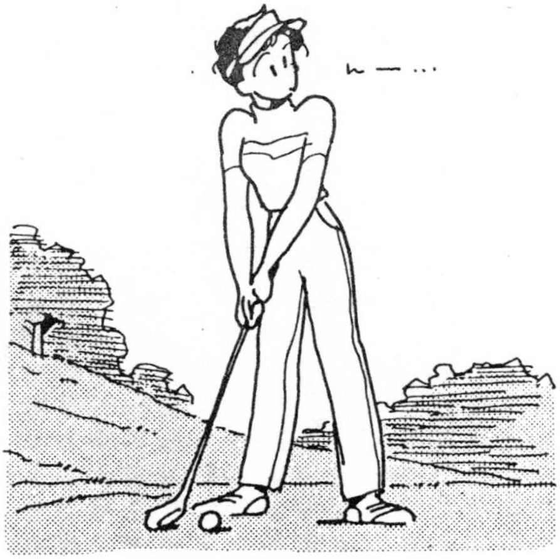

初學者到老手都能享受快樂的高爾夫球

女士歡迎。為了彌補技術差距而設立的記分規定，可讓初學者和老手一起享受揮桿之樂。

走在綠意盎然的球場裡，令人不覺神清氣爽。其熱量消耗量，平均一小時為二〇〇～二五〇大卡。老人也可以打高爾夫球，故可將其視為一生的運動。

●有氧舞蹈

調整體型

這是配合音樂舞動，將氧大量吸收到體內，提高心肺功能的運動。

其所以受到女性青睞，是因為能夠調整體型，而且韻律服非常漂亮出色。除了有慢跑、跳躍等動作變化外，還有一些高難度動作，是以膝蓋的負擔不輕。

課程從暖身運動、主要舞蹈、調整動作（提升局部肌力的動作）到緩和運動、伸展運動，總計約三十～六十分鐘。

因為動作劇烈，如果是在較硬的地面進行，一定要穿有厚度的鞋子，以免引起足腰毛病。

●太極拳

中國的健康法之一，為平衡運動

這是以中國武術為基本的平衡運動，動作較少，以呼吸法為主，在中國極為普遍。與其說它是運動，還不如說是一種廣受大眾支持的健康法。

動作連續而平緩，看似非常輕鬆，但真正打起拳來，卻必須具備相當的體力。

技術的提升並非顯而易見，必須很有耐心地進行，才能體會其奧妙。

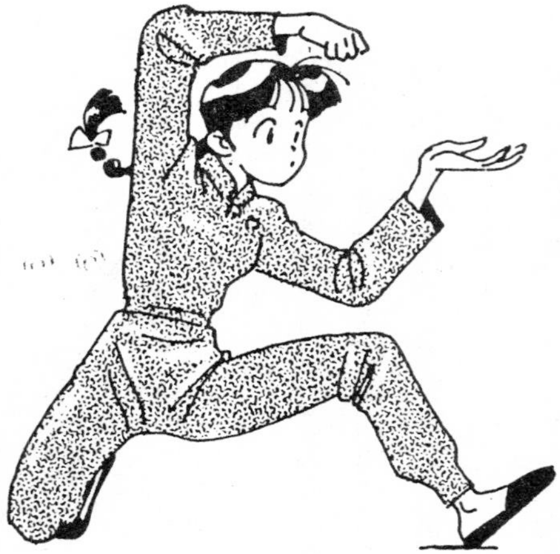

近來太極拳教室及愛好者都增加了，但因為很難看出自己的進步，所以很少人能長久持續下去。

太極拳具有不分性別、年齡、場所，可配合個人體力、運動能力進行等優點，值得各位嘗試一番。

不引起運動傷害的方法

●何謂運動傷害？

為了創造健康，增強體力而開始運動，不料卻引起各種傷害，這就是運動傷害。運動傷害大致可分外科性與內科性兩種。

外科性運動傷害

外科性的傷害，包括肌肉拉傷、跟腱斷裂、膝關節痛、網球肘、韌帶損傷、肌肉性腰痛症、椎間盤凸出症、骨折等。

與男性相比，女性肌肉較少、脂肪較多、支撐骨骼與關節的力量較少，對包括膝在內的各關節的負擔便相對地增大。所以，運動前一定要充分進行肌肉訓練及暖身運動，否則就會引起外科性傷害。另一方面，過於努力或熱中，也會損傷膝、肘、關節等。運動的目的是為了創造體力，並不是比賽，要在體貼身體的前提下慢慢進行。

內科性運動傷害

內科性的傷害，包括貧血、月經障礙、脫水症狀、熱疲勞、中暑等。尤其是月經障礙、貧血等，更是女性特有的疾病。為了減肥而節食，再加上劇烈運動，往往導致體調崩潰。此外，為了減重而重複跑步與洗三溫暖，也會引起不適。必須注意的是，唯有接受專門教練的指導，在毫不勉強的狀態下才能產生效果。

從事運動需要體力，因此運動前要先給予身體充分的營養。

一般而言，女性因為生理因素，很容易因為缺鐵而引起貧血。貧血會造成缺氧，使運動能力降低，所以要注意補充鐵質。

預防重點

預防運動傷害的秘訣，是在專門教練的指導下正確從事運動、確實做好暖身運動、不可為了儘早看到效果而過度努力，同時還要給予運動所需的足夠營養素及熱量，並且定期接受身體檢查、體力測定。

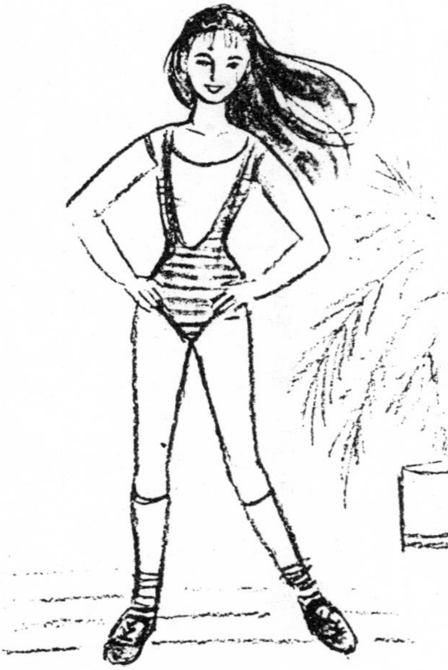

③日常生活中的美容健康篇

從日常動作中鍛鍊體力

在日常生活中，例如，家庭主婦的家事勞動，煮飯、洗衣、打掃、購物等，都是可以充分使用身體的運動……。不過，主婦在做家事時所使用的肌肉，僅占全身肌肉的二成。肌肉長久不同就會漸漸喪失柔軟性，終至無法發揮作用。相反地，只要在日常生活中稍加注意，就可整個改變肌肉的使用方式。

不只是肌肉，從日常動作當中，也能創造出體力及更完美的身材。

檢查自己的身體

請利用洗澡或更衣的機會，檢查一下自己的身體。最好的方法是，洗澡前脫光衣服站在能照到全身的鏡子前進行檢查。

檢查項目包括臉色好不好、體型是否健康、姿勢好不好，有無多餘的脂肪附著、會不會太胖或太瘦、頸部和下巴是否鬆弛、腳脖子是否緊繃等。

其次是找出哪個部位要如何進行調整及在日生活中要做哪些運動，才能創造出健康、美好、富於魅力的身材。

關心自己的身體，用眼睛做自我檢查，努力使自己變得更美吧！

測量皮下脂肪的厚度

中年以後的女性，特別在意過多的脂肪。

測量皮下脂肪厚度的方法，是捏背部正中央、雙臂後側附近二處柔軟的肌肉。將所測得的厚度合計起來，就可和道相對於全部體重的脂肪比例。

一般來說，體脂肪率超過三〇％即為肥胖，厚度超過五〇毫米的人，必須注意。

既然皮下脂肪的厚度可輕易測得，不妨在家人、朋友的協助下經常測量，但不可讓體脂肪率超過三〇％。此外，有便秘傾向的人，皮下脂肪容易附著於下半身。

藉由沐浴調整體型

洗澡時間也可以用來調整體型。

在浴缸中　熱會使血管擴張、血液循環順暢、全身的新陳代謝趨於旺盛，而水壓也可促進血液循環，因此泡澡本身就具有些許運動效果。如果再加上一些輕微的運動，那效果就更

●定期進行身體檢查●

沐浴前的全身檢查

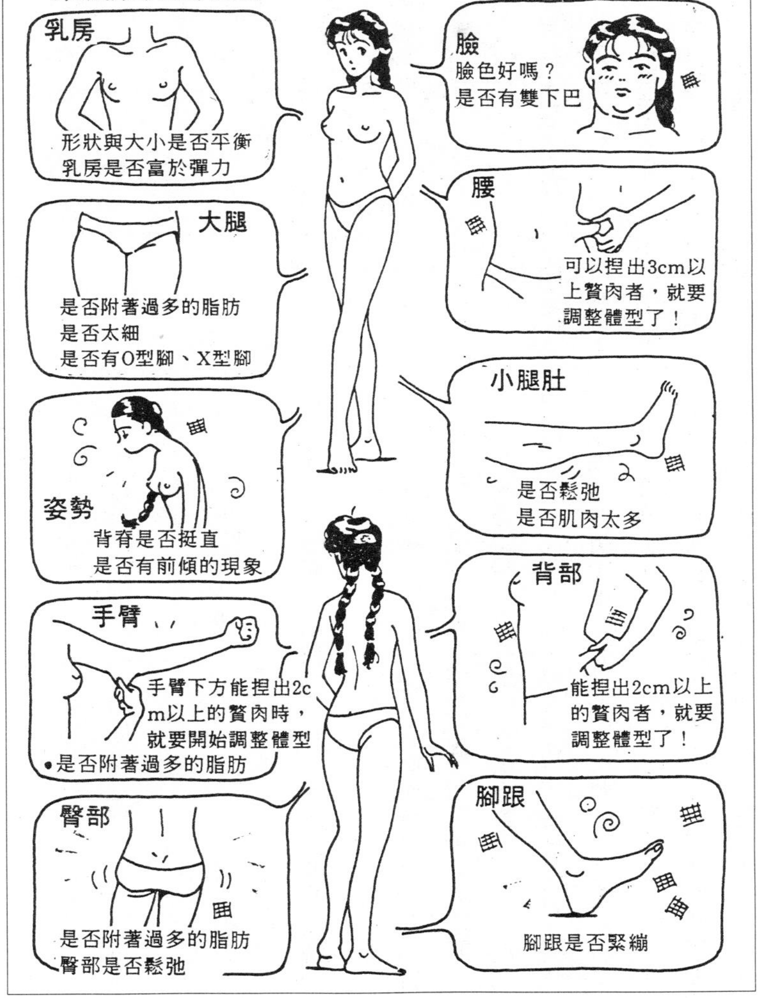
乳房
形狀與大小是否平衡
乳房是否富於彈力
大腿
是否附著過多的脂肪
是否太細
是否有O型腳、X型腳
姿勢
背脊是否挺直
是否有前傾的現象
手臂
手臂下方能捏出2cm以上的贅肉時，就要開始調整體型
●是否附著過多的脂肪
臀部
是否附著過多的脂肪
臀部是否鬆弛
臉
臉色好嗎？
是否有雙下巴
腰
可以捏出3cm以上贅肉者，就要調整體型了！
小腿肚
是否鬆弛
是否肌肉太多
背部
能捏出2cm以上的贅肉者，就要調整體型了！
腳跟
腳跟是否緊繃

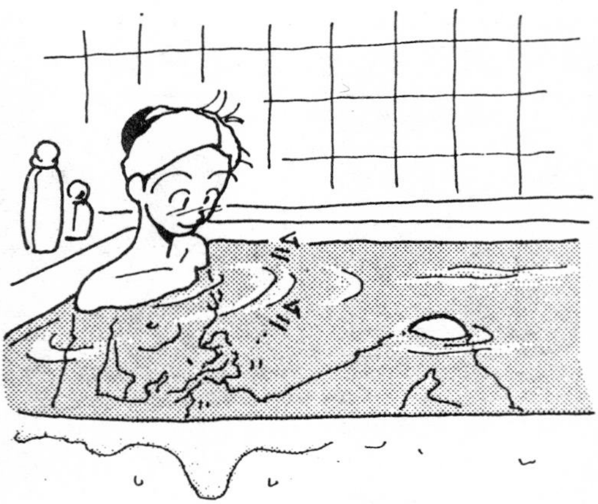

在浴缸中調整腰部

好了。

在水中的體重，為平常的九分之一，由於水壓、水的抵抗等粘度較高，即使只是輕微活動，也能增加運動量。

所謂的活動，包括身體充分浸泡在溫水中，手腳在水中屈伸、腳上下運動、按摩趾尖等，或是摩擦腹部、輕捏腹部的贅肉、好像要把多餘的脂肪捏出似地。

當腳鬆弛浮腫時，可泡在熱水裡對小腿肚進行按摩。而對腳底板進行指壓，則會感覺非常舒服。

清洗身體時　可以做做輕鬆的體操。膝蓋直立、從頸部到腳尖都要清洗。以雙手代替美容刷，由上往下清洗背部。這時，手臂從肩、腰繞到背部，雙手相連，一次無法辦到，不妨多做幾次，漸漸地就能搆到了。此外，必須左右交互進行。一旦雙手能在背部相連，則輕輕拉扯伸直背肌。

清洗頭髮時　站著洗頭時，腳跟上下抬，做屈伸膝蓋的運動。洗的同時別忘了按摩頭皮和太陽穴。沖洗時很多人喜歡蹲下來，事實上不妨採取站姿，身體向後仰拉直背肌。

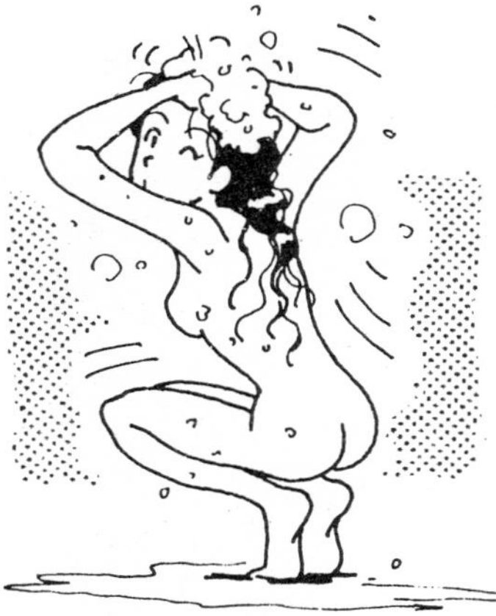

一邊洗頭，一邊進行膝的屈伸運動

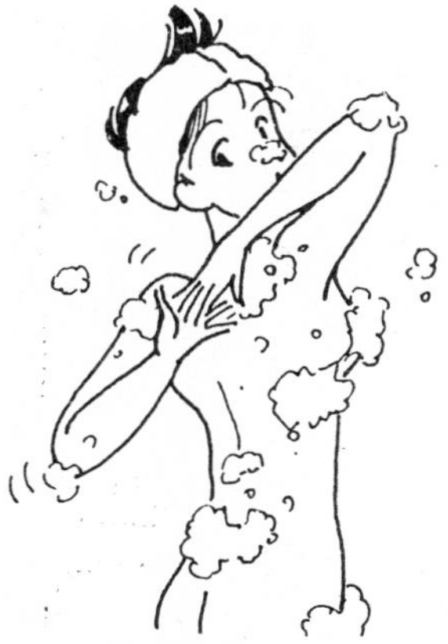

一邊清洗身體，一邊調整背部

擦拭身體時　可以利用毛巾來運動。方法是將毛巾搓成細長條，好像摩擦似地擦拭全身。接著用雙手將毛巾拉至腰後，扭腰做收縮腰圍的運動，並一邊擦拭一邊將大腿上抬至胸部附近。

洗澡後趁著全身神清氣爽，別忘了做點輕鬆的體操。

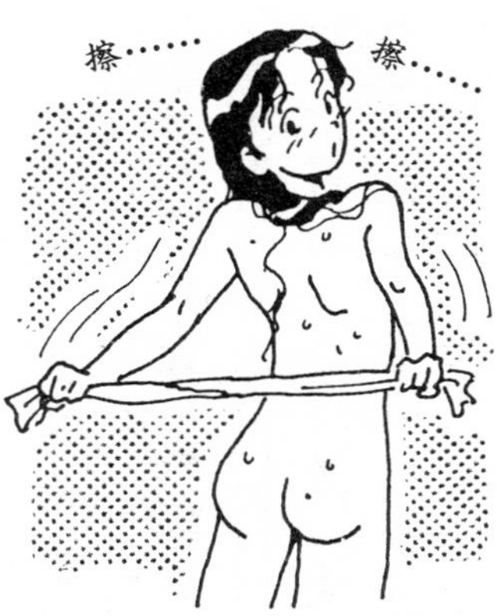

沐浴時利用毛巾做運動

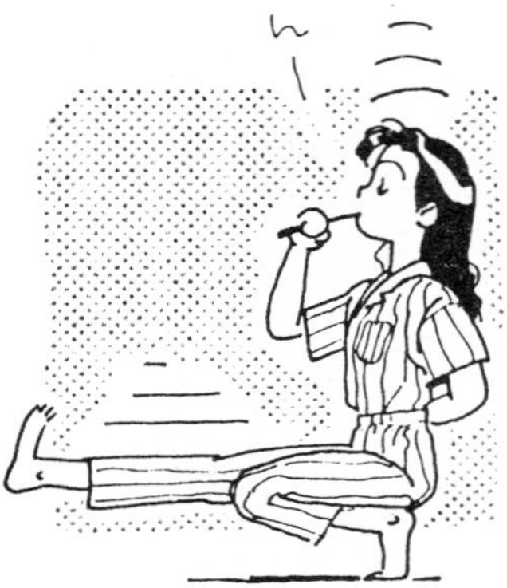

一邊刷牙，一邊抬起臀部

刷牙時

可利用刷牙時間鍛鍊大腿與臀部的肌肉。方法是單腳站立，然後慢慢曲膝、使大腿與地面平行，保持靜止十秒鐘。上抬的腳，要儘可能向前伸直。腳力較差的人，要儘量淺彎曲到最大限度。左右各進行二次後，正巧也刷好牙了。

就寢前

一整天站著、坐著、不斷活動的雙腳，要在睡前加以伸展，使腳底肌肉放鬆。方法是坐在地板上，雙腳併攏伸直、上身慢慢地向前倒、直到胸部貼到腳為止。保持此一狀態慢慢數到三十，然後坐起身來，如此即可使從大腿到膝蓋的肌肉恢復柔軟度。

操作家務時

可以利用做家事的機會，補充平日缺乏的身體運動……稍微花點工夫，就能收一石二鳥之效。

使用吸塵器時　妳可能很久不曾擦拭地板或使用吸塵器了吧？可以邊跑邊擦地板，或者放低腰部、彎曲膝蓋、挺直背骨擦拭地板，甚至還可以讓胸部直接貼住地面。使用吸塵器時，可採單腳站立姿勢。至於天花板或牆壁，則可以踮起腳尖來清掃。

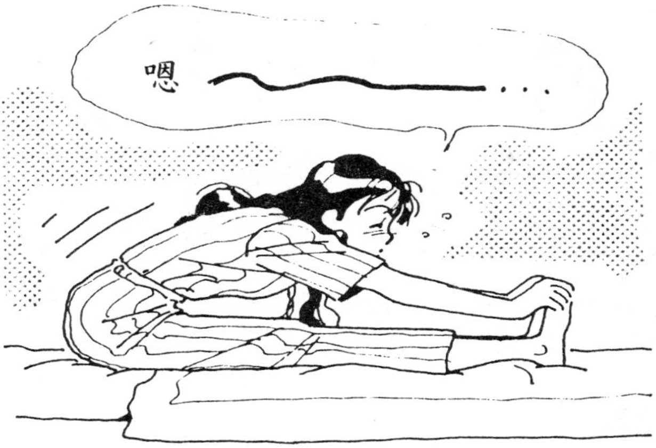

睡前做柔軟體操

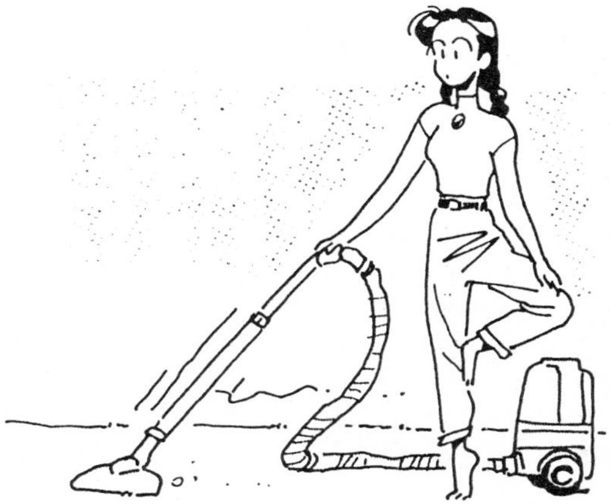

一邊使用吸塵器、一邊單腳站立

洗衣時　假若家中用的是洗衣、脫水、烘乾一次完成的洗衣機，那麼在等待的時候，最適合做運動了。可以利用洗衣的時候鍛鍊腹肌、脫水的時候做伏地挺身運動，在烘衣時屈伸手腳。另外，在等待洗衣槽內加滿水時，可將雙手貼在洗衣機邊緣、腳朝後方上抬做翹臀體操或做做吊單槓運動。

洗完澡後還有水剩下時，千萬不要怕麻煩，可以把裝水的水桶當作槓鈴舉起放下。只要肯動腦筋，改善身材的方法可不只一種呢！

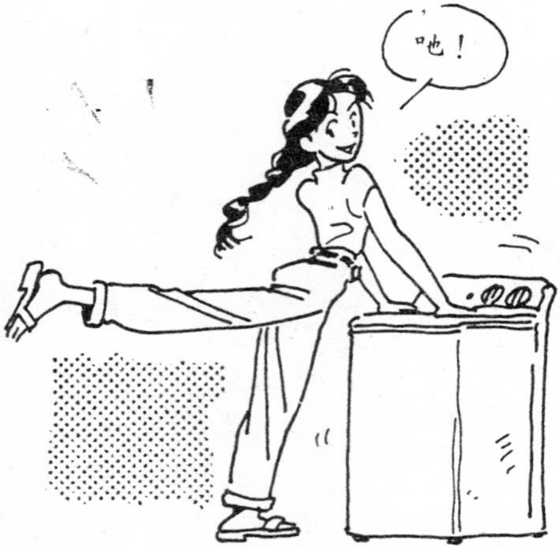

一邊洗衣，一邊進行抬腿體操

購物時　為了強迫自己多活動，不要一次買很多東西，而且要儘可能騎自行車前往，藉此活動大腿、臀部、腳及手臂的肌肉。騎自行車是一

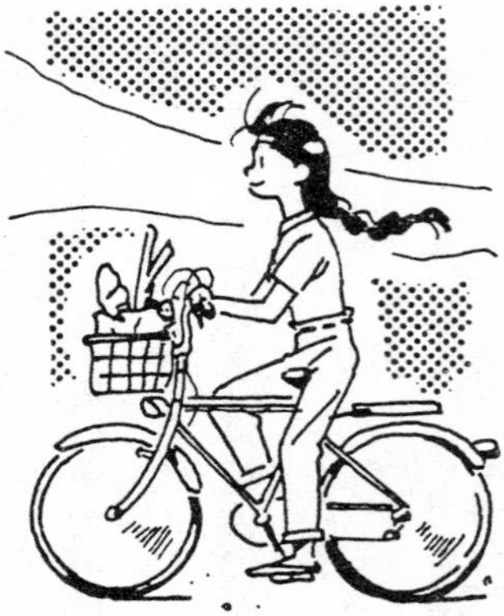

利用腳踏車購物，也能進行全身運動

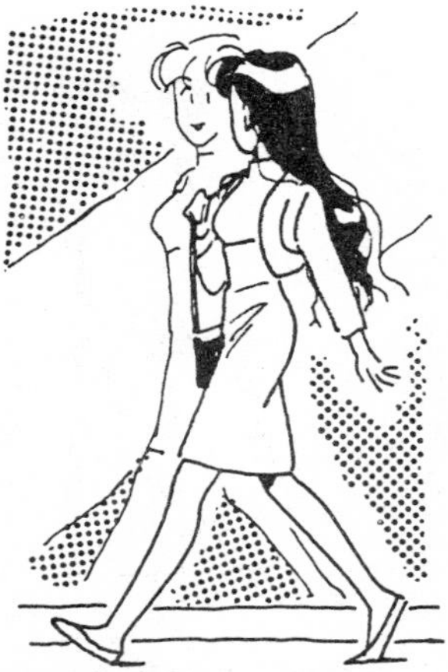

跨大步行走，勿曲膝，要挺直背脊

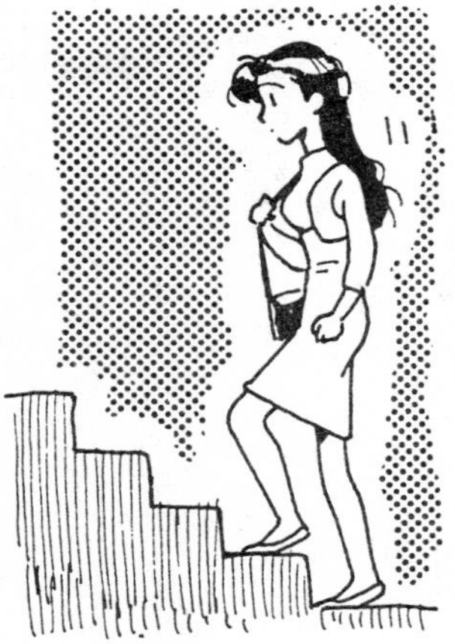

養成利用樓梯的習慣

種全身運動，值得大力提倡。

走路去購物時，最好穿著輕便的運動鞋或低跟鞋子，跨大步疾走，同時挺直背肌、伸直後方膝蓋向前走。買完東西回家時，購物袋要左右保持平衡，並揮動袋子上下運動……。

在百貨公司要多走樓梯少坐電梯。日本的長崎有很多坡路，有人將當地居民分為坡上、坡下二群，並對當地主婦進行健康調查，結果發現，坡上主婦心肺功能較強、體調也比較好。事實上，經常爬坡或爬樓梯，就好像是做輕微的慢跑一樣。因此，在日常生活中要儘量以爬樓梯代替坐電梯，以此作為健康法、美容法。

走路時

在自覺受人注意的情況下，自然就會抬頭挺胸，展現最優美的走路姿態。

不妨邊走邊看映在櫥窗中自己走路的姿態、方式和表情，最好隨時都能表現出活力充沛的一面。走路時要儘可能大跨步、背肌伸直、膝蓋不要彎曲。穿高跟鞋（五公分左右）走路時，要在腰到大腿的部分用力。緊收小腿肚。

坐車時

不拉吊環、雙腳用力站好，在搖晃的電車中利用膝的屈伸吸收力量，即可擁有緊繃的腿部。

若是坐著，則雙腳併攏，做腳跟的上下運動。有時則從膝到大腿用力，覺得好像左右腳互相推擠似地，感覺非常舒服。

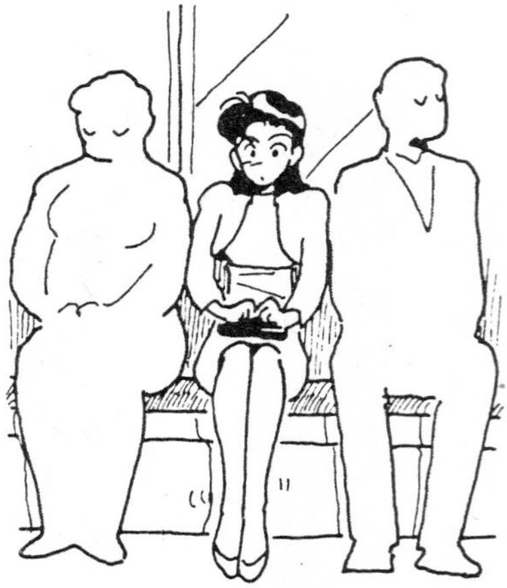

坐在車上進行腳跟的上下運動

在車上也可以進行腹肌訓練。如果是坐著，可將雙肘伸直置於膝上，然後身體像要往前倒似地，用力壓十秒鐘。因為有手臂支撐，身體當然不會往前倒，這時腹肌就能用力。

鍛鍊跟腱

邊走邊鍛鍊跟腱較好。事先決定好一定的距離，然後踮起腳尖，以大步疾走的方式前進。這個方法不只能鍛鍊跟腱，也具有緊縮臀部的效果。如果覺得在外面做很難為情，不妨改

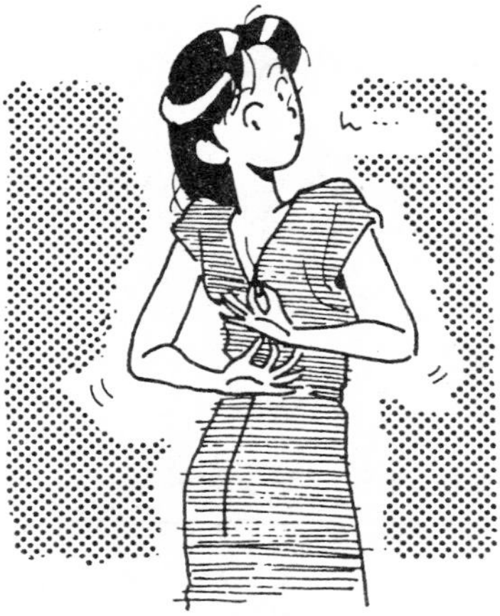

雙手拉起背後的拉鍊

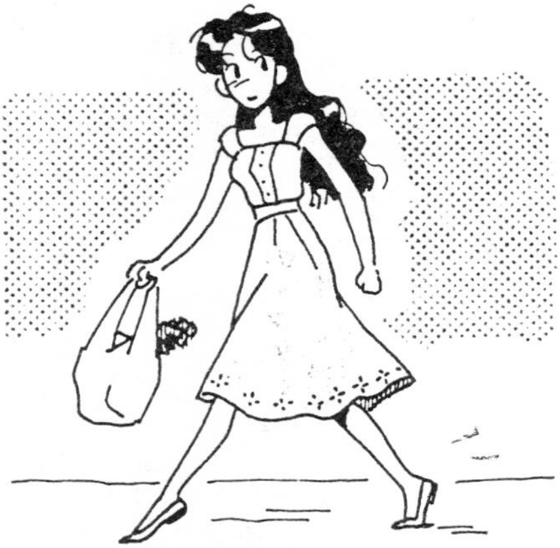

抬起腳跟走路，鍛鍊跟腱

在家裡的走廊或樓梯進行。

更衣時

拉上背後的拉鏈時，不要只用慣用手，而應平均地使用雙手。穿絲襪時，要模仿外國電影中女演員的作法，先把腳尖伸入，然後從膝到大腿輕輕按摩一番。

利用工作空檔運動

經常坐在辦公桌前的人，應找個工作空檔活動活動身體。單是坐在椅上，就可以進行從膝到腳的屈伸運動。如果座椅帶有滑輪，可將雙腳抵住地板，只轉動椅子做腰部扭轉運動。從椅子上起身時，要直接站起來。不要用手去扶桌子。此外，也可以站在兩張桌子之間，做吊單槓運動。

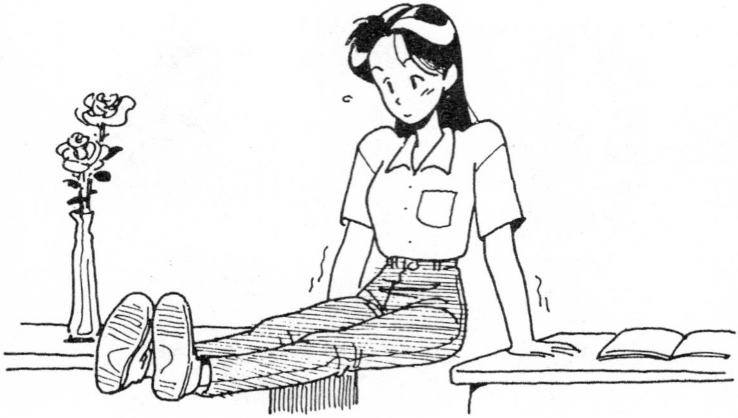

站在兩張桌子之間，鍛鍊手臂的肌肉與腹肌

放鬆心情

躺著看電視時，可以撐起一隻手挺起上半身，做腳的上下運動，或是面朝電視雙腳大大張開站立，儘可能筆直落下腰部，保持靜止約十秒鐘，藉以緊縮內胯和大腿。

淺坐在椅上，配合電視聲音搥搥肩、搥搥腰。至於廣告時間，可以原地跑步、跳躍或倒立。

坐在地板上，雙腳併攏伸直，腳尖墊上墊子做上下運動，或是趴在地板上，將頭、腳儘可能後仰。這些運動都可以邊看電視邊輕鬆進行，藉以強化腹肌、背肌及收翹臀之效。

一邊看書一邊用拳頭敲打大腿、按摩手腕、指尖，或者邊聽音樂邊閉上雙眼、扭轉脖子或肩膀上下抬，均能達到消除疲勞及放鬆的效果。

此外，雙手夾著書在身體前大幅度上下移動，可促進胸部肌肉發達，創造完美的胸部曲線。所使用的書本，以稍厚、較重者為佳。

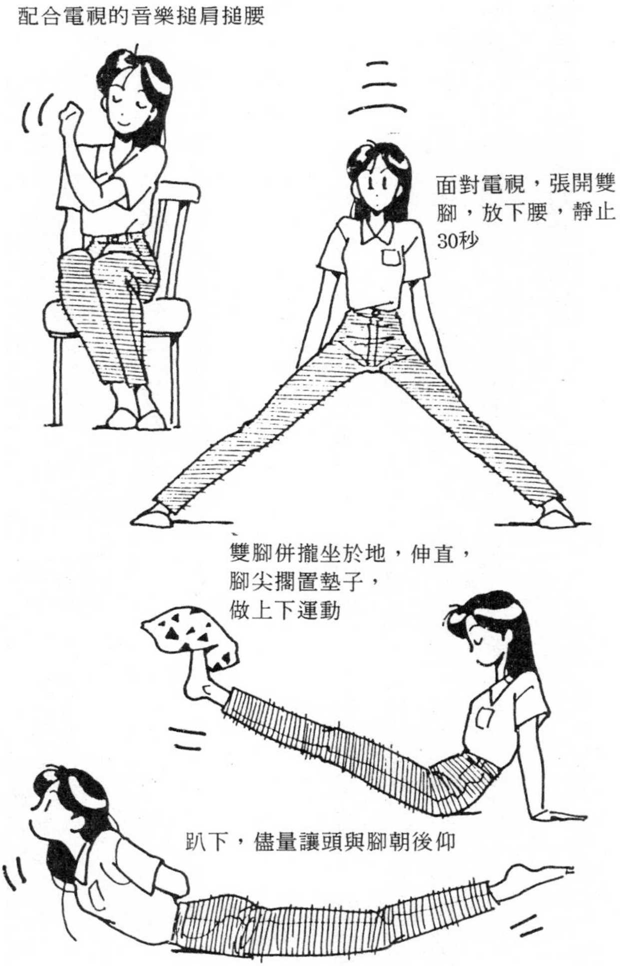
配合電視的音樂搥肩搥腰
面對電視，張開雙
腳，放下腰，靜止
30秒
雙腳併攏坐於地，伸直，
腳尖擱置墊子，
做上下運動
趴下，儘量讓頭與腳朝後仰

可以邊看電視邊做運動

④ 壓力篇

不讓壓力累積的方法

壓力的意義

壓力就是緊張、壓迫，原為物理學用語，指由外加諸力量於物體時所產生的歪斜現象。這裡所謂的壓力，是指在每天的生活當中，以某種形式承受壓力或刺激時所產生的精神歪斜。這時任何由外加諸的力量或刺激，都是壓力的關鍵，稱為刺激物。刺激物因人而異各有不同，所以找出對自己而言什麼是刺激物，是很重要的一點。

容易引起壓力的原因

就男性來說，工作及職業場所的人際關係，是造成壓力的主要原因。至於女性，除了工作和職業場所的問題以外，育兒、與鄰居的交往、夫妻關係、孤獨感、重回社會的願望、尋找生存意義等，都是引起壓力的刺激物。在女性的生命周期當中，舉凡考試、就業、獨立、辭職、戀愛、結婚、生產、離婚、配偶死亡等，都可能導致壓力。

壓力所引起的症狀

一旦壓力積存，在精神和肉體上都會出現各種症狀。

除了焦躁、不安、肩膀酸痛、腰痛、肌膚乾燥、便秘、下痢、尿意頻頻、胃痛、失眠、食慾不振、生理不順以外，壓力也可能引起過食症。

大部分的人都會有其中一、二項比較輕微的症狀，但一旦壓力加重，可能就會進入疾病的階段。在此之前，要儘可能掌握本身的狀態，去除刺激物。

不使壓力堆積的方法

因工作、育兒、人際關係而面臨壓力的人，應稍微改變一下日常的生活型態，給自己一點放鬆的時間。老是覺得不滿意的人，可以埋首於興趣當中，找出生命的意義。像這樣，配合壓力性質下工夫，自然就可避免壓力堆積。

一般來說，能享受運動和興趣之樂，或者吃東西覺得很美味、睡得很好的人，壓力較不容易堆積。換言之，為免壓力堆積，應該儘量活動身體、享受飲食之樂及擁有充足的睡眠。

容易積存壓力的人，多半屬於內向、缺乏自我主張、依賴心重、無法忍受孤獨、略帶神經質、凡事在意或欠缺興趣的性格。這些人對於人際關係往往過度緊張，對自己又太過嚴格，根本無法放鬆心情。人是團體動物，原本就討厭孤獨。所以，與人融洽相處、建立良好的人際關係、有談得來的朋友等，都是不使壓力堆積的重要關鍵。

感覺到壓力時，不妨休息一下或發發牢騷、哭一哭，藉此發洩壓力、恢復自我控制。

高明的放鬆法

酒　希望藉酒來消除壓力，結果卻罹患酒精依存症的例子屢屢可見。有些妻子在等待丈夫歸來時，邊炒菜邊喝酒，結果也出現飲酒過量的問題。為了避免上述情形，一天喝酒不宜超過啤酒一大瓶或雙份威士忌一杯。

睡眠　最好先洗個熱水澡使身體變暖、血液循環順暢再上床睡覺。睡前三小時最好不要吃東西。另外，飲用少量的威士忌或白蘭地，能促進睡眠。

運動　應以休閒的心情從事較不劇烈的運動。穿上漂亮的運動服裝，邀朋友一起去運動也可以。

音樂　音樂能調整自律神經的平衡。近來，坊間有很多以波濤或鳥叫聲為主的環境音樂問世，原因即在於此。選擇自己聽來覺得舒服的音樂或大聲唱唱卡拉ＯＫ，都可以達到放鬆的目的。

指壓、體操、按摩

做做簡易體操，請身邊的人為妳做指壓或按摩，同樣能達到身心放鬆的效果。

第三章

令人在意的身體煩惱

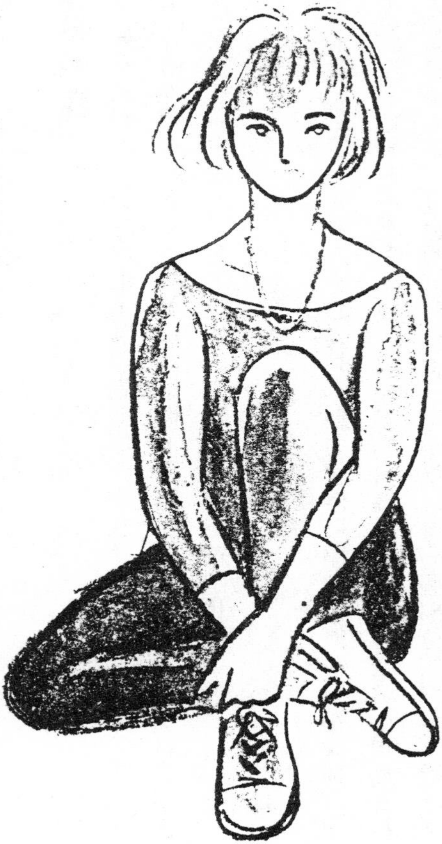

頭髮的煩惱●掉髮、白髮……

疑似圓形脫毛症？

問　不久前美容院的人說我好像患了圓形脫毛症，令我深受打擊。據對方表示，這多半是由於精神因素所引起，只要解決煩惱，問題便迎刃而解。但是直到現在仍無痊癒跡象，請問要怎樣才能治好呢？此外，症狀會不會繼續惡化呢？

（二十七歲ＯＬ）

答　圓形脫毛症幾乎都是由於壓力所造成的。壓力使得自律神經無法順暢發揮作用，頭皮血管乃告收縮。結果血液循環不良，對頭髮的營養補給不夠，就會出現局部掉髮的現象，此即所謂的圓形脫毛症。以妳的情形來說，可能是只有一個部位的單發型脫毛。只要精神方面的問題解決，症狀當不致繼續惡化。

目前脫毛的部分，只要接受專門醫師的診治，應該很快就能痊癒。

如果妳一直煩惱「要怎樣才能治好？」，又會導致壓力的產生，延遲了治癒時間。不如乾脆拋開頭髮問題，把心思放在興趣上面。

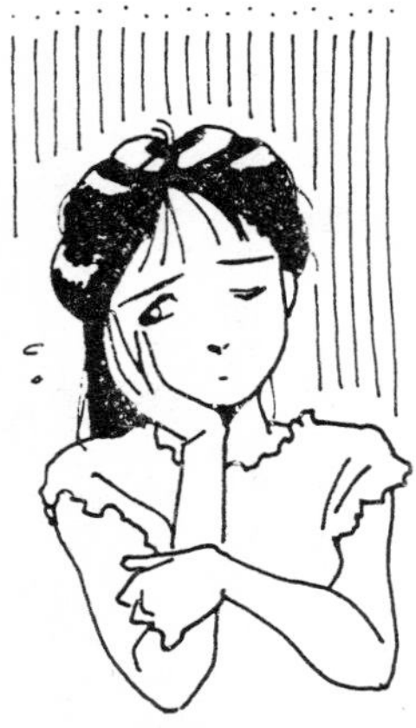

憂鬱難除

脫毛時，很多人都擔心洗頭會引起掉髮而不敢洗頭。事實上，這時最重要的，是經常洗頭以保持頭皮清潔。此外，還要擁有均衡的飲食及充足的睡眠。過量菸酒有礙頭髮的健康，必須避免。只要過著規律正常的生活、心情放鬆，並且相信自己「一定能治好」，必迅速痊癒。

白髮如何治療、預防？

問　白髮在中學時代就非常明顯，現在更是突增猛長，看起來好像老太婆似的。請問，白髮該如何治療、預防呢？

（三十三歲　主婦）

答　到目前為止，要預防、治療白髮還是很困難。

為什麼會形成白髮呢？那是因為，在毛根部的球狀毛球部分的色素細胞減退或消失所致。這是一種老化現象，但同樣的構造也可能發生在年輕人身上而產生白髮。很多人認為少年白是遺傳等體質因素所致，但現在已經證實，鏈黴素等藥物的副作用也可能引起。有人相信漢方藥對白髮有效，但目前並無實際證明。

如果真的很在意白髮，使用染髮劑恐怕是唯一的解決辦法了。不過，染髮劑可能與體質不合而引起斑疹、脫毛等問題，所以使用前一定要作皮膚測試。方法是將欲使用的染髮劑，於手臂內側塗成如硬幣般大小，四十八小時後觀察其反應。一旦該部分出現斑疹或發紅，就表示與皮膚不合。

因過敏體質而無法使用氧化染劑的人，可使用酸性染髮劑。此外，染髮需要相當技巧，最好由美容院的人動手。

洗頭過度會使頭髮受損嗎？

問 我的頭髮很長，為了保持清潔，幾乎每天都會洗頭，但每次洗頭，頭髮都會打結，令我擔心頭髮又受傷了。請問，經常洗頭到底好不好呢？

（十九歲　大學生）

答 長頭髮的人在清洗前，要先梳頭、去除掉落的頭髮，然後從根部開始，好像揉搓似地清洗，就不會打結了。此外，目前各種油性髮用、乾燥髮用、去頭皮屑用、硬髮用、軟髮用等配合髮質的製品均已上市，可選擇適合自己髮質的產品使用，並且清洗乾淨，頭髮便不致受損。另一方面，頭髮最好任其自然乾燥，如果每天都使用吹風機，頭髮將會因熱受損。

長頭髮一定要潤絲。感覺頭髮受損時，必須趕緊護髮。在冬天等容易乾燥的季節，必須利用髮乳充分補充油分。

●洗髮的重點●

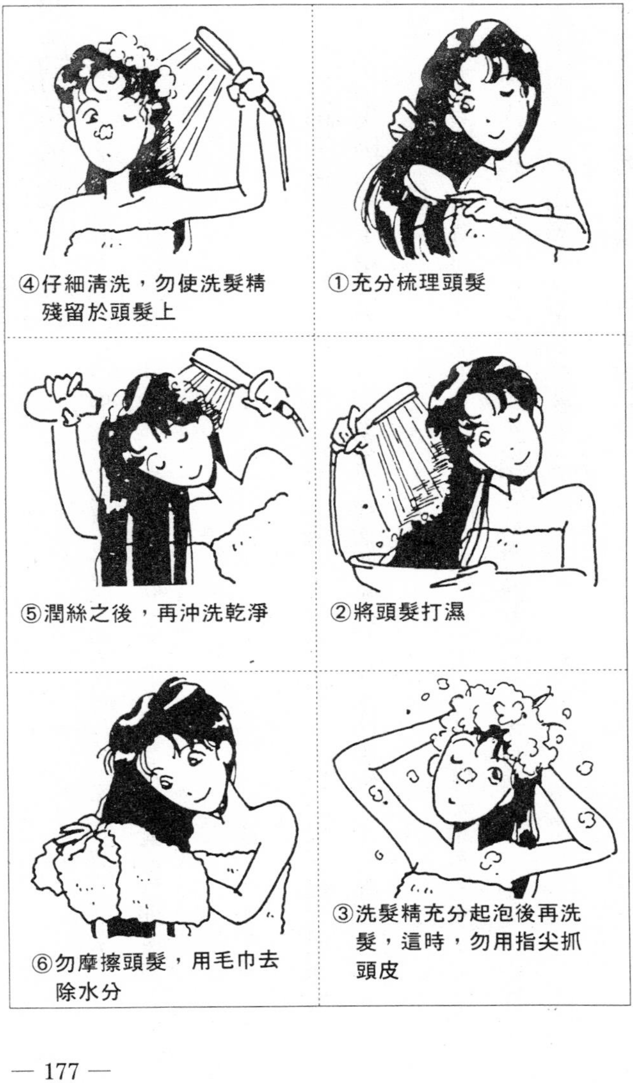
①充分梳理頭髮
②將頭髮打濕
③洗髮精充分起泡後再洗髮，這時，勿用指尖抓頭皮
④仔細清洗，勿使洗髮精殘留於頭髮上
⑤潤絲之後，再沖洗乾淨
⑥勿摩擦頭髮，用毛巾去除水分

因頭皮屑而煩惱……

問 平均三天洗一次頭，但是頭還是很癢，用手一抓，頭皮屑就像雪片般揮落下來。常常一天下來，頭皮屑在不知不覺中撒滿了肩膀。請問，要怎樣才能治好頭皮屑呢？

（二十一歲　大學生）

答 頭皮屑是因頭皮的新陳代謝所引起，每個人或多或少都會出現。但如果已經形成頭皮屑症，則原因包括①遺傳因素，②全身營養狀態減退，③慢性疾病，④心理壓力，⑤微生物繁殖，⑥頭髮護理不良等。

除了經常洗頭以外，還要配合使用「去頭皮屑」的洗髮精。另外，每天都要梳頭、按摩頭皮，如此即可防止頭皮屑產生。如果根本原因在於營養狀態減退或疾病，則必須先解決原因。當然，晒晒太陽，接觸外氣也是必要的。

為分叉、斷髮明顯，感到煩惱

問 曾在一個月前燙髮、染髮，結果頭髮變得很難梳理，而且斷髮、分叉非常明顯。

（四十三歲　精品店業主）

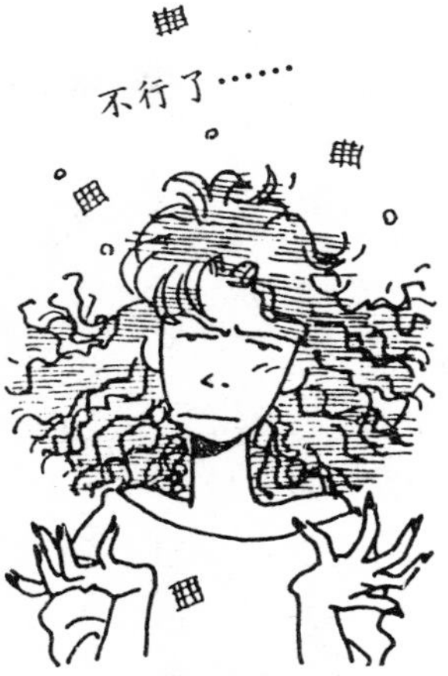

掉髮或斷髮只能剪掉

答

燙髮後立刻染髮，頭髮當然會受損。妳的頭髮之所以受損，可能是因連續使用藥水所致。一般在燙髮後，至少要隔一週以上才能再次使用藥水。要自己掌握頭髮受損程度，一旦受損嚴重，就要將其剪掉。斷髮、分叉不多的話，可以進行護髮，以防止頭髮受損，但這並非根本之道，還是儘快剪掉較好。

皮膚問題●面皰、斑點、雀斑………

面皰如何預防？

問

以前還不太明顯，但最近從額頭到下巴長了好多面皰，有時還出現化膿現象。請問，面皰該如何預防呢？

（十七歲　高中生）

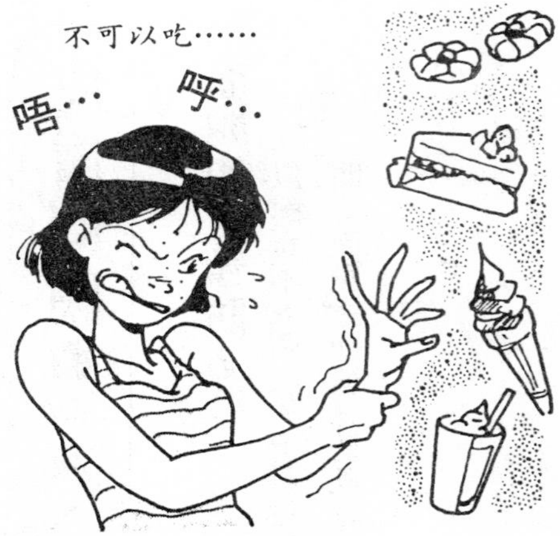

長面皰時，要控制糖分的攝取

答

自青春期起，男性荷爾蒙較多的女性，經常都會長出面皰。尤其是在生理期之前，由於體內的女性荷爾蒙減少，皮脂的分泌增加，臉上油膩膩的，灰塵等污垢容易附著，因此很容易長面皰。在精神不穩定的狀態下，男性荷爾蒙過度發揮作用，也會使面皰惡化。

依原因別來看面皰，只要注意以下的預防對策，就可以使其改善。

①抑制皮脂分泌

吃東西要避免會成為皮脂根源的動物性脂肪、碳水化合物及甘味品，勤於補充良質蛋白質、維他命類（B_2或C）等。此外，還要擁有充足的睡眠、避免憂慮，尤其不可因為長面皰而煩惱。

②保持清潔

經常用溫水洗臉，自然不容易受到細菌感染。用手指去擠面皰時，反而會引起嚴重的發炎症狀。此外，還要避免使用化妝品。糖分攝取過多會減弱對感染的抵抗力，必須注意。

也可以使用抗生物質來殺菌，但長時間使用對身體不好，應該避免。

③防止表皮角質化

面皰惡化的過程，是皮脂腺分泌的皮脂阻塞毛細孔，形成白色顆粒（面皰）。當化膿菌進入其中，就會出現紅腫、流膿現象。膿的刺激使發炎症狀增強，不只是表皮，連真皮也有膿積存。發炎症狀或可抑止，但真皮內的肉芽組織卻已隆起、表皮及角質也告增厚，因此，即使面皰治癒，也會形成如隕石般的凹凸坑洞。

當亞油酸、亞麻酸、維他命A、B_2等缺乏時，表皮容易角質化，故預防方法就是避免缺乏上述物質。

蜂蜜、小麥胚芽、柿子、大豆等所含的卵磷脂物質，具有抑制角質異常肥厚的作用。只要充分補給，就能防止毛細孔被堵住。

導致面皰惡化的誘因，包括便秘、肝病、肌膚不潔、化妝品所引起的毛細孔閉塞等，必須注意。

如何治療斑點？

問　入浴後攬鏡自照，發現臉頰上的斑點，比以前更加明顯，範圍也擴大了。請告知預防法及治療法。因經常在外面跑，盛夏時節為免直接曝曬陽光，總會撐傘或戴上帽子。

（四十五歲　外務員）

答　斑點即所謂的肝斑，是指肝臟不良所產生的色素斑，原因包括肝病、卵巢或子宮的機能障礙等。因為是由內部疾病所引起，所以一定要接受專門醫師的治療。

一般而言，斑點、雀斑等色素沈著，是由於紫外線、外傷、按摩使皮膚的黑色素過度生成所致。黑色素積存表皮的狀態，稱為斑點。接近更年期，症狀會更加顯著，故很多人將其視為「衰老」的象徵，為此而感到煩惱。

要想預防斑點、雀斑，首先必須避免紫外線。不只是盛夏時節，春秋日照強烈時也要注意遮光問題。此外，使用防晒乳液或防晒粉底也具有效果。

已經形成的斑點、雀斑很難治好，但持續治療一定可以使其變淡，因此要很有耐心才行。

充分攝取維他命C，如積極攝取蔬菜、水果或服用維他命C劑，也有助於治療。

有一陣子流行用檸檬敷面，事實上檸檬中所含的前染色質遇到紫外線時，反而會使皮膚變黑，最好不要嘗試。

至於與食物的關係，則是糖分攝取過多血液會呈酸性、肌膚變得過敏，容易形成斑點。而缺乏蛋白質會阻礙皮膚的新舊交替，容易形成斑點，必須儘量避免。

小皺紋可能消失嗎？

問

年輕時自認是個素肌美人，但不久前丈夫卻指出在我眼睛周圍有許多小皺紋。原本充滿彈性、光澤的肌膚，難道再也回不來了嗎？內心不禁湧上一陣傷感。請問，有沒有方法能防止、治療小皺紋呢？

（三十七歲　主婦）

答

小皺紋是因皮膚表面乾燥而開始的。原因多半是洗髮精、潤絲精、洗面皂使用過度，或者洗臉後肌膚護理不夠導致肌膚乾燥而引起。使用良質洗面皂清除污垢以後，一定要沖洗乾淨並補充水分。

長時間暴露在紫外線下或皮下血液循環不順時，也會促進老化。農夫、漁夫之所以看起來比實際年齡更老，就是因為直接照射陽光的機會較多。

想要預防皺紋，必須大量攝取動物性蛋白質及維他命類（A、B_2、C、D、E）等。在脂肪方面，當然要多攝取植物性脂肪。動物性脂肪攝取過多，會使肌膚下方的末梢血管有膽固醇積存。膽固醇積存太多會使微血管變細、血液供給不良，結果導致肌膚營養不良。此外，咖啡、香菸攝取過多也是導致肌膚衰老的原因，必須加以避免。

小皺紋開始出現時，使用保濕劑可使其復原。其中，又以含有透明質酸或水溶性膠原的保濕劑較為有效。

對紅臉非常在意

問　我非常在意紅臉的問題。母親說這是健康的象徵，但是我卻一心想要將其治好。請問，有沒有什麼好的治療方法呢？

（十八歲　高中生）

答　沒有特殊理由的紅臉症狀、有個專門術語叫微血管擴張症。尤其是皮膚白皙、紋理細緻、肌膚透明度較高的人，經常容易出現。

大多屬於遺傳，如果是後天因素，則原因包括體內荷爾蒙分泌異常、維他命B_2不足、胃腸疾病、婦女病等。只要不是由於內臟毛病所引起，則正如令堂所言，根本不必在意。太過在意症狀的結果，反而會使血管變粗、臉變得更紅。

預防方法是避免讓肌膚直接暴露於寒冷中，並攝取足夠的維他命B_2、C。此外，還要用良質洗面皂充分洗臉、用收斂性化妝水護理肌膚，並塗抹含血管收縮劑的藥用乳液。

紅臉的人，應避免香辛料、咖啡、酒、菸等刺激性較強的食物及嗜好品。

如何防止日晒？

問

我很喜歡沖浪板等水上運動，幾乎每個週末都會到海邊去。以前認為小麥色肌膚是健康的象徵，現在卻聽說了日晒的種種弊端。請問，要怎樣才能避免日晒之害呢？

（二十歲　ＯＬ）

答

據說「皮膚的老化與照射紫外線的量成正比」，由此可知紫外線會對肌膚造成很大的損傷。陽光能在體內製造維他命Ｄ，對人體的恩惠極大，是以關鍵在於程度問題。

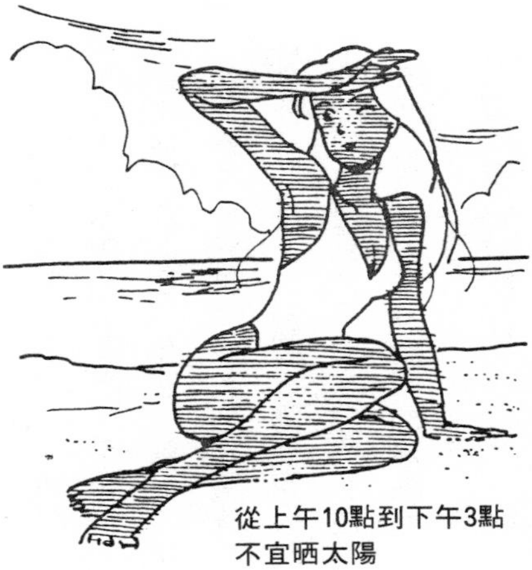

從上午10點到下午3點
不宜晒太陽

過度日晒不只會使肌膚衰老，還可能引起皮膚癌。在新陳代謝旺盛的年紀還無所謂，一旦過了二十五歲，就必須特別注意了。

在紫外線較強的時間，亦即上午十點～下午三點，要儘量避免晒太陽。

也可以使用防晒商品來遮斷紫外線。防晒商品上都會標示防晒係數，數字愈高，表示防晒效果愈高。若能再塗上粉底、粉霜，則效果更好。

在海邊、山上曝晒的肌膚，相當於輕微燙傷的狀態，因此在日晒後一定要作好肌膚護理。感覺肌膚發燙、刺痛時，為了抑制發炎症狀，可重複用冷毛巾冷敷整個臉部，毛巾一變溫熱就立即更換。洗臉時必須用水輕輕拍打臉部，並暫時停止使用洗面皂、化妝、敷面、按摩等。

待發炎症狀抑制後，便以補充水分為主，用含柔軟化妝水的化妝綿輕輕擦拭，然後再塗抹乳液、乳霜。洗臉時，應使用脫脂力較弱的洗面皂迅速清洗。照射紫外線機會較多的人，平常就要使用具有補充水分及美白效果的化妝品（結合維他命C及胎盤素）。

飲食方面，宜多攝取富含維他命C的食品。

在意痣的存在

問 從太陽穴到臉頰有淡褐色的痣，為此感到煩惱。請問，有沒有什麼方法能使其變淡呢？

（二十一歲　大學生）

答 痣在美容上的確頗令人在意，但除了疑似惡性黑色瘤的痣以外，其它的都可以放任不管。如果真的很在意，不妨向值得信賴的皮膚科或整形外科醫師求助。

治療方法包括使用乾冰的冷凍療法和鐳射切除等。目前的治療方法十分進步，大部分的痣都可以去除。

斑點不斷擴大……

問

因臉頰出現斑點，於是使用具有美白效果的化妝品，不料斑點卻擴大到下巴一帶。這是因為化妝品與體質不合，還是內臟不好呢？

（三十九歲　主婦）

答

與斑點同樣出現於顏面的色素沈著，叫做黑皮症。斑點僅限於額頭、臉頰等部位，黑皮症則可能由斑疹所引起，故依原因不同在任何部位都可能出現。造成斑疹的原因很多，最多的一項是化妝品。尤其是最近，因過敏而引起化妝品斑疹，再演變成黑皮症的例子相當多。

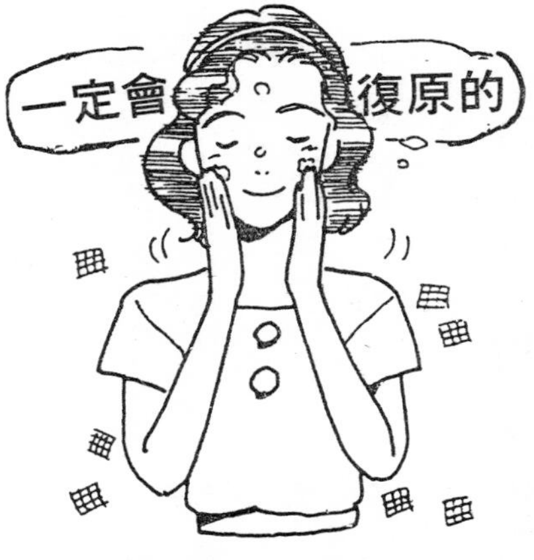

只要耐心治療，一定能恢復原有的美肌

誤將黑皮症當斑疹處理時，只會使症狀惡化，以後要治療可就麻煩了。

妳是否因斑疹而出現發癢、搔癢等發炎症狀呢？這時必須立刻停止使用化妝品，至皮膚科接受適切治療。黑皮症的治療時間很長，但只要很有耐心地持續下去，一定能恢復原有的美麗肌膚。

通常醫師會要求妳：①中止一切化妝品的使用，②進行皮膚測試以找出原因，③在皮膚測試出現陽性反應的化妝品中，找出何種成分是引起斑疹的原因物質，④使用不含原因物質的化妝品。至於何時開始，則必須遵從醫師的指導。一旦去除引起斑疹的原因，最慢二年就可治好黑皮症。

為了幫助治療，可使用能抑制黑色素形成的維他命C、L胱氨酸或能促進皮膚新陳代謝的維他命E等。

手腳的問題●乾燥、指甲斷裂、長繭

冬天時手腳皸裂嚴重

問 每到冬天，手腳皸裂，凍傷的情形均非常嚴重，有時甚至痛得無法作飯。年輕時情況還好，但這幾年卻愈來愈嚴重了，請問有沒有預防方法呢？

（五十二歲　主婦）

答 皮脂分泌原本就會隨年齡增長而減少，尤其是體質上屬於乾燥肌膚的人，更容易引起皸裂、凍傷。寒冷會使皮膚血管收縮，以免體溫流失，這時如果用冷水或洗劑洗去皮脂，就會破壞皮膚的角質，成為凍傷、皸裂的原因。最容易引起的部位，是手背和腳後跟。平常碰完水後，要在手腳塗抹凡士林、護手膏，以防止皮膚乾燥。此外，要經常穿襪子、戴手套，避免讓手腳暴露在寒風中。還有，外出前一定要塗抹護手膏。

手的粗糙可能因肥皂或合成洗劑而惡化，因此要選擇刺激性較小的洗劑，稀釋後使用。維他命A缺乏時，皮膚和粘膜的新陳代謝無法正常進行，容易變得乾燥，故要多攝取黃綠色蔬菜。

除了皸裂、凍傷外，還有主婦濕疹（正式名稱為進行性指掌角皮症）。重複受到洗劑的影響，再加上寒冷、機械刺激（鋼琴、打字等使用手指的動作），就會產生這種症狀。手乾燥或脫皮時，有時也會造成皸裂。症狀嚴重時，必須接受皮膚科醫師的診察。

容易引起凍傷

問　每年到了冬天，都會因凍傷而煩惱。出現部位在腳，請告知預防及治療方法。

（四十四歲　自營飯館）

答　手腳、耳朵等暴露於外氣的部位，一旦長時間暴露於寒冷中，微血管的血液循環就會受阻，出現局部瘀血、變紫的現象。等到變暖膨脹以後，就會產生強烈發癢症狀，這就是所謂的凍瘡。

預防方法是避免肌膚直接暴露於寒冷中。外出時要穿上毛線襪或戴手套。此外，還要避免必須碰觸冷水的工作，迫不得已時則要戴上尼龍或橡膠手套，並用乾毛巾擦去水分。

平常就要利用油性乳液或營養乳液進行局部按摩，使血液循環順暢。

治療方面，溫浴後塗抹凍瘡軟膏、維他命E軟膏、女性荷爾蒙乳液或副腎皮質荷爾蒙乳液，並充分按摩，非常有效。在預防及治療方面，也可以服用能促進末梢血管作用的維他命E、B_2、B_{12}。

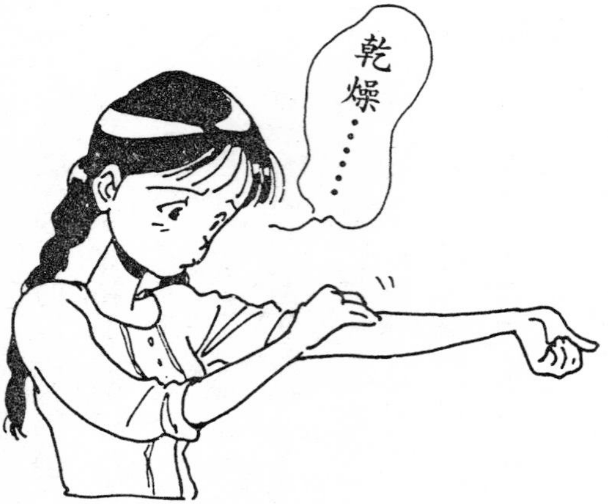

皮膚粗糙的人要避免使肌膚乾燥

粗糙皮膚是如何形成的？

問 手臂和大腿的毛孔部分，出現許多小顆粒。雖然不痛不癢，摸起來卻覺得非常粗糙，據說這就是粗糙皮膚。有沒有治療方法呢？

（二十三歲　公務員）

答 粗糙皮膚主要發生於青春期以後的男女。手腳的毛孔部分角質化，有時角質會隆起形成刺狀。原因據說是來自遺傳體質，也就是因皮脂腺、汗腺發達不良所致。

粗糙肌膚在秋天～冬天時會趨於明顯，這時應避免使皮膚乾燥。因為屬於遺傳體質，根本無法治療。症狀嚴重時，可利用水楊酸凡士林等去除變厚的角質，或是含有維他命A、D的軟膏。如果症狀並不明顯，則不必進行治療。

手腳容易長濕疹……

問　我是屬於手腳容易長濕疹的體質。據說這是一種過敏性疾病，如果能找出原因，是否可以根本治療呢？

（二十九歲　主婦）

答　濕疹分為對特定刺激會引起濕疹的過敏性濕疹及原因不明的濕疹。過敏性濕疹的原因（過敏原），不光只是食物，還包括藥品、化妝品中的化學物質、香料、衣類等接觸物質所造成的刺激，以及寒、暑等環境刺激。

想要找出過敏原，可將化妝品或外用藥塗抹於部分皮膚上進行皮膚測試。至於食物性過敏原，則必須由專門醫師進行皮下注射或抽血。一旦知道過敏原為何，則避開過敏原是最好的對策。

原因不明時很難預防，為免惡化，注意不可對濕疹部位給予任何物理刺激。即使發癢，也不可以去抓或用毛巾摩擦。

治療濕疹可使用含副腎皮質荷爾蒙的軟膏，但長期或因濕疹擴大而大量使用時，可能會引起副作用，故一定要接受皮膚科醫師的指導，不可任意購買市售藥使用。

指甲容易斷裂、沒有半月形

問

指甲很容易斷裂，而且根部白色部分的半月形幾乎不存在，這是否表示健康或營養狀態出現問題呢？

（三十二歲　主婦）

答

指甲之所以容易斷裂，通常是因為長得太長了。當指甲長得超過支撐指甲周圍的皮膚時，會因沒有支撐物而容易斷裂。

自古以來，人物一直將指甲的半月形視為健康的象徵，但這種說法並無根據。半月是製造指甲的部分，每個人都有。之所以看不到，只是因為被皮膚蓋住了而已。

如果不是容易斷裂，而是指甲較薄、較軟，則為指甲軟化症。主要是由於營養不良或貧血所致，按壓指甲時如果輕易就能彎曲，很可能就是指甲軟化症。

此外，爪白癬也會使指甲變得脆弱。這是由於引發香港腳的白癬菌侵入指甲之間所引起的，一定要接受皮膚科的治療。當手腳出現香港手、香港腳時，就容易引起爪白癬，為了加以預防，必須先治好香港手、香港腳才行。

●利用指甲檢查健康狀態●

指甲軟化症 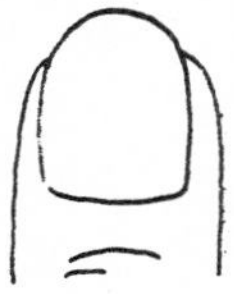 指甲薄而軟	**健康的指甲** 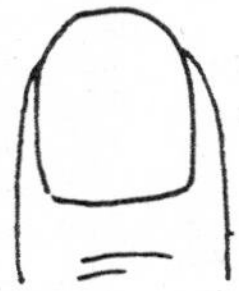 爪床呈透明的粉紅色
腎變病 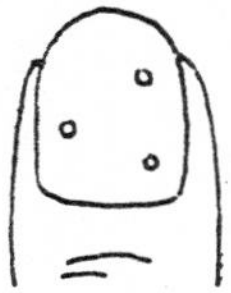 有白斑	**急性疾病或壓力** 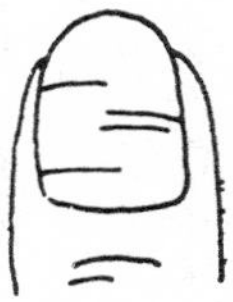 指甲出現橫溝
皮膚病 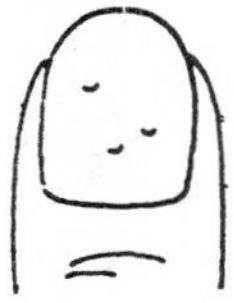 有點狀的凹陷	**缺鐵性貧血** 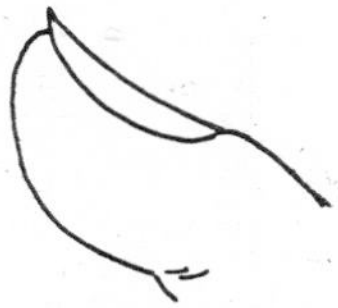 指甲出現如湯匙般的凹陷

指甲有縱溝線……

問 指甲出現幾條縱溝。據說指甲是健康狀態的指標，請問我這情形會不會是疾病造成的呢？

（四十五歲　主婦）

答 隨著年齡增長而出現的線狀縱溝，其實是一種老化現象，不用擔心。但如果溝很深、甚至導致指甲斷裂，則可能是風濕性關節炎。

指甲出現橫溝，可能是血液循環不順暢導致發育不良所致。其它如猩紅熱、痲疹、腸傷寒等急性疾病、關節風濕、爪郭炎、精神打擊、圓形脫毛症等病態原因，也會導致橫溝出現，必須仔細接受檢查。

正如妳所言，由指甲的變化，可以看出一個人的健康狀態。其注意要點如下：

①指甲顏色的變化

健康的指甲，爪床呈透明的粉紅色。白斑表示指甲中有空氣進入，可能是腎病變等腎臟疾病。爪床出血時，則呈暗紅色。有輕微的貧血症狀時，則會變得蒼白。

②指甲形狀的變化

指甲像湯匙般出現凹陷時，即為由缺鐵性貧血所引起的匙狀爪。反之，如果中央部膨脹，好像包住指尖似地彎曲、指尖如棒槌似地膨脹，則可能是心臟或肺部的疾病。如果點狀凹陷非常明顯，則可能是指尖出現皮膚病。

為外反拇趾（長繭、雞眼）所苦

問

因為外反拇趾之故，穿鞋時拇趾根部非常疼痛。據說原因出在鞋子，是真的嗎！請告知預防、治療及如何選擇適合鞋子的方法。

（四十七歲　教師）

答

因為鞋子不合腳而產生的煩惱非常多。繼續穿不合腳的鞋子，不只外反拇趾會惡化，同時也會導致雞眼、長繭。此外，為了忍耐疼痛而採取勉強的姿勢，是引起腰痛的原因。

長繭和雞眼的不同，在於角質朝上方隆起的是長繭，深入皮膚深部的是雞眼。兩者均可使用市售的角質軟化劑。長繭較容易治療，而核深入皮膚深部的雞眼，若不能將核完全去除，很容易再發，所以需要較長的時間與耐性進行治療。

近來女性因鞋子而增加的腳的問題，就是外反拇趾。所謂外反拇趾，是指腳拇趾朝小趾側彎曲（外反），或拇趾根部第一趾骨朝內側彎曲固定的狀態。因為拇趾根部的皮膚、骨朝側面伸出，故疼痛劇烈，嚴重時連頭都會作痛，甚至連日常生活也受到影響。

●選擇合腳鞋子的方法●

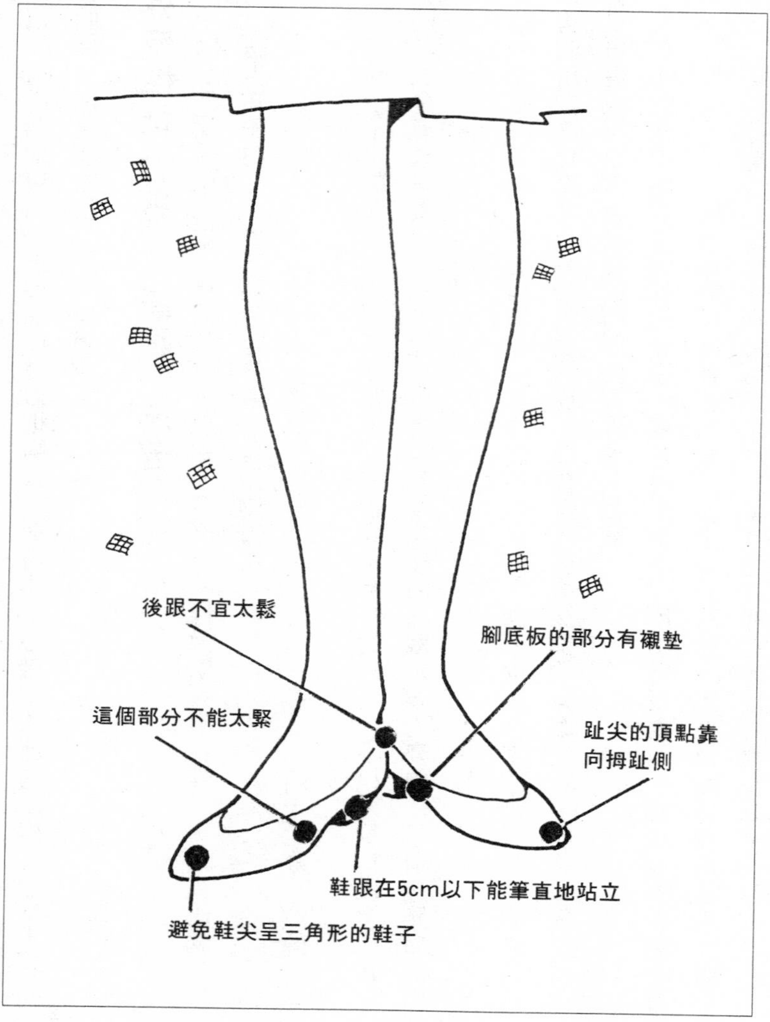
後跟不宜太鬆
腳底板的部分有襯墊
這個部分不能太緊
趾尖的頂點靠
向拇趾側
鞋跟在5cm以下能筆直地站立
避免鞋尖呈三角形的鞋子

外反拇趾的直接原因是鞋子。鞋尖成三角形的高跟鞋，會使腳趾全部朝中央靠攏，以致拇趾被迫朝小趾彎曲。此外，較高的鞋跟使體重置於腳的前方，也是原因之一。

其它原因還包括女性荷爾蒙失去平衡以致關節結合組織孱弱等等。

預防方法是，先在拇趾與第二趾之間夾折疊好的小紗布，然後再穿鞋。或是睡覺時夾著紗布，並用膠帶固定。輕微的外反拇趾持續這個方法即可痊癒。另外，當然也要選擇適合的鞋子穿，例如，上班途中穿運動鞋，在辦公室穿低跟鞋，參加宴會時才穿高跟鞋。至於選擇鞋子的重點，請參照前頁的插圖。

萬一疼痛劇烈，請找熟知腳部疾病的專門醫師仔細檢查。

乳房的煩惱●乳房的大小、乳頭……

擔心乳房太小

問　我的體格很好，但是乳房卻很小，為此而感到煩惱。

（十八歲　專校生）

答 乳房發育與女性荷爾蒙有密切關係。煩惱或壓力會使女性荷爾蒙分泌減退，因此要儘量敞開胸懷，保持適度的運動與均衡的飲食。

豐滿的胸部固然是女性的象徵，但真正重要的是其機能。即使在第二次成長期未見增大也不用悲觀，因為懷孕時由於黃體荷爾蒙分泌旺盛，可使原本平坦的乳房變大。

從美容觀點來看，未必大就是好。乳房太大時，往往會出現衣服不合穿的情形，故不必太過在意。

此外，也可以利用美容整形的方法做豐胸手術。但是醫學上已經證實，注入矽膠等異物會引起各種毛病。尤其是今後還打算生育的女性，手術可能導致乳腺發達障礙，最好避免。

乳頭發黑是否為異常現象？

問 看男性雜誌的裸體照片時發現，女模特兒的乳頭、乳暈多呈漂亮的粉紅色，但是我的乳頭卻發黑，這是否為異常現象呢？

（二十三歲　ＯＬ）

答 乳頭或乳暈的顏色、大小，因人而異各有不同。由於色素沈著的差別，有的人較深、有的人較淺。

來自乳頭的出血或摻雜血的分泌液，會使乳頭的顏色加深。這時有可能是乳癌、乳頭瘤、乳腺炎等疾病，必須至婦科接受檢查。

除此以外的情形，則不需要煩惱。所謂色素濃度與有無性經驗有關，乃是迷信的說法。

乳頭凹陷可以治好嗎？

問

已經懷孕三個月，將來打算親自哺乳，但是乳頭凹陷，請問這在授乳時會不會有問題呢？

（二十四歲　主婦）

答

親自哺乳是一件好事。母乳比人工牛奶更容易消化、吸收，還含有對抗各種疾病的免疫成分，保護抵抗力較弱的嬰兒免於疾病的侵襲。因此，我希望所有的媽媽都能親自哺乳。

乳頭縮進去的狀態，稱為凹陷乳頭。通常應該沒什麼問題，但在餵奶時可能會產生一些阻礙，可藉由按摩乳頭等刺激使其隆起。

從懷孕五、六個月起，沐浴後可用清潔的手塗抹冷霜儘量拉捉乳頭，但在懷孕初期則要絕對避免。此外，最好在婦產科醫師的指導下進行。

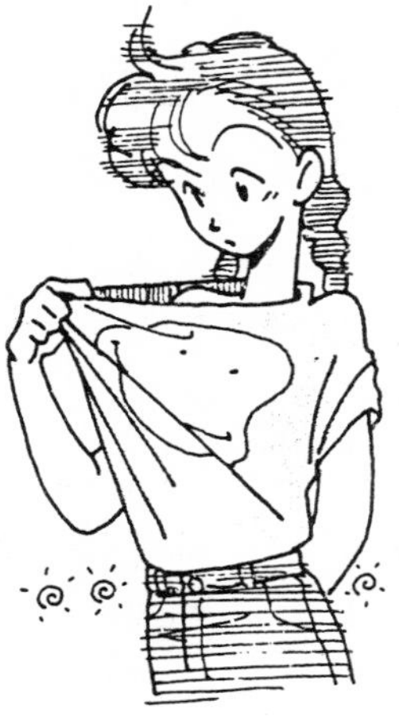

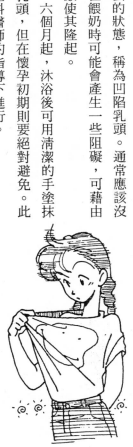

性器的煩惱●陰毛、分泌物、外陰部……

沒有陰毛

問

不久前與人相親，彼此都有意思繼續交往，但是我有一件擔心的事情。那就是，我完全沒有陰毛，這會不會對婚姻生活造成困擾呢！很怕男方會因此而嫌棄我。

（二十六歲　ＯＬ）

答

就好像頭髮有多有少一樣，陰毛的生長也因人而異各有不同。陰毛是在青春期初經來臨之前，和腋毛同時生長。過了青春期後還未充分長毛或完全不長毛者，稱為無毛症，這並不表示身體有任何缺陷，而是與遺傳或體質有關。通常，只要性器發育正常，有沒有毛並不會對婚姻生活、懷孕、生產造成困擾。妳擔心對方會因此而嫌棄妳，事實上有些男性反而喜歡無毛，不喜歡多毛或毛太過濃密呢！

如果還是很在意，不妨塗抹含男性荷爾蒙的乳液促進陰毛生長，或是請婦產科、皮膚科醫師幫忙。

無毛症的人可能沒有生理，如果伴隨月經異常，則表示荷爾蒙分泌異常。甚至連整個性器的發育也發生異常，必須到婦產科接受檢查。

毛很濃……

問　我手腳的體毛比一般人多，陰毛也相當濃密。聽說這是由於荷爾蒙分泌異常等疾病所引起，甚至可能導致不孕，令我非常擔心。

（二十八歲　主婦）

答　體毛較濃密的情形，有時可能是因副腎性器症候群等疾病，或是男性荷爾蒙分泌過剩所引起。如果是屬於後者，會出現體毛突然增加、臉上出油、陰蒂肥大、聲音男性化等男性化徵兆。出現上述情形時，月經周期會變得紊亂或根本沒有月經，必須速至婦科檢查。

多毛症大多是體質所致，只要婦科檢查沒有異常，就不必擔心。如果考慮到美容問題，可用剃刀、除毛膏、脫色膏等加以處理，之後則必須塗抹具有殺菌力的化妝水等。

未婚女性可能比較在意陰毛較多的問題，但是和無毛症一樣，這是個人差別問題，根本不必太過擔心。

分泌物的味道很重

問 以前就為分泌物的味道很重而煩惱，最近量似乎也增加了，這會不會是由疾病所引起的呢？

（二十三歲　幫忙家事）

答 來自性器的分泌物又稱白帶，指夾雜著由前庭大腺、皮脂腺、陰道上皮細胞的排出液或由子宮頸管部所分泌的粘液。

人的體臭各有不同，同樣地分泌物的氣味也具有個別差異。性荷爾蒙旺盛的年代與其它年代，也會具有很大的差距。此外，食物也會造成影響。同樣地，量也具有很大的個別差異。並不是量多或氣味重就是疾病症狀，但必須注意以下事項：

Ⓐ出現白渣似的分泌物且發癢時，有可能是念珠菌陰道炎。

Ⓑ分泌物呈黃色、外陰部很癢且有異臭時，可能是滴蟲性陰道炎。

Ⓒ出現茶褐色分泌物時，可能是子宮內出血。因為血液經過一段時間以後，就會變成茶褐色。可能疾病包括子宮陰道部靡爛、子宮頸管息肉、子宮內膜症、子宮癌等。

總之，一定要到婦產科接受檢查。念珠菌症、滴蟲性陰道炎大多是在與性伴侶性交時互相感染，因此必須一起接受治療，否則永遠也不可能痊癒。

此外，分泌物增加有時並非出自疾病，而是由於以下生理現象所致：**①妊娠時，②性興奮時，③月經與月經中間（排卵期前後）**。

關於發癢的問題，由於分泌物為強酸性，因此性器會受到某種程度的刺激。肌膚較弱的人，在正常狀態下也可能會感覺發癢。除了勤於更換內褲外，還要經常淋浴以保持清潔。

正常的分泌物顏色，為白色、乳白色、透明色。不只是量的變化，平常也要注意觀察其顏色。

依分泌物不同可以瞭解自己的身體狀況，因此平常就要養成觀察的習慣。

小陰唇的左右大小不一

問

小陰唇左邊為右邊的二倍，能不能利用手術加以切除呢？

（二十三歲　ＯＬ）

答

小陰唇的大小、顏色、形狀因人而異，是女性最感煩惱的部分。

據婦產科醫師表示，即使小陰唇的大小、形狀異常或左右不對稱，也不會造成問題，故不必太過在意。

那麼，手淫過度會不會導致性器變形呢？性器可能因生產而改變形狀，卻不會因性交或手淫而改變其形狀或顏色。

人類身上的各個部位，例如，眼睛、乳房，都不是絕對左右對稱的。知道這是自然現象後，也就不會感到煩惱了。

利用外科手術加以治療當然可以，但我認為沒有這個必要。

外陰部發黑

問 我的皮膚並不特別黑，但是外陰部卻發黑，真叫人擔心。從中學時代就偶爾手淫，會不會是因為這個緣故呢？

（二十二歲　學生）

答 分泌較多或發癢時，用手抓外陰部而引起的發炎症狀，稱為外陰炎。其症狀是外陰部紅腫、靡爛，乃至發黑，必須至婦科或皮膚科診治。

非因發炎症狀而引起的發黑，並非病態現象。

皮膚的顏色，深受黑色素量的影響。黑色素的量因人而異，也因身體部位而有所不同。例如，乳頭、乳暈、外陰部的黑色素量較多，因此顏色比其它部位的皮膚更深。為陰唇發黑所苦的女性不少，從生理觀點來看，發黑是理所當然之事。問題是，妳總認為自己的比別人黑。坦白說，我認為這種比較根本毫無意義。總之，儘管有程度之別，但外陰部發黑乃是自然現象。

此外，性器不會因手淫而變色。

陰蒂太大

問　曾經手淫過，與丈夫作愛時也喜歡陰蒂的刺激。最近覺得陰蒂變大，是不是因為過度刺激而增大的呢？

（三十二歲　主婦）

答　陰蒂和陰莖一樣，會因刺激而興奮、變大。當然，其大小也因人而異各有不同，有的如米粒般，有的如拇指頭般大。但是大並非疾病，也不是異常現象。

這些煩惱都是自找的。因為，並沒有人做過陰蒂尺寸調查。大並不會對性生活構成妨礙，況且也不可能使其變小。

此外，陰蒂絕對不會因手淫或性交過度而變大。

如果是副腎性器症候群這種疾病，因為是先天性缺乏荷爾蒙合成酵素或副腎出現腫瘤，可能導致陰蒂肥大化。但這並非常見疾病，如果擔心的話，可接受婦科醫師的診治。

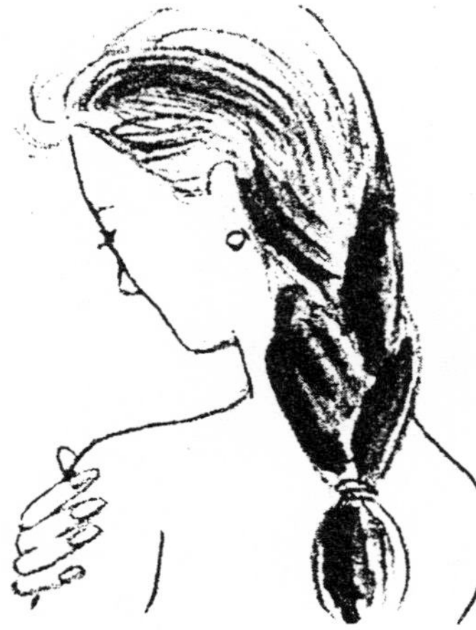

感到在意的身體氣味●口臭、狐臭、陰部、腳……

如何治療口臭？

問 我每次飯後都會刷牙，但是朋友卻說我有口臭，為此非常在意。請問，有沒有消除口臭的方法呢？

（二十四歲　大學生）

答 口臭的原因，分為因疾病而引起，或是生活上的疏忽而引起的暫時性口臭。

會引起口臭的疾病包括：

Ⓐ蛀牙、齒肉炎、齒槽膿漏等牙齒與牙齦的疾病。

Ⓑ慢性鼻炎、副鼻腔炎（鼻蓄膿症）、慢性喉頭炎等鼻子或喉頭部的疾病。

Ⓒ胃、肺、食道的疾病。

如果原因在於疾病，則必須治癒疾病才能消除口臭。

暫時性口臭的對應方法，則是保持口腔清潔。飯後仔細刷牙為第一要件，至少要以正確方法刷牙三分鐘，才能保持牙齒與牙齦的健康。

三分鐘正確地刷牙

90度法

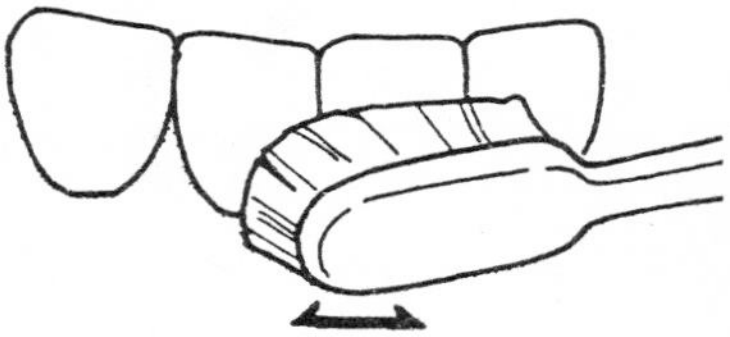

牙刷與牙齒呈直角，朝左右移動1cm來刷牙。這時的重點是，牙刷只抵住牙齦邊緣少許。

45度法

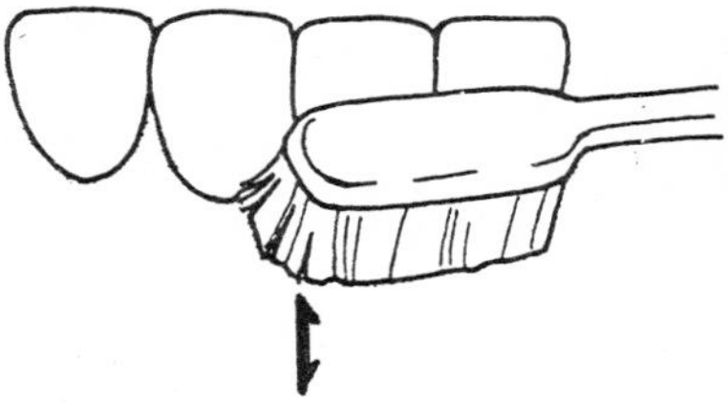

牙刷與牙齒的角度呈45度，朝左右小幅度移動刷牙

轉動手腕法

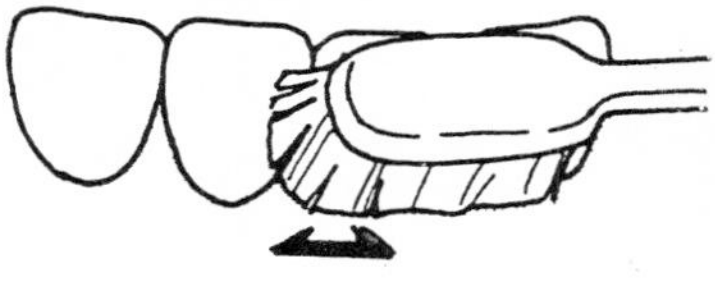

牙刷抵住牙齒，手腕上下轉動，慢慢刷牙。1部分各進行10次

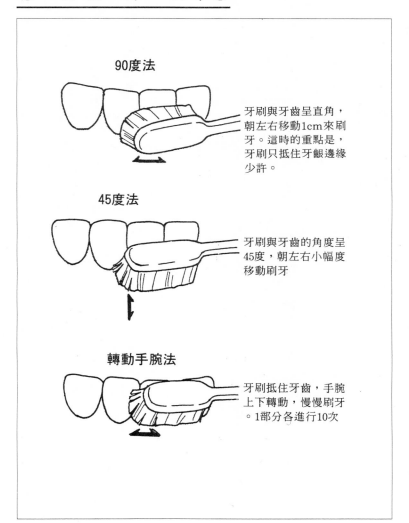

此外，有牙結石積存時容易引起口臭，因此即使沒有蛀牙或齒槽膿漏，也要定期看牙、洗牙。

吃了大蒜、韮菜等氣味強烈的食品或酒後引起的口臭，即使刷牙漱口，也要一段時間才能消除氣味。所以在與人見面之前，最好不要吃這些東西。

有嚴重的狐臭……

問 狐臭非常嚴重，到了衣著單薄的夏天，甚至不敢外出。聽說切除腋下皮膚可以根除狐臭，但是動手術好嗎？

（二十五歲　ＯＬ）

答 分泌汗液的汗腺，包括分布全身的小汗腺及分布於腋下、陰部、乳頭周圍的頂泌腺。由頂泌腺分泌的汗，含有蛋白質、脂肪等各種成分，故容易產生獨特的氣味。

狐臭並非疾病，氣味多半也不像本人所在意的那麼嚴重。在考慮動手術之前，不妨試試以下方法：

Ⓐ刮掉腋毛，每天洗澡或以淋浴方式保持清潔。一旦流汗，要儘快沖掉汗液。
Ⓑ用棉花沾酒精擦拭腋下。外出時應隨身攜帶濕巾，勤於擦拭腋下。
Ⓒ使用藥用肥皂或市售的制汗劑（含有殺菌劑）清洗腋下。

只要注意以上事項，即可抑制狐臭。真的還是令周圍的人感到不快，再動手術也不遲。

在意陰部的氣味

問　每到流汗季節，陰部的氣味也變得很重。尤其在生理期間非常在意氣味，甚至不想外出。我是比較容易流汗的體質，應該如何處理呢？

（三十四歲　主婦）

答　陰部是頂泌腺廣泛分布，氣味較強的部位。尤其是女性，除了生理期外，又有來自性器的分泌物，故比較在意氣味的問題。但事實上，氣味可能還沒重到讓別人聞到的地步。這和狐臭一樣，其實都是「只有自己在意」的情形。

不過，陰部有氣味，也可能是子宮內膜症、子宮肌瘤、滴蟲性陰道炎、陰道念珠菌等毛病所引起。若是疾病則必須接受婦產科的治療才行。除此以外必須注意的，就是保持清潔。內褲要每天換洗，生理期間則要勤於更換生理用品。即使是在生理期間，也要淋浴以保持身體清潔，另外，內褲要選擇通氣性較佳的綿製品。

有沒有防止腳臭的方法？

問　經常參加社團活動打籃球。每到夏天梅雨時節，腳就會悶熱而出現腳臭，請如何防止呢？

（十七歲　高中生）

答

年輕人一旦容易流汗，就會出現腳臭。防止方法如下：

Ⓐ外出前（早上）、回家後（傍晚），都要用肥皂洗腳。
Ⓑ洗完腳後，在趾縫間和腳底噴洒制汗劑。
Ⓒ外出時要準備備用襪，在流汗較多時更換。
Ⓓ每天換穿不同的鞋子。不穿的鞋子要放在通風的場所陰乾（運動鞋亦然）。
Ⓔ在家裡儘量打光腳。
Ⓕ尼龍襪或化學纖維襪通氣性不佳，因此一定要穿一〇〇%的純線襪。

發冷、多汗的煩惱●手腳冰冷、冷氣病、多汗……

因手腳冰冷而感到困擾

問

每到冬天，手腳總是異常冰冷。醫師說這是「因為血液循環不良所引起的體質性疾病，不算特別嚴重」。我雖因而感到安心，但是每到嚴寒時節，從事必須碰水的工作時卻非常痛苦。請問，有什麼方法能減少冰冷或改善體質呢？

（二十一歲　幫忙家事）

答

據說，「我國女性大約半數都有手腳冰冷的毛病。」換言之，這是女性較多出現的症狀。

手腳冰冷是由於自律神經作用或荷爾蒙分泌不平衡，導致末梢血管收縮、血液流量減少所引起的。此外，與精神性疾病也有關連。

其特徵是，只有手、腳、腰部等特定部位會覺得冰冷，且通常伴隨著發燙、血氣上衝、浮腫等症狀。此外，也會出現手腳冰冷但臉發燙、血氣上衝的症狀。

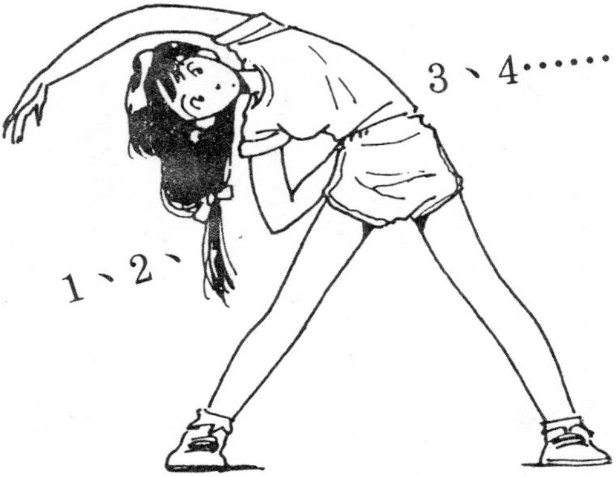

手腳冰冷的人可以做韻律體操

要對付手腳冰冷，可實行以下方法：

Ⓐ穿暖和的衣服

感覺發冷的部位，要多加點衣服注意保暖。年輕女性很多都喜歡穿三角褲，但為了消除冰冷症狀，最好改穿能包住整個腹部的內褲。

Ⓑ每天做適度的運動以促進血液循環

能伸展全身肌肉的體操較為有效。韻律體操適合用來對付手腳冰冷，因此一定要每天做。

Ⓒ每天用溫水泡澡

就寢前要泡個溫水澡使身體變暖。

Ⓓ給予皮膚適度刺激

對肌膚施加刺激，具有使自律神經功能穩定的作用。沐浴時，可用較硬的浴刷刺激皮膚，或進行乾布摩擦。

Ⓔ下意識多攝取維他命E

在米、小麥胚芽、植物油、黃綠色蔬菜中含量較多的維他命Ｅ，據說具有治療手腳冰冷的效果。

Ⓕ活用漢方藥

目前沒有能從根本上治療手腳冰冷的藥物，但漢方療法自古以來就重視手腳冰冷的問題，將其稱為「厥冷」。配合症狀使用使身體溫熱的藥物，能夠產生效果。

疑似得了冷氣病？

問 從必須經常在外面跑的外務工作調為內勤，今年夏天能在有冷氣設備的環境下工作，令我感到非常高興。不料從夏天結束時，開始出現生理不順、輕微頭痛、比他人更怕冷、經常發冷等症狀，這是否就是所謂的冷氣病呢？

（二十四歲　ＯＬ）

答　光由妳的來信內容很難加以診斷，不過可能是冷氣太有效了吧！

人體具有自然的體溫調節機能，熱時會擴張血管將熱發散到體外，冷時則會收縮血管防止熱的發散。當此一機能因冷氣而陷於紊亂時，就會引起各種變調。

在冷氣溫度維持二十五度的環境下工作時，不妨換個受冷氣影響較小的位置。衣服穿夠、膝蓋蓋條毯子以保護自己，這一點非常重要。

年輕女性之所以身體發冷，多半是因減肥導致營養失調或貧血等所引起，必須注意。

比他人更容易流汗……

問　為比他人更多汗感到煩惱。夏天時，背部和腋下的衣服總是濕淋淋的，別人看了都覺得很驚訝。在無法穿較薄的套裝或罩衫的情況下，只好經常換穿白色T恤。因為容易緊張，和客戶見面時，即使不熱，額頭和鼻頭也會冒汗。非常在意別人的看法，因此感到憂慮。請問，有沒有治療多汗的方法呢？

（二十六歲　營養部）

答　關於流汗的問題，包括整個身體的流汗及局部出汗。在這些部位分泌汗液的汗腺，是不同的。

熱或運動後發熱時，汗會出現在全身各處。這是生理上為了調節體溫而產生的必然現象。

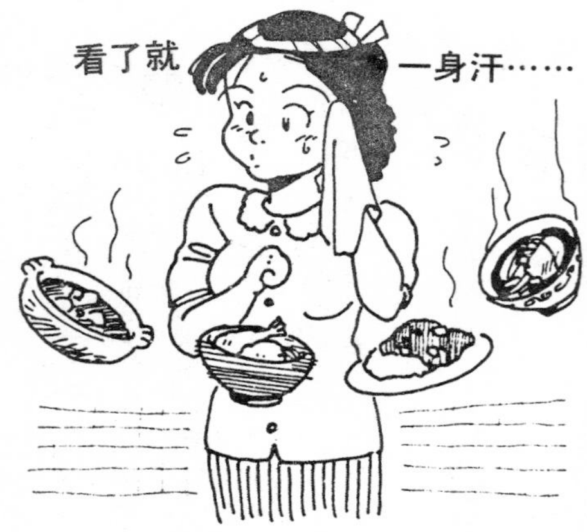

容易流汗的人要避免熱食或辣食

肥胖、神經質、貧血或月經異常的人，通常比較容易流汗。如果汗多到令妳在意，不妨儘可能保持涼爽及控制水分攝取，多少可以稍加抑制。但，流汗本身其實應該算是一種健康的現象。

局部的流汗，可以是因興奮、恐懼、緊張等精神原因所造成的。手掌、腳底、鼻頭、腋下等特別部位，是由頂泌腺負責分泌汗腋。與全身的出汗相比，是屬於較粘、氣味較重的汗。

神經質的人較容易局部流汗。妳愈在意多汗的問題，就愈容易流汗，故最好的方法就是不去在意。

儘量避免吃熱的麵食或辣的咖哩飯，是預防方法之一。此外，在精神上保持餘裕、避免緊張，也是非常重要的一點。

貧血、頭昏眼花的煩惱●低血壓、起立性暈眩……

自己能做貧血檢查嗎？

問　請告知自己做貧血檢查的方法。

（十八歲　高校生）

答　貧血的症狀，包括容易疲勞、比他人更怕冷、爬樓梯時會有心悸或呼吸困難等現象。當周圍的人說妳「臉色蒼白」時，就必須懷疑了。

自己檢查的方法，是檢查眼瞼粘膜的顏色。亦即把下眼瞼底翻過來照鏡子。如果貧血，則這個部分會泛白。

平常就知道自己眼瞼粘膜的狀態，是有必要的。最好養成化妝前先檢查的習慣。

貧血持續進行時，會出現指甲呈湯匙狀、指甲變薄容易斷裂等症狀。

平時臉色就不好……

問　平時臉色就不好，只好靠化濃妝來遮掩。做健康檢查時，醫生說有「貧血傾向」，該如何注意呢？

（二十七歲　ＯＬ）

答　我們所說的「貧血」，因為引起原因不同，處理方法自然也不同。要治療貧血，首先要接受檢查瞭解原因。

年輕女性的貧血，多半是因為血色素的重要成分鐵質缺乏所致。以妳的情形來看，可能就是這種缺鐵性貧血。

缺鐵性貧血嚴重時，要接受醫師的指導服用鐵劑。如果症狀輕微，則注意飲食均衡、充分攝取鐵質，就是最好的對策。

以女性而言，每個月的生理期都會造成血液流失，而懷孕、授乳又會導致鐵質被奪，原就具備了比男性更容易缺乏鐵質的條件。

此外，不吃早餐、外食機會較多，及以生菜沙拉為主的美容食等飲食習慣，也是造成貧血的原因。

貧血的原因包括維他命B_{12}或葉酸不足、先天性紅血球容易遭到破壞、骨髓的造血機能較弱等，必須接受醫師的治療。另外，也可能因痔瘡、胃下垂等疾病而引起，所以一定要找專門醫師檢查。

有無治療低血壓的方法？

問　因為低血壓，早上起床時覺得很痛苦，在公司同事也經常對我說：「妳上午好像很不舒服的樣子。」每次看到那些一早起來朝氣蓬勃的人，就覺得自己是條懶惰蟲。請問，有沒有治療低血壓的方法呢？

（二十四歲　打工）

答

平常血壓就低的人，如果沒有什麼特別原因，則稱為本態性低血壓，並不是疾病。低血壓者九〇%以上，都是屬於本態性低血壓。

千萬不要覺得「因為低血壓而致早上很難過」，應該很有決心地從床上爬起來，努力過規律正常的生活。

●治療低血壓的重點●

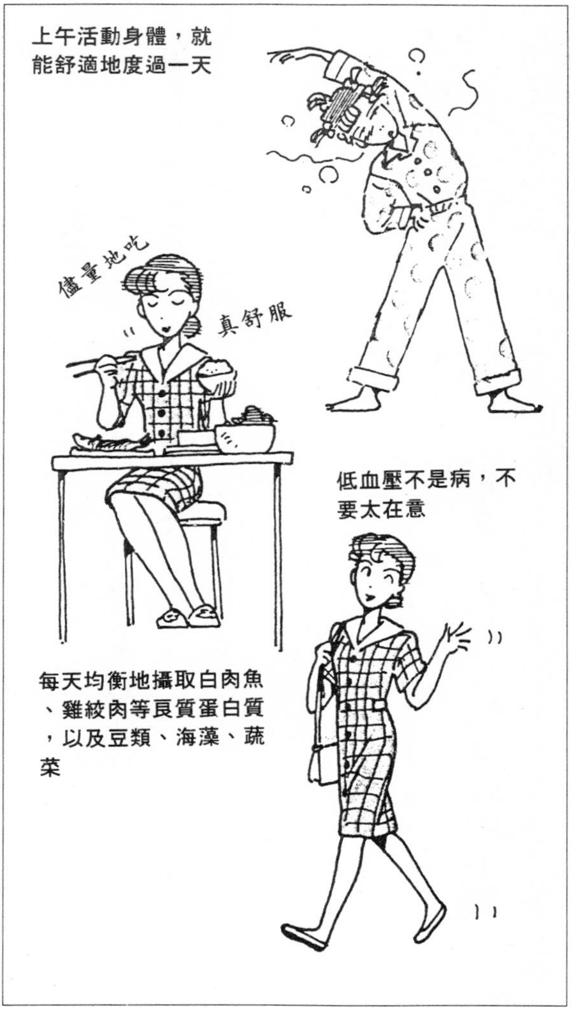
上午活動身體，就能舒適地度過一天
儘量地吃
真舒服
低血壓不是病，不要太在意
每天均衡地攝取白肉魚、雞絞肉等良質蛋白質，以及豆類、海藻、蔬菜

同時還要注意以下事項：

Ⓐ每天都要做適度的運動

在覺得很不舒服的上午，要努力活動身體，使一天能舒適度過。

Ⓑ多多攝取含良質蛋白質、維他命、礦物質的食品

含良質蛋白質且容易消化的白肉魚、雞絞肉、蛋豆腐及豆類、海藻、蔬菜等，每天都要均衡攝取。

Ⓒ不要過度在意低血壓的問題

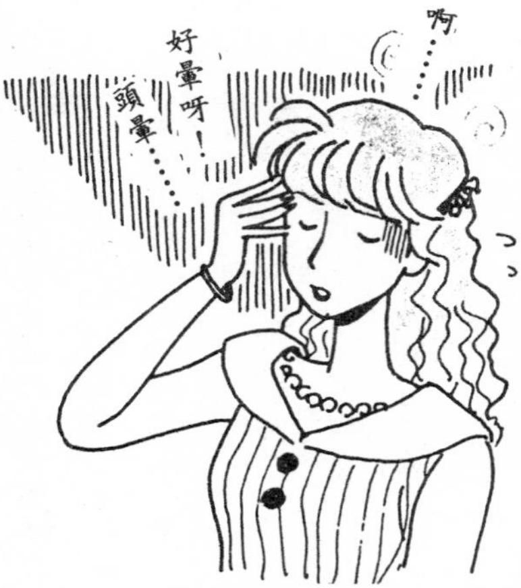

低血壓患者易出現起立性暈眩的症狀

低血壓不是病，故不必擔心。事實上，屬於本態性低血壓的人，反而有長壽的傾向。

偶爾會出現起立性暈眩的毛病

問 有時會有起立性暈眩的毛病，整個人搖搖晃晃的。聽人說這就是「貧血症狀」，是真的嗎？可是做健康檢查時，醫生並沒有說我有貧血啊！

（十九歲　學生）

答

即使是健康的人，也會有突然站起來或長時間站立時，突然覺得頭昏眼花、很不舒服而無法站立，嚴重時甚至當場昏倒的情形出現。

起立性暈眩的「貧血」，並非血液稀薄狀態的貧血症，正確名稱應該是「腦貧血」或「起立性低血壓」。這是因為突然站起來，以致全身血液供給不順暢，流到腦的血液暫時不足所引起的。

尤其是平常血壓就低的人，經常會出現這種情形，但不必太過在意。只要藉著運動鍛鍊肌肉，慢慢地就會獲得改善了。

何謂梅尼埃爾病？

問

育兒、家事、上班，讓我每天都忙得團團轉。近一個月來，經常會出現輕微暈眩的感覺。聽說職業婦女罹患「梅尼埃爾病」，出現頭昏眼花症狀的人愈來愈多。請問這到底是什麼病？應該看哪一科呢？

（四十歲　操作員）

答

在過去，梅尼埃爾病是三十～四十幾歲男性較多罹患的疾病，但根據最近的調查結果顯示，患者有半數以上為女性。

症狀包括耳鳴，一邊耳朵重聽或突然出現強烈的頭昏眼花等。頭昏眼花的發作，是感覺天花地轉，甚至無法站立，但通常也僅止於如此而已。發作時間從數十分鐘到數小時不等，然後症狀會逐漸減輕。有的人只有過一次經驗就不會再發作過，有的人則會長時間重複出現。

發作是由於內耳發生毛病所引起，而其誘因，則包括自律神經系統緊張異常或壓力。此外，也有不明原因的情形。

在高度發達的生活環境中，發病率較高。至於患者共通的特徵，則是神經質，認真的性格、自律神經不穩定、低血壓，屬於消瘦型。

關於梅尼埃爾病，最好到耳鼻喉科接受診察。如果附近沒有耳鼻喉科，可以到神經內科或一般內科接受檢查。

頭痛的煩惱

因頭痛而感到煩惱

問　從半年前就經常為頭痛所苦。頭痛多半在疲勞時出現，原因不明。但頭痛之前，一定會覺得頭昏眼花，這時就知道：「啊，又要頭痛了！」起初是左邊的太陽穴附近，出現如脈搏跳動般的刺痛，然後情況漸漸嚴重，大概在一個小時內會到達頂點，有時甚至還會嘔吐。通常在幾個小時內就會痊癒，但是這一天會覺得全身無力。偶爾同事邀我一起出去玩，但我卻因不知到時會不會頭痛發作而不敢答應。很想早日從頭痛的痛苦中解放出來，請問該找誰商量呢？

（二十一歲　ＯＬ）

答　妳的症狀是典型的偏頭痛，為女性較多出現的疾病。在妳的家人當中，應該也有人有同樣的頭痛症狀。

這並非因為某種疾病所引起，也不會在重複長年的頭痛之後出現任何異常。

目前醫學界認為，可能是頭部周圍的血管因某種原因而強力收縮，因反動力量而過度擴張，以致每次脈搏跳動時就會感覺疼痛。

到底是什麼東西誘發血管收縮呢？目前原因不明，但極可能是由於疲勞、睡眠不足、壓力等所引起。此外，藥物、酒精等物質，也是可能的原因之一。

如果想要早日從頭痛中解放出來，一定要和神經內科、腦神經外科或附近的一般內科醫師商量，找出真正的原因。當然，妳對本身的頭痛症狀，也必須具備正確的認識。

只要遵從醫師的指導，配合需要服用藥物，就能有效地預防頭痛。雖然不必立刻就醫，但一定要接受專家的診斷。

後頭部疼痛的診斷秘訣？

問

三個月前，每到傍晚後頭部就會產生一種緊繃的疼痛。很想到醫院就診，但又沒有自信能正確說明頭痛時的情形。如此一來，恐怕連醫生也很難找出頭痛的真正原因，同時我還擔心要做很多檢查。

接受診察時，我應該詳細敘述那些部分呢？請告知獲得正確診斷的秘訣。

（三十三歲　繪圖員）

答

妳的擔心非常正確。不過，專門醫師診治過很多症例。憑著經驗和問診，多半能夠診斷出是屬於何種頭痛或是何種原因所造成的疾病。因此，妳可以去看醫生，並且相信醫師的診斷。

通常醫師會詢問以下事項。

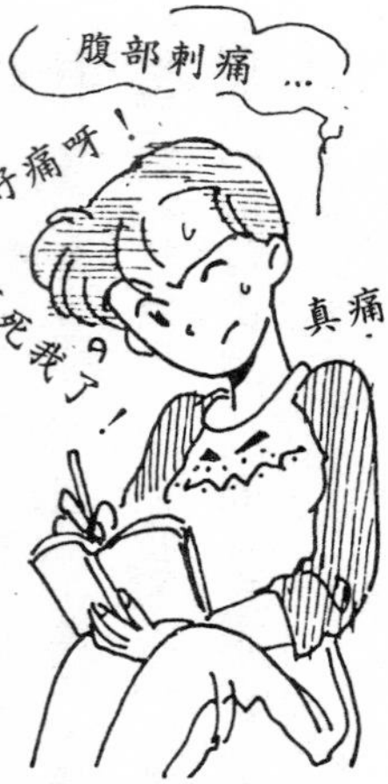

將症狀記錄下來

在受診前可以事先記錄下來，儘可能正確，詳細地回答。

Ⓐ疼痛部位在那裡？

例如後頭部或整個頭等等。

Ⓑ疼痛情形如何？

是爆裂似的疼痛，與脈搏跳動同時出現的跳痛，抑或連續疼痛等等。

Ⓒ疼痛經過

是逐漸增強而在數小時內消失，抑或每隔幾分鐘就突然出現，且持續一整天等等。

Ⓓ最初發生的時間及後來的周期

在三個月前每天早上或從一年前的傍晚開始，一個月會出現幾次，或是通常在白天時出現等等。

Ⓔ是否有伴隨頭痛的其它症狀或宿疾

例如平常就有頭昏眼花及低血壓傾向，有時會覺得想吐或經常配隱形眼鏡等等。

Ⓕ其　它

近來是否遭遇更換工作場所等生活環境的變化及煩惱，家人當中是否也有相同症狀等等。

擔心市售的頭痛藥有副作用？

問　以前只要一擔心就會頭痛，因此經常服用頭痛藥，久而久之養成了依賴性，但我擔心這種藥物會產生副作用。

（五十六歲　主婦）

答　目前市售的頭痛藥，通常即所謂的止痛劑，只要遵照說明書所寫的量確實服用，不必擔心經常服用會引起副作用。不過，孕婦不宜服用。

其實真正要做的是找出頭痛原因，不要動不動就依賴藥物。不瞭解頭痛原因或原因實在無法去除時，止痛藥倒也不失為有效的方法。

以妳的情形而言，因為是屬於容易擔心的類型，就算知道原因何在，恐怕也無法解決問題。如果服用後能令妳覺得舒服些，那麼服用也無妨。

如果無效，或者一天必須服用五、六次且大量服用，則必須立刻中止服用。服用時，必須確定遵守使用方法及原則。

經常使用時必須注意的是，止痛劑等容易傷胃，胃弱的人最好不要服用。此外，長時間服用時，效果會減弱，是以在能夠忍受的範圍內，應該中止服用。

肩膀酸痛的煩惱

肩膀酸痛是老化現象嗎？

問　二十歲時完全沒有肩膀酸痛的經驗，等到育兒工作告一段落，再度外出工作以後，卻覺得肩膀和背部緊繃、有沈重感。這是不是一種老化現象呢？

（三十五歲　事務員）

答 一般而言，肩膀酸痛以三十幾歲的女性較多出現，不能視為單純的老化現象。至於中年以後因頸椎變形或更年期障礙而出現的肩膀酸痛，很可能是由老化所引起。不過，最近肩膀酸痛的年輕人日益增加；相反地，有些人即使年齡增長，也與肩膀酸痛無緣。

肩膀酸痛的原因很多。

●肌肉疲勞

最常見的原因是肌肉疲勞。頸部必須支撐頭，頭的重量是由頸椎及從肩膀到頸部的肌肉支撐著，而肩膀肌肉則與經常活動的兩側手臂相連。長時間維持不自然姿勢，例如脖子前傾，或是過度使用手臂和手時，會使手臂和肩膀的肌肉疲勞而感覺疼痛。

●老化現象

中年以後的肩膀酸痛、手臂疼痛。無法上抬或手發痲等症狀，是老化使肩關節部變形所造成的。在症狀惡化之前，就必須接受專門醫師的指導。

從事事務工作、長時間保持不自然姿勢的人，多半很早就出現軟骨變形的現象。預防方法是經常保持自然姿勢、避免肌肉疲勞，並勤於鍛鍊肌肉。

●其　它

頸部扭傷、椎間盤凸出症、背骨彎曲所造成的側彎症、胸部疾病及高血壓等內科疾病、牙齒治療不當、扁桃腺炎及壓力增強等精神因素，都可能引起肩膀酸痛。

●不自然的姿勢是肩痛的原因●

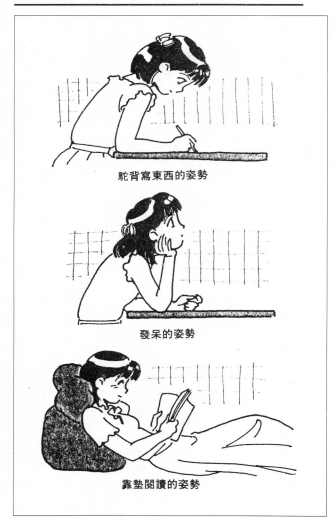

發現原因疾病後，以治療疾病為先決條件。

駝背寫東西的姿勢

發呆的姿勢

靠墊閱讀的姿勢

打孔員該如何預防肩膀酸痛？

問

擔任打孔員的工作，肩膀酸痛非常嚴重，從肩膀到背部硬得像木板一樣，有時連後頭部都會疼痛。請告知自己能執行的預防方法。

（二十七歲　ＯＬ）

答

對打孔員而言，肩膀酸痛堪稱為職業病。長時間維持坐姿且極度使用手和手指，當然會使頸部和肩膀肌肉疲勞、疼痛。最好的辦法是不要工作，但這似乎不太可能，因此在日常生活中要注意以下事項：

Ⓐ利用工作空檔作適度的休息

時間短不要緊，重要的是讓手稍作休息、轉轉脖子、雙手上抬做深呼吸或輕微的體操，有時可以站起來或來回走動。總之，要避免長時間維持同樣姿勢，並在適當的間隔時間內讓手休息。

Ⓑ工作時座椅要保持適當的高度

椅子太高，就會形成不自然的姿勢而致肩膀過度用力。為了使背骨、腰和頸部形成一直線，座椅必須隨時保持適當的高度。

Ⓒ工作時要有適當的照明

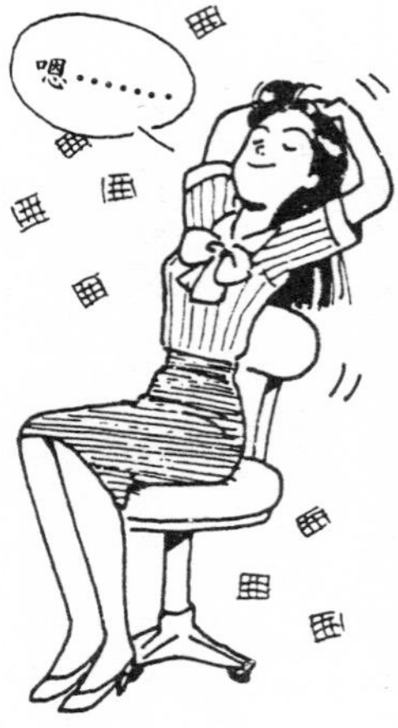

上身後仰放鬆

光線太暗會導致眼睛疲勞，是造成肩膀酸痛的原因之一。此外，眼鏡度數不合時，也可能引起肩膀酸痛。

Ⓓ改正駝背習慣

平常姿勢不好的人，首先要培養正確的姿勢。

Ⓔ藉規律正常的生活培養體力

睡眠不足或營養偏頗，會使體力減退而引起嚴重的肩膀酸痛。適度的運動和均衡的飲食，有助於創造體力。

Ⓕ避免壓力積存

在工作場所要努力營造開朗的氣氛，假日要積極從事運動以消除壓力。

要想緩和疼痛時，不妨泡個澡促進血液循環，或是用熱毛巾墊在肩膀保持溫熱。但如果出現發炎症狀，則不可保持溫熱。

新進人員的肩膀酸痛消除法為何？

問

今春剛畢業就進入社會工作，工作的責任感讓我明白了生命的意義。雖然工作並不忙碌，但最近從肩膀到頸部一帶，卻有沈重、酸痛的感覺。目前情況還沒嚴重到必須就醫的地步，只希望你能告知消除酸痛的方法。

（二十一歲　ＯＬ）

答

以妳的情形來說，可能是剛剛就職，對新環境產生強烈緊張感，因而才引起肩膀酸痛的吧！工作固然讓妳體會到生命的意義，但是面對上司、衆多前輩，難免會感到緊張。既然並沒有疾病徵兆，相信等到習慣新的工作環境以後，症狀就會消失了。積極創造一個能讓自己放鬆的工作環境，或是做點輕鬆的運動，泡泡澡，均有助於消除緊張感。

腰痛的煩惱

腰痛是因婦科疾病而引起的嗎？

問

最近偶爾會感覺到腰部出現鈍痛感，這會不會是婦科疾病所引起的呢？

（三十五歲　主婦）

答

腰痛的原因很多，但訴說腰痛的人，均半數都不明原因，此即一般所謂的「腰痛症」。

在腰痛症當中，如果是突然扭腰或抬重物時產生閃腰劇痛的急性腰痛，則原因相當清楚。至於慢性腰痛症，則多半不知道直接原因，且幾乎都是由於長時間維持不自然姿勢，對背骨形成過重負擔而引起的。

一般所謂的「腰痛症」，只要在日常生活中注意正確姿勢，避免長時間維持勉強姿勢，鍛鍊肌力支撐背骨，即可加以預防。

腰痛症以外的腰痛，則是腰椎中的軟骨疼痛或由老化現象所引起，必須接受整形外科的治療。

●要注意由疾病所引起的腰痛

值得擔心的是因某種疾病而引起腰痛。會引起腰痛的疾病，包括膀胱炎、腎盂炎、便秘或消化器官系統的疾病、腫瘤、脊髓炎、髓膜炎及婦科疾病如月經困難症、卵巢囊瘤、子宮肌瘤、子宮癌等。

當出現腰痛以外的症狀時，如果考慮可能是疾病，就必須找專門醫師商量。至於以下的情形，則必須接受醫師的診察：

Ⓐ痛到無法忍受

疼痛非常嚴重。

Ⓑ疼痛持續一週以上

大部分的腰痛只需靜躺即可減輕。如果靜躺仍然無法去除腰痛，則可能是脊椎腫瘤或髓膜炎。

©出現麻痺或便秘等合併症

同時出現腰痛及麻痺症狀時，可能是髓膜炎。而同時出現腰痛和便秘時，千萬不可將其

●自己進行的腰痛療法●

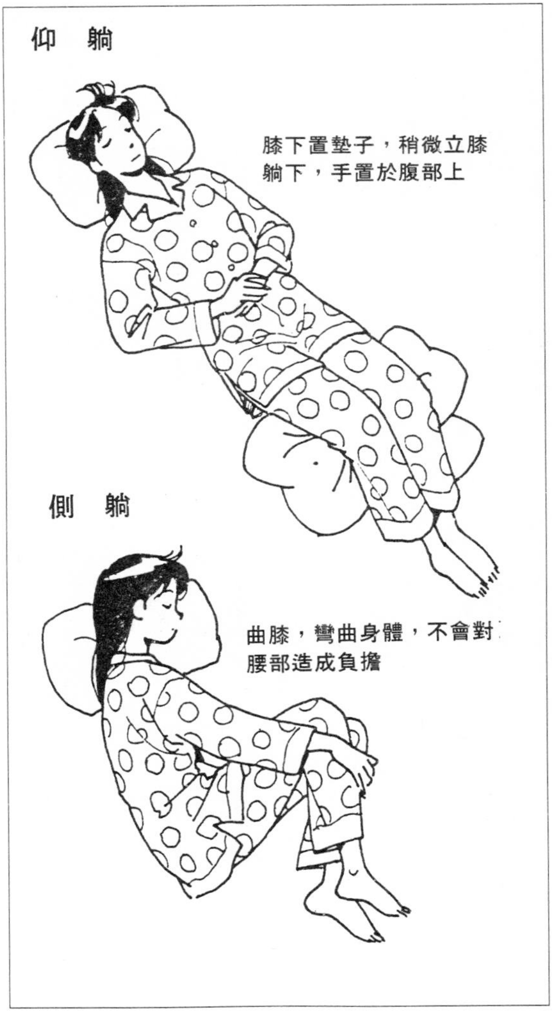
仰躺
膝下置墊子，稍微立膝
躺下，手置於腹部上
側躺
曲膝，彎曲身體，不會對
腰部造成負擔

視為普通的便秘。

Ⓓ**疼痛部位不斷移動**

疼痛時麻痺部位會朝上方移動的情形，可能是脊髓炎。

坐辦公桌的人可採取何種預防方法？

問　因工作關係必須長時間坐著辦公，久了覺得腰部倦怠、疼痛，真擔心會成為慢性腰痛。請問，有沒有既能持續工作，又能預防腰痛的方法呢？

（二十五歲　ＯＬ）

答　長時間坐辦公桌會造成駝背，持續這種不自然的姿勢，就會引起腰痛。關於預防方法，必須注意以下事項：

Ⓐ檢查桌椅的高度是否適合自己的身高，並如下頁圖一般經常保持正確姿勢。

Ⓑ避免長時間保持同一姿勢，偶爾也要站起來走一走或做做體操。

Ⓒ長時間坐著時，雙腳交疊或把腳放在腳檯上，使骨盤的角度能夠毫不勉強地保持正確形狀，便可預防腰痛。

Ⓓ近來年輕人罹患腰痛者大增的原因之一，就是腰和背部的肌力減弱。因為沒有支撐背骨的肌力，對腰部造成更大負擔，所以要藉著體操、運動等，鍛鍊支撐背骨的肌力。此外，

聽說游泳對腰部很好。若能養成少坐車、多走路的習慣，將會產生很大的不同。

Ⓔ年輕女性因穿高跟鞋而引起腰痛。一旦腳後跟抬高，腰必須用力後仰，以這種姿勢走路，就會引起腰痛。此外，底較硬的鞋子，地面的衝擊會直接影響到背骨，最好避免。

自己能進行的療法，就是溫熱疼痛的部位，促進血路流通。

利用正確的姿勢預防腰痛

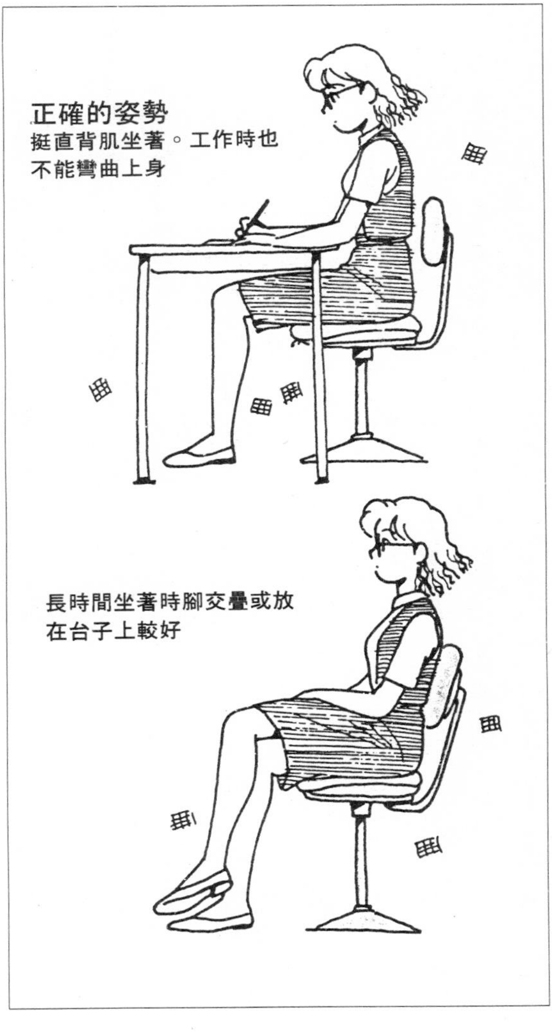
正確的姿勢
挺直背肌坐著。工作時也
不能彎曲上身
長時間坐著時腳交疊或放
在台子上較好

●溫熱療法　將熱毛巾墊在腰部，再蓋上塑膠布，一次持續十～二十分鐘，一日進行二、三次。

可將懷爐墊在腰部。

也可以利用溫水慢慢地泡澡。

便秘的煩惱

進入公司第一年，因便秘而苦惱

問　進入公司一年，目前從事經理的工作。學生時代沒有便秘的症狀，但是上班之後，有便秘傾向，並且會長疙瘩，要如何才能自然地治療便秘呢？

（二十二歲　ＯＬ）

答　在外工作的女性，半數以上都有便秘的苦惱。

早上匆忙地出門，沒有上廁所的時間。在工作場所，因在意他人的眼光或工作忙碌而忍耐便意，再加上運動不足，年輕女性擔心發胖，三餐飲食不正常，這些都是造成便秘的原因。

這種習慣性的便秘，只要改善一下日常生活，幾乎都能夠消除。要注意以下的事項，過著規律正常的生活。

Ⓐ早上養成上廁所的習慣

早上早點起床，即使沒有便意，也一定要耐心地排便。養成在一定的時間如廁的習慣，

●對便秘有效的腹部按摩●

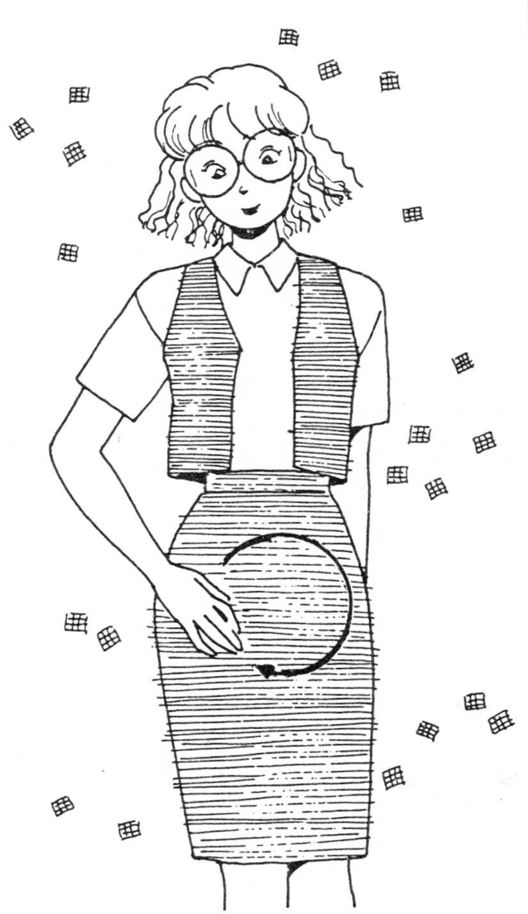

從腹部的右下方開始，依順時針的方向用手掌好像寫「の」字似地輕輕按摩

就會形成生理反射，產生便意。如果早晨排便感覺過於勉強，也可以在晚上進行。

Ⓑ絕對不可忍耐便意

不要在意他人的眼光，隨時隨地都要拿出上廁所的勇氣。重複壓抑便意，就會形成慢性便秘。

Ⓒ適度的運動

輕度體操能夠促進大腸功能，按摩腹部也是好方法。

Ⓓ充分攝取水分

糞便中所含的水分較少時，糞便會彎硬，造成排便困難。

Ⓔ營養均衡的飲食

要停止不吃早餐的生活，三餐正常地攝取。

光是吃沙拉或蔬菜，無法消除便秘，要將富含纖維的蔬菜燙煮來吃。

但是，痙攣性便秘（由於大腸的功能過於旺盛而引起的便秘，會排出小顆粒的糞便）時，要控制纖維質的攝取。

便秘是指何種狀態？

問　朋友為便秘而苦惱，每天排便不暢。我從孩提時代開始，二、三天排便一次。聽說便秘是百病之源，何種狀態才算是便秘。

（十七歲　高中生）

答　排便並沒有嚴格規定一天一次才算是正常，只要定期而舒暢地排便，二、三天排便一次並不算是便秘。

便秘是指排便困難，糞便呈硬塊或出現腹脹等不快的狀態，與排便次數無關。

經常因為便秘而感到不快

問　孩子們都長大成人，能夠悠閒過日，但是目前卻因便秘所苦，請問如何才能使排便變得順暢。

（五十四歲　主婦）

答　中年以上的人，大腸運動遲頓，食物難以運送。大腸的水分被吸收過度，使得糞便太硬，造成排便困難。

大腸功能衰退所引起的便秘稱為弛緩性便秘。好不容易才排出糞便，但較大且硬為其特徵。如果只攝取不會留下殘渣的食品，減少對腸的刺激，就會造成腸運動遲頓而罹患便秘。儘量多攝取富含纖維質的食品。纖維能夠刺激大腸，使其功能旺盛，縮短食物通過大腸的時間，使排便順暢。

同時，要充分地攝取水分。要遵守習慣性便秘的注意事項。

便秘可能是某些疾病的症狀。五十幾歲以上的便秘患者，為小心起見，最好接受大腸癌的檢查。

重複出現下痢與便秘

問 明年就要參加聯考。一週前開始出現便秘，覺得已經痊癒，沒想到又出現下痢，腹部疼痛。後來，重複出現下痢、便秘，請問原因為何呢？

（十八歲　高中生）

答 如果因為壓力等精神原因而引起便秘時，則經常會重複地出現下痢與便秘，有時會排出如兔糞般顆粒狀的糞便，或出現腹痛。

可能由於升學壓力所致，對於考試的緊張感與壓力，導致自律神經平衡失調，大腸運動不暢。

發現巧妙消除壓力的方法，過著規律正常的生活，使精神安定下來，這才是第一要件。

這時，如果大量攝取纖維質食物，會造成反效果。

也可以採取使用藥物的方法，但切勿依賴藥物。

藥物包括增加糞便水分的藥物，以及刺激腸使其運動旺盛的藥物（漢方系統），使用藥物前要與醫生商量。

泌尿器官的煩惱●痔瘡、頻尿、尿失禁……

目前懷孕中，排便時肛門出血……

問

懷孕已有八個月了，自從懷孕以來，經常便秘，最近排便時，肛門附近略微出血，不會感覺疼痛，需要就醫嗎？是否會影響胎兒？

（二十八歲　主婦）

答

我認為情況並不嚴重，但最好還是與婦產科的主治醫生商量，亦可接受外科醫生的診治。

排便時少量出血，不會疼痛，可能是輕度痔瘡。

痔瘡包括痔核（瘀血引起肛門部的靜脈瘤、疣痔）、痔瘻（肛門周圍有膿積存形成通道

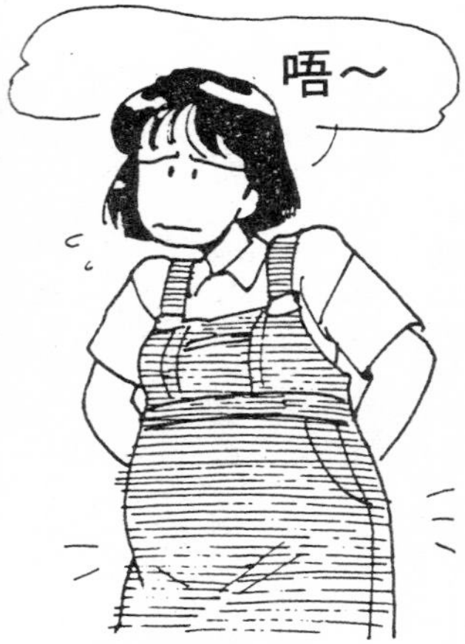

懷孕時易長疾瘡

）、裂痔（肛門破裂）等三種。其中最輕度的是痔核中的內痔核（肛門內側形成靜脈瘤）。在初期階段最常出現。

內痔核的初期，會出現排便出血，但是不會感覺疼痛的症狀。如果在此階段加以處理，自己能夠治癒。當然，不會對胎兒造成影響。

要注意以下的事項：

Ⓐ預防並儘早消除便秘

便秘的治療要避免運動不足，遵守生活上的注意事項。如果實在無能為力，則可請婦科醫生為你開緩瀉劑。

Ⓑ排便時不可用力

一旦用力，肛門部會瘀血，造成痔核惡化。為了能自然地排便，則要在決定好的時間養成如廁的習慣。

Ⓒ保持肛門部的清除

排便後用溫水清洗肛門部，保持溫熱，儘量採用洗淨式馬桶。

Ⓓ防止肛門部的瘀血

每日沐浴，至少也要在就寢前坐浴。保持清潔，能促進肛門部的血液循環，去除瘀血。

Ⓔ避免運動不足，勿使身體發冷

Ⓕ嚴禁攝取香辛料與酒類

Ⓖ請醫生開塞劑處方

因情形的不同，有時可使用消炎的塞劑，但必須告訴醫生自己是在妊娠中。

在懷孕時，可能因為胎兒的重量，導致容易瘀血或罹患痔瘡。但是，這種情形多半在生產後會自然痊癒。

不過，排便時的出血也可能是直腸癌的症狀，一定要和醫生商量。

排便時出現劇痛與少量出血

問　排便時感覺劇痛且少量出血，是否罹患什麼疾病呢？肛門附近感覺疼痛，需要就醫檢查嗎？

（二十三歲　ＯＬ）

答　最好接受肛門或直腸專門外科醫院的診察。

可能存在各種因素，不過，如果便秘，且用力地排便，則可能是因為肛門附近破裂而引起出血或疼痛。

排便時，肛門粘膜破裂，稱為裂痔。這是因為勉強減肥或忍便所導致的便秘症，以年輕女性較多出現。

如果是輕微的裂痔，可利用緩瀉劑順暢地排便。保持肛門的清潔，使用消炎的塞劑與止痛軟膏，則數日內可痊癒。

首先要找出原因。即使自己能夠處理，但最好先能夠接受醫生給予的指導與處方。

頻頻如廁，感到難為情

問

我自認為很健康，唯獨頻頻如廁，讓我很在意。是否身體哪裡不對勁嗎？

（二十歲　學生）

答

最近如廁次數增加，可能是膀胱炎等疾病，如果沒有什麼異狀，就不用擔心了。

通常，成人一日尿量為一・五公升，到底會分幾次排出，因人而異，各有不同。

如果一次尿量較少，則排尿次數會較多。此外，攝取較多水分的人，一日尿量也比一般人來的多，故排尿次數增多。

此外，緊張也會引起頻尿，這是來自精神的影響。如果沒有其他異狀，就不用擔心。

打噴嚏或咳嗽時會漏尿

問　每當打噴嚏或咳嗽時會漏尿，沾濕內褲。這時，腦海中會浮現「尿失禁」、「痴呆」的印象，請給我一些建議。

（四十五歲　主婦）

答　膀胱肌肉鬆弛會引起這種現象，抬重物時，也可以產生這種現象，產後女性較易出現。與手術或老化也有關。

如果是經常出現，則不必立刻認為與「痴呆」有關。可進行強化骨盤內肌肉的體操。如果不放心，可與泌尿器科的醫生商量。

失眠的煩惱

夜晚難以成眠的原因為何？

問　這一週來，夜裡難以成眠，白天工作時感覺睏倦。這是否罹患了某種疾病呢？一般的失眠原因為何？

（二十六歲　服務於銀行電腦室）

答　即使是健康的人，也會出現原因不明的失眠。這時，雖然你自己認為「無法熟睡」，但是旁人或許認為你睡得很好。

對於「無法熟睡」，不要過於神經質，否則就會緊張地認為「恐怕今晚又無法熟睡了」，如此一來，就更無法睡著。經由這種惡性循環，也許有的人就真的成為「失眠症」患者。

此外，有時原因來自壓力或家庭糾紛，而自己並未意識到。

首先要找出原因，只要去除原因，就能消除失眠的症狀。因此，對於失眠本身不用擔心。即使無法立刻熟睡，但漸漸的就能夠進入夢鄉。

若持續出現不明原因的失眠，則最好找精神的專門醫生商量，藉此能給予你適當的建議。

失眠的原因大致如下：

Ⓐ睡眠時的環境變化

噪音、光線過亮、悶熱、隔壁寢室的條件、旅行、住院等環境的變化。

Ⓑ身體的異常

濕疹、發癢、牙痛、咳嗽，或有腦部疾病、呼吸器官系統的毛病等。

Ⓒ長久持續的壓力

每個人都曾因為擔心或興奮而難以成眠。一旦煩惱或擔心的壓力持續，會導致長期間失眠，甚至要借助安眠藥。

Ⓓ精神疾病

神經衰弱、憂鬱病、精神分裂症等。

Ⓔ藥物與中毒

經常服用安眠藥或酒精中毒患者，一旦停止藥物或酒的服用，有可能導致失眠。

Ⓕ高　齡

隨著年齡的增長，睡眠時間縮短，不易熟睡，早上很早清醒，白天卻容易打盹。

Ⓖ時差的問題，工作輪班

當睡眠與清醒的自然規律紊亂時，就會出現暫時失眠的現象，持續這種不規律的生活，可能會引起持續性的失眠症。

自己是否能夠去除失眠呢？

問　最近，常因思索朋友一些無心的話而夜裡難以成眠，後來，持續數日都無法熟睡，是否有自己能夠施行的失眠消除法呢？

（十七歲　高中生）

答　在意無法熟睡，就更容易引失眠症。從今晚開始，你就實行如下的事項吧！

Ⓐ正確了解「睡眠」

一天儘量地活動，使得體內積存引起睡眠的物質，到了夜晚自然就會產生睡意。如果午睡過久，睡眠的蓄積消失，則待午覺清醒後，才會再開始積存睡眠物質。

人體擁有一天活動的規律。白天時交感神經較為活潑，體溫昇高；晚上時副交感神經較為活潑，呼吸、脈搏變得緩慢，體溫下降，進入自然的休息狀態中。因此，只要躺在床上，即使沒有睡意，也能讓身體充分休養。沒有人會因失眠而死。

Ⓑ即使無法熟睡，每天也要定時上床。

過著規律正常的生活自己要培養身體的自然規律，但不一定要早睡早起。

Ⓒ鬆弛緊張，擁有悠閒的生活

例如，從事能夠放鬆心情的運動，或與家人共渡團圓的時間。睡前聽聽音樂或泡個溫水澡亦可。

Ⓓ睡前空腹或腹脹都不宜

可以攝取一些易消化的食物。

Ⓔ不要努力地想著「快睡吧！」

可以聽聽一些自己喜愛的曲子。

Ⓕ嚴禁使用安眠藥

●自己能夠進行的失眠消除法●

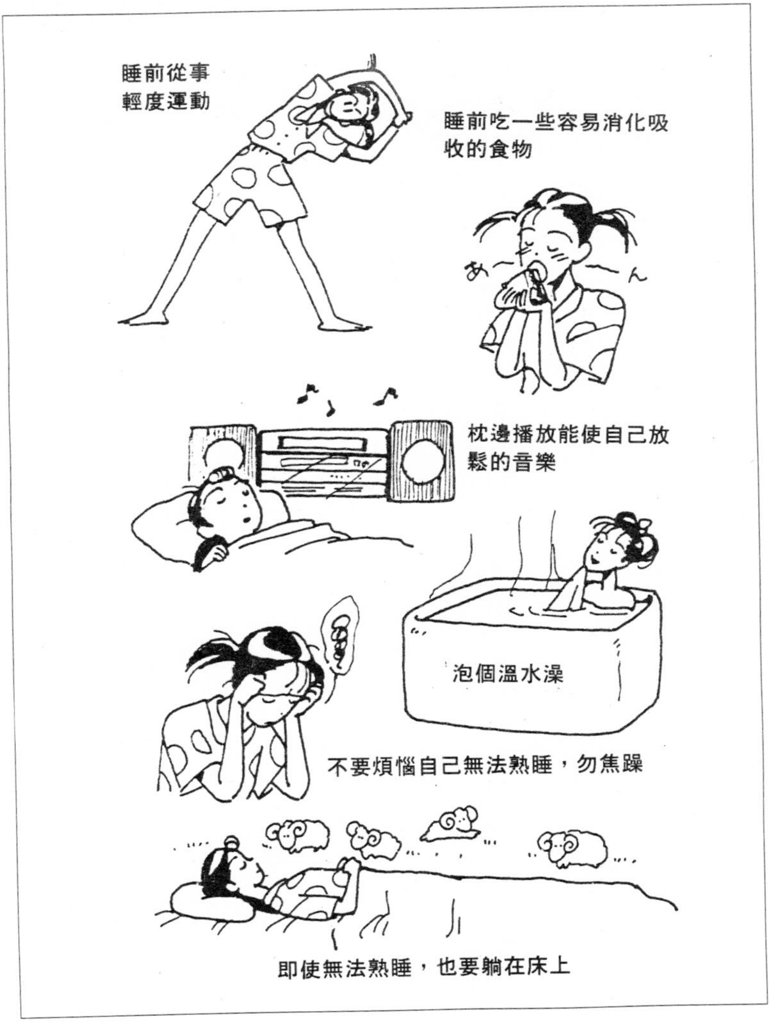
睡前從事
輕度運動
睡前吃一些容易消化吸
收的食物
あ～
～ん
枕邊播放能使自己放
鬆的音樂
泡個溫水澡
不要煩惱自己無法熟睡，勿焦躁
即使無法熟睡，也要躺在床上

若想使用，則要與醫生商量。

肥胖、消瘦的煩惱●肥胖、減肥、中年發胖、消瘦……

在意手臂和大腿部的肥胖

問 身高一六〇公分，體重六五公斤。手臂和大腿部過胖，想要減肥。

（二十歲　大學生）

答 人類在滿一週歲生日時最胖。後來則是以身高的發育為主。以女性為例，在初經來臨時，脂肪組織開始再度增加，到了二十歲，達到顛峰。以後雖具有個別差異，但是脂肪組織會漸減。到了中年以後，脂肪會開始再度沈著，這是所謂的中年發胖。

對年輕的女性而言，肥胖不僅是健康的問題，也是美容的大敵。原本，熱量的貯存、保溫或內臟保護都會需要適度的脂肪組織。

勉強減肥會傷害身體。因此，在減肥之前，要事先確認自己是否真的太胖。

肥胖包括①脂肪細胞數增加的狀態，②脂肪細胞的脂肪容量增加的狀態兩種。孩提時代的肥胖是屬於①的情形。亦即一旦增加的細胞不易減少，因此不易減肥，不過，也不容易罹患「成人病」等。②則是因為糖尿病、動脈硬化、高血壓等原因所致。可以藉著飲食、運動等來減肥。嚴格而言，如果不仔細測定身體脂肪組織量，只是以身高體重比來判斷是否發胖，則並不是一個正確的方法。以下列舉體重的判定表供各位參考：

●肥胖與過瘦的判定表●

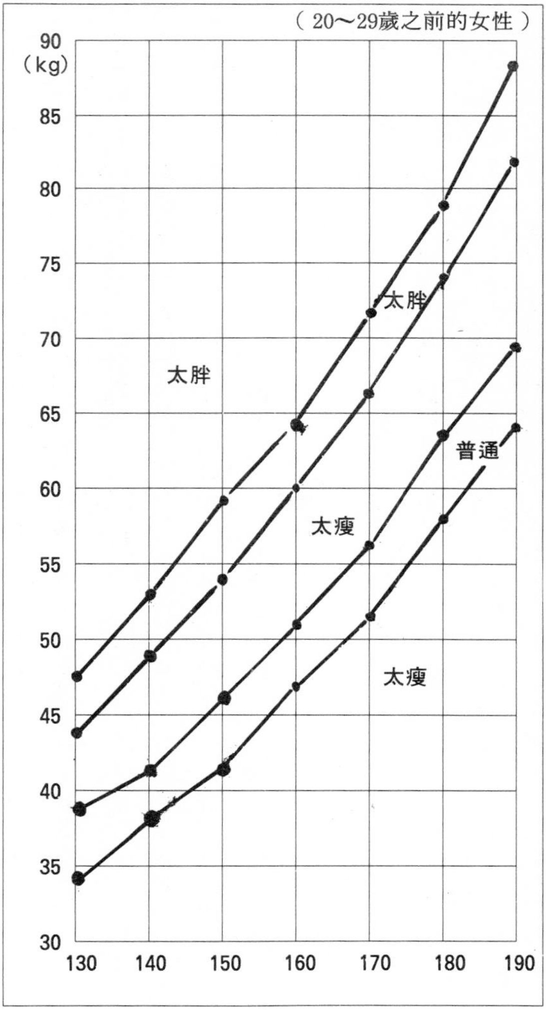

肌肉壯碩者，體重雖多，並沒有脂肪過剩的現象，由此不算是肥胖。反之，骨骼較細，肌肉較少者，雖然數字達到標準值，但只要脂肪組織較多，亦視為肥胖。要考慮到此，利用身高、體重相關表判定自己是屬何種狀態。

肥胖的發生原因，也會受到來自遺傳的家族要因所影響。不過，基本的原因還是在於過食，亦即攝取過剩的熱量。當吃了超出身體所需要的食物時，就會發胖。雖然我不能給予各位如此單純明快的解答，但是，只要知道自己肥胖，就要避免過食；同時，要借助運動，促進熱量的消耗。

無法順利減肥

問 因為太胖而數度向減肥挑戰，但均告失敗。

（二十四歲　ＯＬ）

答 要消除肥胖，基本而言，要減少食物的熱量，利用運動等釋放出熱量。雖然不進食能夠減肥，但是，任意的減食或節食無法持之以恆，也會對身體造成不良的影響。

體重的增加，需要花很長的時間，因此，要在短期間內減少體重，也是不可能的。很多書上都介紹即效性的減肥法，但是這些方法都十分勉強，也不見得真的有效。

減少體重有兩個意義。一種是減少身體的脂肪，這才是真正的減肥，另一種是減少身體的水分與蛋白質，形成「衰弱」。勉強減肥，多半會導致衰弱，而具有即效性的減肥法的缺點，就是雖然自己能夠輕易地減輕體重，可是由於方法簡單，因此，隨時都會出現暴飲暴食的反彈行動。

減肥，最重要的是耐心地持續，要求健康與理想的體重，利用知性的力量控制食物與運動。

即使食量減少，也要充分攝取需要的蛋白質、礦物質、維他命，只是減少整體的熱量攝取而已。像必須攝取雞蛋或脂肪較少的肉、魚等食物，同時，也要攝取蔬菜、蕈類、海藻等。雖然要控制脂肪的攝取，但是植物油中的亞油酸，卻是不可或缺的營養素，能促進體內脂肪的代謝。因此，最好由植物油中攝取脂肪。

大部分的食物，都含有對身體有用的物質，然白糖卻是例外。喜歡甜食者，一定要了解白糖及其加工品對身體有百害而無一利。在限制飲食時，不要攝取甘味飲料與甜點，否則不具任何的意義。

只要注意以上的事項，一日至少攝取一五〇〇大卡的熱量，持之以恆即可。可一邊觀察各種食品成分表，一邊進行減肥。

運動不僅能消耗熱量，同時能提高體內的代謝，使脂肪有效燃燒。即使平常乘車，也要提早一站下車走路，或不使用電梯爬樓梯，從身邊的事物尋找運動的機會。

有一陣子流行使用促進熱量消耗的甲狀腺劑，或興奮劑以及抑制食慾的減肥藥等。但是，目前已經明白這些藥物均具各種副作用。除了特殊肥胖的治療外，絕對禁用。

產後體重無法復原……

問

生產後已過一年，體重較產前大幅增加。

（二十九歲　主婦）

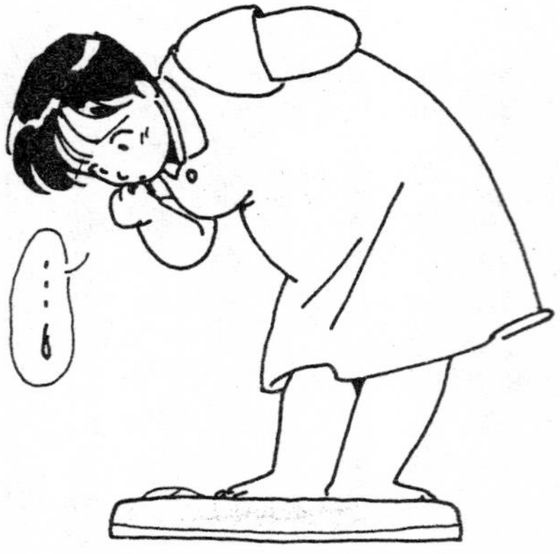

產後8週無法恢復體重的人，肥胖的可能性極大

答

根據營養指導基準，授乳期要增加比平常多二五%的熱量，這是以一日產生八〇〇cc母乳的人為對象而設定的標準。

在妊娠的整個過程中，體重會增加十～十二公斤，但是，胎兒、胎盤、羊水等合計只有五公斤，剩下的則是母親增加的體重。通常，產後半年體重會恢復為產前的狀態。很多人產後發胖，這多半是由於產後飲食生活錯誤所致。一定要重估自己的飲食生活。雖然育兒會讓妳感到疲倦，但是，育兒消耗的並非熱量，而是精神。所以請考慮產前的飲食生活，毫不勉強地減肥吧！

不吃早餐容易發胖嗎？

問　聽說不吃早餐容易發胖，這是事實嗎？此外，聽說有壓力積存也容易發胖，果真如此？

（二十四歲　ＯＬ）

答　不吃飯會產生強烈空腹感，等到下一餐飲食時，會增加食量。因此，三餐要按時地進食，使身體的構造穩定。

用餐時，新陳代謝會提昇，所以用餐次數增多比用餐次數較少而言，更容易使食物代謝。例如一日所攝取的食物總量相同，但少量多餐更具減肥效果。

壓力並不是造成發胖的直接原因。因為壓力而造成的過食、拒食才是肥胖的問題，結果就會導致發胖。因此，要努力過著不使壓力積存的放鬆生活，同時，不要藉由飲食來消除壓力，宜藉著運動、興趣等紓解壓力。

中年發胖的原因在於疾病嗎？

問　二十幾時是一般的體型，但是現在體重已屬於中年發胖型。食量並未改變，是否是某種疾病所造成的原因呢？

（五十三歲　主婦）

答

如果體重慢慢地增加，與其說是疾病所致，還不如認為是一種單純性的肥胖。當然，肥胖可能會導致疾病的產生，這就令人擔心了。隨著年齡的增長，必要的熱量會減少，因此，即使攝取等量的食物，也容易發胖。此外，熱量較高的美食傾向，也容易導致肥胖。

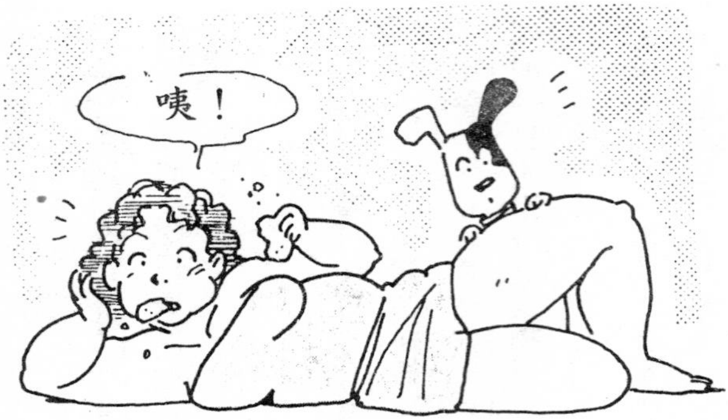

中年發胖有引起疾病之虞

過了中年以後，女性的運動量多半會減少，迎向更年期時，女性荷爾蒙的分泌減少，即使吃了東西，血糖值上昇，也無法順暢地刺激滿腹中樞。因此，很難產生滿腹感。於是，就會在不知不覺中過食，必須注意。要進行適度的運動，注意體重增加的問題。

肥胖所引起的疾病，包括心臟、血管系統的疾病。容易引起動脈硬化症、狹心症、心肌梗塞、腦中風等。

此外，肥胖者較容易罹患糖尿病。肥胖者細胞較大，血液中糖分增加時，就會形成對細胞膜胰島素產生強烈抵抗的身體。

另外，肥胖者也較容易罹患腎臟病、肝硬化、膽要利用食物療法與適度的運動來消除肥胖。

雖然飲食正常卻胖不起來

問　體重低於標準體重很多，令我感到苦惱。（二十二歲　大學生）

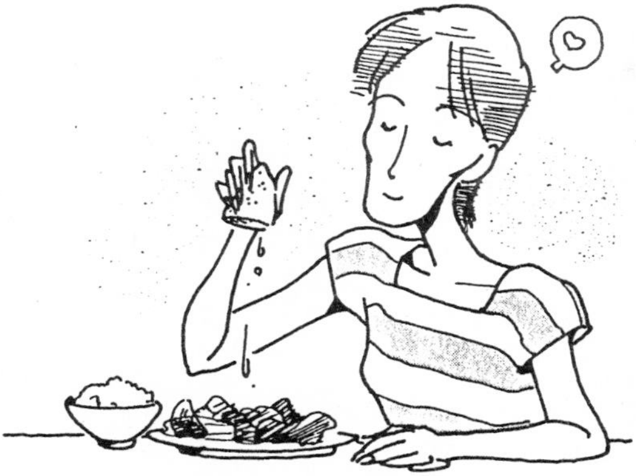

使用酸味或香辛料增進食慾！

答　體重低於標準體重二五％，就是屬於高度的消瘦了。

但是，這可能是體質所致，只要體重與體調穩定，維持健康，就沒有醫學上的問題了。

以醫學觀點而言，最重要的不是消瘦程度，而是在多久的期間內出現這種消瘦的現象。如果在數個月內就變得骨瘦如柴，則可能是隱藏重要的疾病，宜接受檢查。

若因疾病而消瘦，則可能是罹患糖尿病、胃腸障礙、巴塞多病（突眼性甲狀腺腫）、肝病、癌症、結核病等所致。

我想你可能是屬於體質的消瘦，要檢查一下飲食或生活加以改善。由於體質、飲食生活所造成的消瘦，多半是偏食、不規則的生活，精神壓力，再加上神經質、胃腸較弱所造成的。

偏食者要在烹調上下工夫，增加食品種類，充分攝取熱量，利用醋或檸檬等酸味或香辛料促進食慾。水分、煙、咖啡等嗜好品會減低食慾，最好節制攝取。

另外，消瘦者可以藉由適度的運動來增進食慾。除了從事適度的運動，求取均衡的飲食之外，也要過規律正常的生活，擁有充分的睡眠。

在睡覺時副交感神經會發揮作用，而胃腸在副交感神經發揮作用時，會更旺盛地工作，提高消化吸收能力。因此，經常有人說，睡前吃東西容易發胖，而我認為睡眠不足，才是發胖的原因。

年輕女性會出現消瘦、無月經、便秘等症狀的神經性食慾不振症。這是由於複雜的精神衛生上的障礙所致。要去除原因，同時接受精神療法。

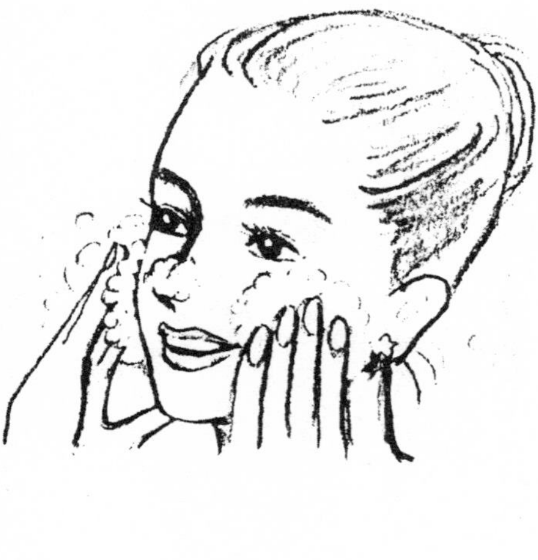

令人在意的肌膚護理

如何正確地護理肌膚才能得到自然的美肌？

問　我的肌膚易出現斑疹，平時只使用化妝水，乳液、口紅的化妝品。請告知正確的護肌方法，以擁有自然的美肌。

（二十四歲　老師）

答　想擁有年輕的自然肌膚，最重要的是：①正確地洗臉，②不要過度地保護肌膚。

正確地洗臉，乃是護肌的基本。在肌膚表面殘留肉眼看不到的灰塵與污垢，為了擁有美麗自然的肌膚，必須徹底地清除污垢，經常保持清潔。

一日兩次早晚洗臉，先用溫水將臉打濕，再把面皂攤在掌中，充分摩起泡之後，在感覺好像用手指滑過肌膚一般地清洗，切勿用指尖摩擦皮膚，過度的刺激，會損傷肌膚纖細的組織，容易產生皺紋。只要感覺好像用洗面皂泡包住污垢，將其沖洗掉即可。

其次是沖洗的問題，這是洗臉的重點。要多次換水充分清洗。鹼性的面皂殘留在臉上，易殘留斑疹。

容易出現斑疹的人，要使用無香料，刺激較少的洗面皂。

將洗面皂沖洗乾淨以後，好像用毛巾按壓肌膚似的，充分去除水分，切勿以摩擦方式來進行。

基本護肌的第二要件，就是洗臉後的護肌方法，絕對不可「過度保護肌膚」。

洗臉後，不要立刻塗抹化妝水或乳液，先觀察自己的肌膚一陣子。如果是年輕健康的肌

正確洗臉是護理肌膚的基本

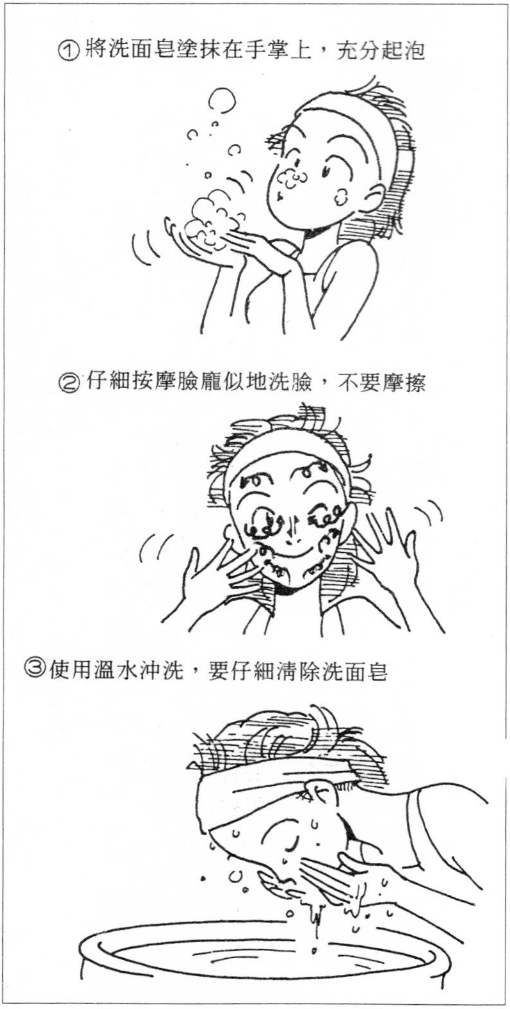
①將洗面皂塗抹在手掌上，充分起泡
②仔細按摩臉龐似地洗臉，不要摩擦
③使用溫水沖洗，要仔細清除洗面皂

膚，漸漸地就會呈現潤澤，如此就不必塗抹任何的東西了。

人類皮膚會分泌出適度的汗及皮脂，在肌膚表面形成薄膜，具有護肌的自然作用。不過，如果平常就經常借助乳液來補充油分，則習慣這種方法的肌膚，就會喪失自然的機能，每當洗完臉後，就會出現緊繃感。

隨著肌質、年齡、季節的變化，有時需要用化妝水補充水分，或利用乳液補充油分，但是不能過度保護，使肌膚所擁有的功能活性化，才是保持年輕自然肌膚的重點。

四十歲以後如何護理肌膚？

問　年輕時嘗試過各種化妝品，也曾試過立體化妝。目前，追求自然簡單的化妝。四十歲以後的護肌，要注意哪些事項呢？

（三十八歲　主婦）

答　首先，為了體貼肌膚，基本上要化淡妝。儘量減少使用化妝品，以免對肌膚造成過重的負擔，勿損害肌膚自然的功能。

另一點是，中高年齡肌膚有乾燥肌的傾向，因此，要選擇保濕效果較高的化妝品。用洗面皂清洗過度，會洗掉肌膚的油脂成分而變得乾燥。故不要使用肥皂，要用水或溫水洗臉。此外，也可以利用洗面皂，讓少量油脂殘留在臉上。

過度按摩會引起小皺紋，過度使用按摩霜，也可能會引起斑疹。因此，好像用手指輕輕拍打似地按摩較為理想。

此外，中年以上除了注意肌膚本身的護理之外，也要注意飲食、運動、睡眠等來自體內的護理。

自己肌膚形態的檢查法為何？

問 購買化妝品時，櫃台小姐一定會問普通肌或油性肌等肌質的問題，我並不知道自己的肌質為何？要如何檢查呢？

（十八歲　大學生）

答 肌質會隨著年齡或季節的不同而改變。平常就要仔細觀察自己肌膚的狀況。各種肌質的特徵大致如下。但是，即使是同一張臉，也會因部分的不同，肌質也有所不同。

Ⓐ普通肌

問題最少的一型。

擁有潤澤的肌膚，紋理細緻，不易脫妝。會因季節的變化略有改變，夏天較為油膩，冬天有乾燥傾向。

Ⓑ油性肌

年輕人較多的一型。

肌膚紋理粗糙，毛孔較大，油脂分泌較多，容易長面皰，鼻翼會出現黑色小顆粒。

©乾燥肌

二十五歲以後的人較為常見。

肌膚的紋理細緻，然肌膚的分泌物較少、乾燥，好像有粉殘留在臉上一般。會因皮屑症而容易出現小皺紋。

令人在意的臉部煩惱●牙齒的排列、鼻炎、眼屎……

因為牙齒的排列與顏色而苦惱

問　我的牙齒不整齊且泛黃，為此而苦惱。

（十七歲　高中生）

答　古人以「明眸皓齒」來形容美人。

妳的牙齒排列情形我不得而知。如果是咬合不正，則可能會對胃腸等健康造成不良的影響，因此務必接受矯正。此外，牙齒排列不良容易罹患蛀牙，故要認真地接受齒列矯正。

齒色可能因蛀牙而變色，如果不是這個原因，只是比平常的顏色更黃或略帶黃褐色，則不用擔心。原本略帶黃色的乳白色，才是自然的齒色。因此，要捨棄「白皙的牙齒才是健康的牙齒」這種錯誤的想法。

不過，當蛀牙或齒髓受到侵襲時，就會形成茶褐色或黑色的牙齒。

除了健康的問題之外，對美容而言，為了避免罹患蛀牙，餐後一定要刷牙，同時，要定期去除牙結石，進行定期診斷。

煙垢也是造成牙齒著色的原因，老煙槍的牙齒，往往都呈不潔的狀態。為了顧及口腔與美容的問題，最好不要抽煙。

因為花粉症而流鼻水、鼻塞……

問 產後每年到了春天都有花粉症的煩惱，流鼻水、鼻塞的情形嚴重，躺著時感覺痛苦無比，夜晚無法熟睡，是否有減輕症狀的方法呢？

（三十四歲　主婦）

答 打噴嚏、流鼻水、鼻塞都是花粉症患者的煩惱。目前，全國擁有無數的花粉症患者。花粉所引起的過敏，會造成鼻炎、結膜炎及支氣管氣喘、濕疹等症狀。

花粉症最大的原因在於容易引起過敏的遺傳體質。不過，目前並沒有特效藥。

擁有對花粉症的正確知識，進行自我管理，這才是最重要的。無法進行自我管理的人，醫生的治療也難以奏效。

遺傳的體質形成一大原因，不過，發生症狀時，也存在著關鍵物，避免關鍵物的存在，是一種方法。引起花粉症，以杉木花粉最多，患者九成都是因杉木花粉所致。

杉木花粉以二～四月最多，依當年氣象條件的不同，開花時期也不一，因此，患者發生過敏症的時期也不同。一般而言，一日平均氣溫在七度以上時，花粉就會開始飛散，到達十度以上時，會旺盛地飛散。在雨後的隔日天氣晴朗強風的日子，更是需要注意。一日之中，以早晨六點到下午三點的白天帶最易飄散花粉。

注意天氣的預報，在花粉季節時，白天避免外出，即使外出，也要戴口罩。同時，關上房間的窗戶，避免花粉侵入。要勤於打掃房間，避免灰塵積存，儘量使用空氣淸淨器，採取這些自衛的方法。

杉木花粉約有三十毫米大，和肉眼看不到的灰塵一樣。就算附近沒有種植杉木，但是空氣中也有很多的花粉飛散著。

另一個對策是要進行自己的健康管理，減少容易引起過敏的條件。過敏體質除了遺傳以外，也會因為飲食生活而出現。要攝取不偏重於重物性的均衡飲食，平時不要穿得太多衣服，利用乾布摩擦，鍛鍊皮膚；或利用冷水浴，促進自律神經的功能。經由適度的運動，培養順應氣候變化的體力。儘量用鼻子呼吸，鍛鍊鼻粘膜，持之以恆，就能產生抵抗力。

此外，出現症狀的條件尚包括壓力、過度疲勞、睡眠不足，女性在生理期之前、懷孕或生產時，都可能會出現症狀。

早上有眼屎

問　早上在眼頭部經常會出現乾燥的眼屎，是否異常呢？

（二十歲　學生）

答　在眼瞼內有淚腺和瞼板腺，會分泌出淚和具有粘性的液體。分泌的液體，能夠給予結膜、角膜滋潤，具有沖除細小灰塵的作用。

眼屎就是這些分泌與灰塵凝固而成的。

清醒時，眼頭附著白色的眼屎，這是很多人都曾有過的經驗。這是在睡眠時分泌液充斥於眼內凝固而成的，不用擔心。

除此之外，眼瞼發癢或疼痛時，或眼白充血、眼屎突然增多、頻頻出現眼屎，則可能是結膜等部位出現發炎症狀，要接受眼科醫生的診治。另外，去除充血的眼藥水或市售的眼藥水等，不可任意地連續使用。

第四章

女性容易罹患且在意的疾病

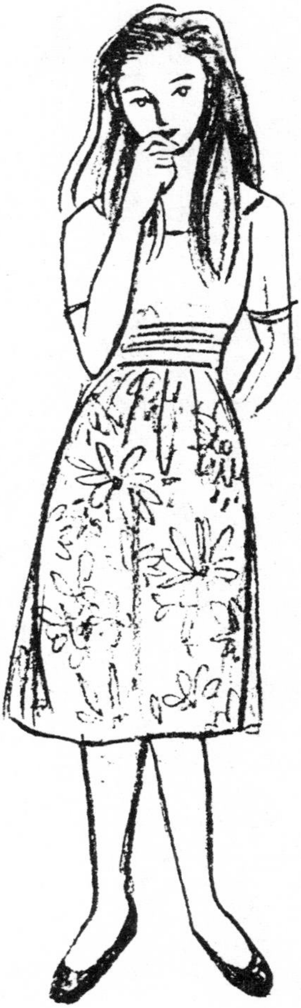

乳房篇

乳房內部的異常

產褥性乳腺炎

原因與症狀　一般產褥的女性四%會引起的這種疾病，以初產者較易出現，大約在產後十～十五天會出現。

原因菌為黃色葡萄球菌，在授乳中，由於乳頭龜裂而感染。

乳房疼痛，尤其是授乳時疼痛為其特徵。但是中途停止授乳，乳汁淤滯，會導致疼痛更為強烈。乳房皮膚表面發紅，同時會出現三九～四一度的高燒，出現噁心感，腋窩淋巴節腫脹。發炎嚴重時，

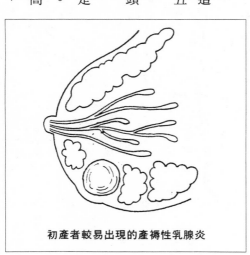

初產者較易出現的產褥性乳腺炎

乳房內會形成膿瘍。

治療法　為避免乳汁淤帶，必須在早期大量投與抗生物質，將乳汁吸引出來，且予以捨棄。

發炎時，嬰兒可能會引起葡萄球菌性腸炎，因此，不能夠授乳。

淤滯性乳腺炎

原因與症狀　乳汁分泌不暢，乳汁在乳腺積存過多的狀態，於產後二～四天出現，會發燒，乳腺腫脹。整個乳房腫脹、發紅，同時有疼痛感。

治療法　進行授乳或擠乳、冷敷以及去除發炎的化學療法等，藉此去除淤滯。

乳管乳頭瘤

原因與症狀　乳頭出現血性分泌物。原因在於乳頭下方粗大的乳管中有腫瘤形成。以年齡來看，尤其是四十～五十幾歲的未婚或沒有生產經驗的女

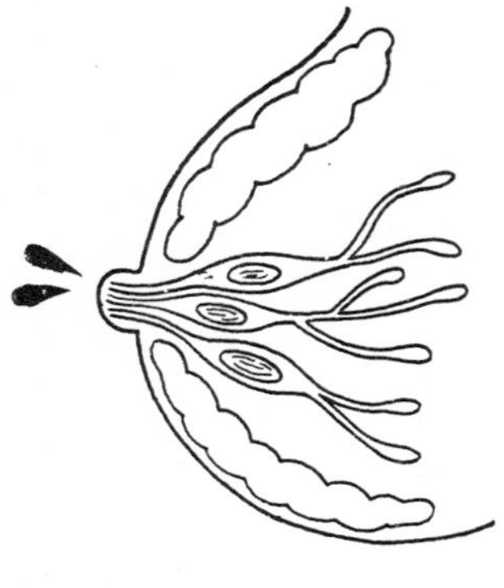

40～50歲女性較易罹患的乳管乳頭瘤

性較易出現。

治療法　進行手術治療。有時是惡性瘤，手術時，要進行組織檢查，確認腫瘤是否有惡性跡向。如果不是惡性，只要切除腫瘤即可；如果有膿瘍，則要切開排膿。

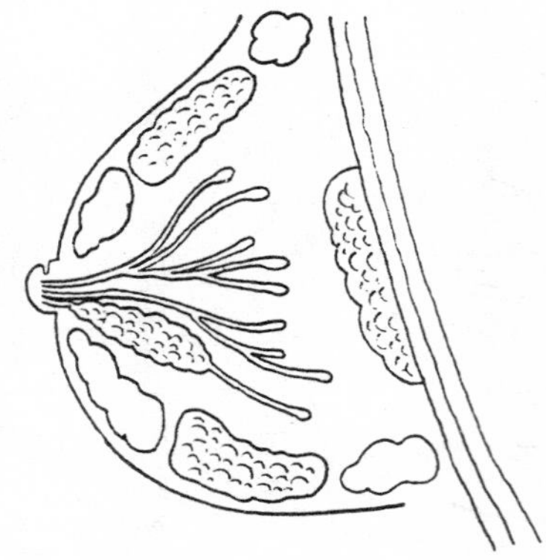

20～35歲左右較多出現的乳腺纖維腺瘤

乳腺纖維腺瘤

原因與症狀　在乳腺良性腫瘤當中，屬於頻度最高的一種，以二十～三十五歲女性較多出現。

乳房出現如乒乓球般的硬腫瘤。這個腫瘤會不斷地移動，與周邊的界限分明。通常只有一個，但有時也會多發出現。有時無症狀，有時會伴隨輕微的疼痛。

治療法　因為屬良性，故不用切除。如果突然變大，則必須切除腫瘤。

巨大纖線腺瘤

原因與症狀　乳房出現球狀或葉狀的巨大腫瘤

，看似惡性腫瘤，卻是良性腫瘤。腫瘤具有彈力，十分柔軟，與周邊界限分明，四十歲左右較多出現。

治療法　要進行腫瘤的摘除手術，如果不完全切除，會再度發作。不過，甚少出現惡性化的現象。

乳腺症

原因　原因不明，可能是卵胞荷爾蒙與黃體荷爾蒙平衡失調，導致乳房分泌組織增殖所致。

以四十多歲停經前期較多出現，不過，有時在二十～三十歲時也會出現。尤其月經周期不規律的女性或無生產經驗的女性，抑或是有未婚女性、無排卵性周期的女性，此外，就算生產過，但沒有充分授乳，或完全沒有授乳的女性，也可能會出現。另外，早期斷奶或乳頭凹陷的女性，或有過數次流產，早產經驗的女性，也需要注意。

症狀　大都為兩側，有時單側的乳房出現界限不分明的大小多數硬塊，除此之外，幾乎沒有其他的症狀。頂多也只是在月經前會出現周期性的腫脹感或感覺鈍痛而已。因人而異，有些人的乳頭會出現透明的分泌物或血性的分泌物。

只有一～一〇%的比率會由乳腺症轉移為乳癌。此外，與癌症共存的比率約占四〇～五

○%。

因此，乳腺症患者務必每三～六個月定期接受檢查。

治療法　治療法依年齡或疾病進行的狀態而有不同。如果患者三十幾歲，硬塊較小、疼痛較強時，則投與男性荷爾蒙或黃體荷爾蒙。

是否會由乳腺症轉移為乳癌，這是重要的問題。如有這種可能性，則必須要摘除進行組織檢查。

乳頭的異常

很多人有乳頭方面的煩惱，例如「乳頭太大」、「太小」、「乳頭發黑」等。顏色或大小具有個別差異，不過，有時卻會在產後、授乳時造成困擾。

●凹陷乳頭與扁平乳頭

乳頭內側凹陷者為凹陷乳頭，扁平者則為扁平乳頭。對於日常生活並沒有任何的阻礙。但是由於嬰兒很難含到乳頭，因此授乳困難，或者是乳汁會淤滯在乳腺，成為乳腺炎的原因。

預防對策則是從懷孕時開始就要經常捏乳頭，洗澡後，先捏乳暈，再捏乳頭，要進行按摩。在容易流產時期或容易流產的人，則不宜這麼做。

另外，也可以利用矯正器具矯正，但如果凹陷、扁平程度較強時，則要進行整形手術。

●乳頭龜裂

乳頭出現龜裂。在授乳時會感覺疼痛，若有細菌侵入時，就會引起乳腺炎。

形成龜裂時，要儘早接受醫師的診治。平常就要注意清潔，不要一直讓嬰兒含著乳頭，這是預防的方法。症狀輕微時，可罩上乳頭帽來授乳。

●各種乳頭形●

凹陷乳頭、短乳頭、扁平乳頭的人，在懷孕中期以後就要經常捏乳頭加以按摩

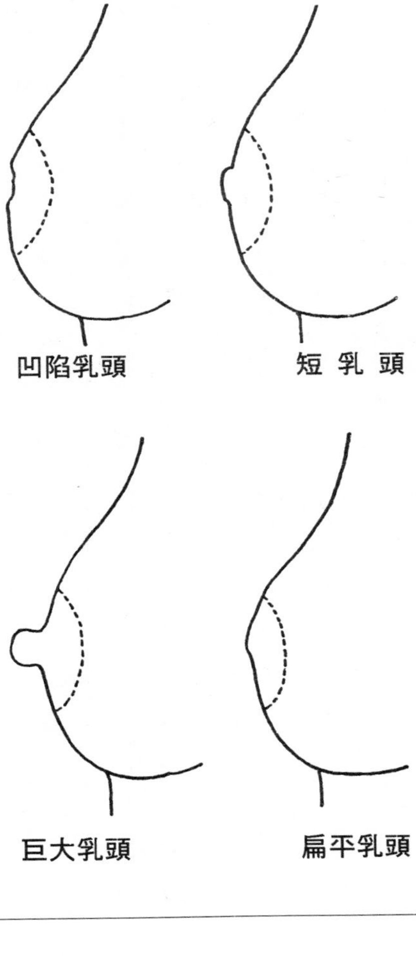

月經篇

到婦科就診的女性，主訴當中最多的就是關於月經的問題。

在月經中或月經的前一週左右，可能會出現輕微的下腹痛或腰痛，或是其他不快的症狀，這是生理的現象，不用擔心。

但是，月經卻會受到個人身體條件或是精神條件的影響而容易引起異常。此外，有時感覺只是月經不順，但其中可能隱藏重大的疾病，成為不孕的原因，宜及早就診。

無月經

懷孕中、產後、授乳期沒有月經，這是理所當然的事情。除此之外，其他時期若未出現月經，就是病態無月經現象。

正常的月經，是指在一定的間隔會周期性地重複出現來自子宮的出血，在一定的天數過後，自然止血，以丘腦下部→腦下垂體→卵巢→子宮的連絡而成立。其中任何一項發生缺陷時，都可能不會產生月經。

病態無月經包括到十八歲尚沒有初經來臨的原發性無月經，以及原本到某個時期為止重複出現的月經，從某個時候開始卻突然不再出現的續發性無月經等。

●原發性無月經

由於染色體異常而導致發育不全或卵巢機能不全、陰道或處女膜的閉鎖症、子宮發育不全或子宮的結核、子宮內膜異常、甲狀腺或腦下垂體的機能降低、副腎的腫瘤、或壓力導致荷爾蒙異常等等的原因，都可能會引起原發性無月經。

像這種原發性無月經，成為重大疾病的可能性極高，因此一定要儘早就診。

像陰道或處女膜閉鎖症等，事實上雖有來自子宮的周期性出血，可是經血無法往外流出，因此，利用手術較易治好。但是，如果是染色體異常或先天性性器或性荷爾蒙異常時，就不易治療了。

●續發性無月經

續發性無月經的原因很多，像來自丘腦下部的毛病，包括神經性食慾不振症或肥胖，以及心因性的原因。

心因性的原因，可能是就職或升學等急速的生活環境變化產生的壓力，或因失戀等打擊，導致丘腦下部無法充分發揮機能而導致無月經。

此外，可能對於懷孕產生強烈的恐懼心，因而成為一種壓力，變成無月經。這時，只要去除成為原因的壓力，自然就能使月經再度來臨。極端的情形，甚至出現經由診察結果發現並未懷孕而月經第二天就到來的例子。

另一方面，神經性食慾不振症，則是因為減肥的結果造成體重極端減少，丘腦下部的機能減退而形成的，這是最近年輕女性經常出現的疾病。

因為太胖而導致丘腦下部的機能不全時，也可能出現這種現象。

然而，只要體重恢復正常，幾乎月經就會再度來臨。

其次是分娩或大量出血後腦下垂體壞死，腦下垂體功能遲鈍，形成希罕症候群疾病。

除此之外，垂體出現腫瘤，使催乳激素乳汁分泌荷爾蒙增加，也可能導致無月經。發炎也可能引起垂體的機能不全。

即使垂體或丘腦下部發揮正常機能，但是，如果子宮內膜無法與卵巢荷爾蒙反應時，也不會出現月經。例如多次墮胎，持續搔刮子宮內膜，內膜無法與卵巢荷爾蒙反應，就會造成無月經。

此外，因為結核而使子宮內膜遭到破壞時，也無法與卵巢荷爾蒙反應，而無法形成月經。

其他像全身疾病，例如，營養失調、肝硬化、巴塞特病等甲狀腺的疾病，也是造成無月經的原因。

總之，如果三個月以上未出現月經，就要測量基礎體溫，接受醫生的診察。如果長期間不予理會，子宮萎縮，則需要花很長的時間進行治療。

初潮時期的異常

●早發月經

八歲以前初經開始，稱為早發月經。首先是丘腦下部或垂體的發炎或腫瘤導致荷爾蒙過剩分泌，這種情形稱為真性早發青春期。

在卵巢出現促進卵胞荷爾蒙產生的腫瘤，或是副腎皮質形成腫瘤，引起早發性月經，稱為假性早發青春期。

另外，母視在授乳中服用荷爾蒙劑，或兒童塗抹含有荷爾蒙劑的軟膏而產生第二次性徵，也可能引起早發月經。

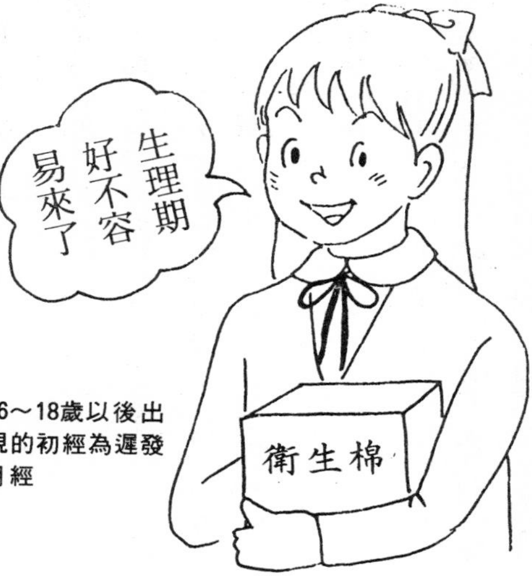

16～18歲以後出現的初經為遲發月經

●遲發月經

指十六～十八歲才出現初經的情形。如果到了十八歲依然不見初經的來臨，則疑似原發性無月經，宜接受診察。

周期的異常

●稀發月經

所謂稀發月經是指月經周期為三五天以上。以初經在十五歲來臨的人較易出現。卵胞期太長，排卵在第二二～二四天出現，較易引起這種現象。但是，只要有排卵，就不必特別進行治療。不過，持續這種狀態，可能會出現無月經的症狀，需注意。

想懷孕者，一定要先測量基礎體溫，確認排卵。

●頻發月經

月經周期在二四天以內，稱為頻發月經。卵胞期縮短，在第八～十天出現排卵，這是由早期排卵所形成。此外，還有黃體期縮短或無排卵性所造成的頻發月經。

如果是早期排卵，可能會懷孕；如果是黃體期縮短，則由於荷爾蒙分泌不全，會妨礙懷孕，即使懷孕，也會在早期流產。

無排卵性的月經，只要測量基礎體溫即可知道。因為不會產生使體溫上昇的黃體荷爾蒙。因此，不具有低溫期、陷落期、上升期、高溫期、下降期這些形態，一直表現出低溫性。

在治療上，如果是黃體期縮短，則必須補充黃體荷爾蒙；如果是無排卵的情形，則必須要造成排卵。

量的異常

●過少月經

月經日數較短，經血量較少，即為過少月經。

子宮發育不全或因墮胎手術而使子宮內萎縮時，會出現這種現象，有可能會造成無月經。

此外，也可能因為服用經口避孕藥（避孕丸），導致過少月經，但這是不用擔心的問題。

另外，在停經期前的四十～五十歲女性，也會出現這種現象，不用擔心。

●過多月經

指經血量過多或出現血塊的情形。

原因是子宮肌瘤、子宮內膜症、子宮陰道部糜爛等。偶爾也會因為血液的凝固障礙（血小板減少症或白血病）以及肝病而引起。

此外，在青春期子宮發育不全，或更年期荷爾蒙平衡失調時也會出現。若屬後者，可以藉著荷爾蒙療法而減少經血量。

總之，因為大量出血，而會伴隨貧血、頭昏眼花、心悸等症狀出現。要儘早找出原因，接受適當的治療。

伴隨症狀的異常

●月經困難症

任何人在月經中，或多或少都會出現下腹痛、腰痛、噁心等不快感。但是，如果痛到無法起身或需要服藥時，就屬於月經困難症了。

原因分器官性原因與機能性原因兩種。性器的發炎、子宮肌瘤、子宮內膜症、子宮後傾、子宮高度前傾等，是屬器官性的原因，尤其是子宮內膜症，一定會引起月經困難。

沒有出現特殊原因的疾病而造成月經困難症時，則稱為機能性月經困難症，可能是荷爾蒙平衡失調，或精神、心理的要因所致。

在青春期對於月經的不安或恐懼、嫌惡、緊張等誘因，都可能引起症狀。結婚或生產後，多半會減輕症狀。

如果是器官性的原因，則在治療上，必須要找出病因，進行治療。若是屬於機能性的原因，則可以使用止痛藥，或進行抑制排卵的療法。

另外，對於月經要有正確的認識。

●月經前症候群

在月經來臨約一週前，全身會出現各種生理變化，例如：焦躁、易怒、乳房疼痛、腫脹

●月經出血的變化●

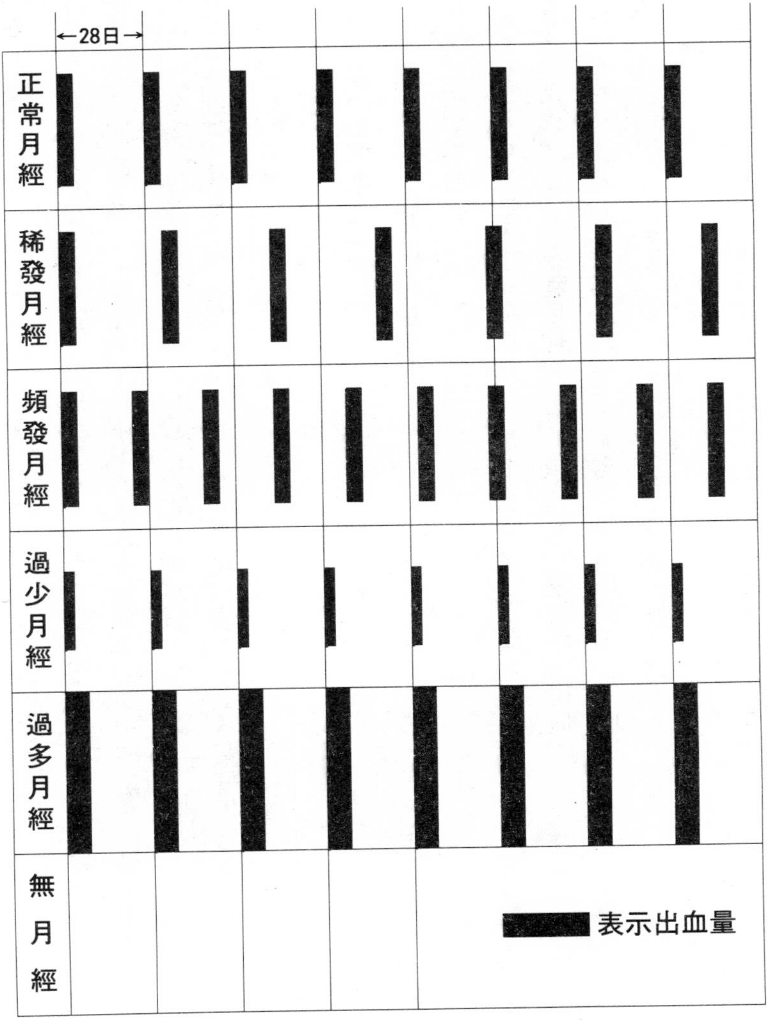

、下腹痛、便秘、乳腫、長面皰、肌膚乾燥，這些症狀稱為月經前症候群。

原因是由於卵胞荷爾蒙過剩或抗利尿荷爾蒙的增加，導致體內鹽分、水分積存而引起的。

依症狀的不同，可進行荷爾蒙劑、利尿劑、精神鎮靜劑等的藥物療法。但是，等到月經開始、尿量增加後，就會自然地復原，所以不必過於神經質。

但過於頑固的症候群，可能是因為社會，家庭環境的壓力所致，最好與醫生商量。

其他的異常

●中間期出血（排卵期出血）

在月經與月經的中間形成少量出血，即使不是每個月出現，但在一定的時期有出血現象，則可能是排卵期出血。

原因是卵胞荷爾蒙的量在排卵後減少，子宮內膜誤以為進入下一次卵胞的周期而引起脫落出血，可以不必擔心。只要利用荷爾蒙劑或止血劑，就能停止出血。

但是，要分辨出是否為子宮息肉、子宮肌瘤、子宮癌的不正常出血。

總之，月經期以外的出血，必須要到醫院接受檢查，確認原因。

●代償月經

月經因為某因素而停止或經血較少，形成乳腺出血或鼻出血的現象。

●無排卵性月經

成熟期的健康女性，會以一定的周期重複出現排卵與月經。而沒有排卵卻有月經的情形，稱為無排卵性月經。

原因在於腦下垂體。可能是一種荷爾蒙失調的現象。沒有成熟卵胞的排卵，在增殖期一直持續卵胞荷爾蒙的分泌。子宮內膜持續增殖，大約四～五週會剝落出血，與普通的月經沒什麼兩樣。很多例子顯示在測量基礎體溫才發現異常。

在基礎體溫正常的荷爾蒙規律下，會出現低溫期與高溫期兩種情形，如為無排卵性月經，則完全沒有高溫期或時間極短。

一直無法授孕時，就要測量基礎體溫。

此外，剛中止服用避孕藥時，也可能出現無排卵性月經。

在治療方面，要使用荷爾蒙劑。

總之，具有個別差異與體質差，因此一定要接受醫生適當的建議。

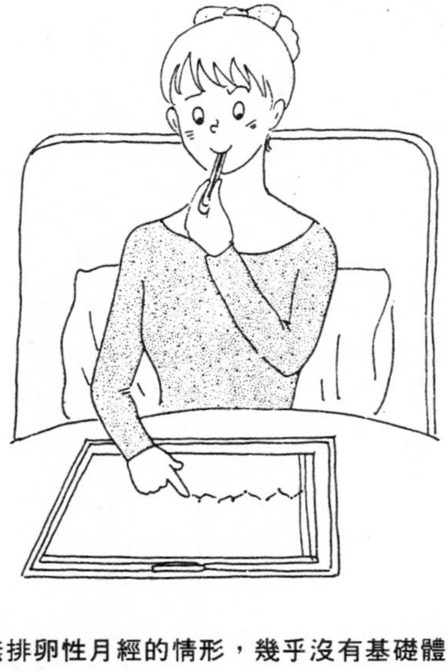

無排卵性月經的情形，幾乎沒有基礎體溫的高溫期出現

子宮篇

子宮內膜炎

子宮內膜發炎，就是子宮內膜炎。分為非特異性、特異性、老人性三種。特異性的種類又分為淋菌性與結核性兩種。

●非特異性子宮內膜炎

原因與症狀　在分娩或流產後容易引起的疾病，來自子宮頸管炎的上行感染或ＩＵＤ插入後也會造成此種疾病。

當正常的子宮內膜的周期變化紊亂時，就會引起不正常出血，持續出現污血，且下腹疼痛。同時，分泌物增加，摻雜血液，或持續出現如膿般的深黃色分泌物。

當發炎波及輸卵管時，就會出現輕微發燒，引起腹痛。

治療法　在分娩、流產後出現激烈發炎時，絕對要靜養。為使排便順暢，要攝取流質食品，用冰袋冰敷下腹，服用抗生物質。

不過，子宮內膜炎慢性化的例子並不多。因為子宮內膜一個月一次會以月經的形態剝落，藉著卵巢荷爾蒙的功能而修復、更新。但如果發炎深達肌肉層，就可能造成慢性子宮內膜炎，宜注意。

●特異性子宮內膜炎

淋菌性子宮內膜炎

原因與症狀　受到淋菌感染，發生尿道炎，引起排尿痛，如果不予理會，發炎會擴散到子宮頸管部，再上行就會引起這種疾病。

青黃色的分泌物增加，下腹疼痛，且會出現發燒、便秘等症狀。

如果發炎波及到輸卵管，就會引起淋菌性輸卵管炎。這個疾病會使得輸卵管狹窄、阻塞，也可能會成為不孕症的原因。

治療法　投與盤尼西林等抗生物質，靜養。同時，要重複進行培養淋菌的檢查。

結核性子宮內膜炎

原因與症狀　幾乎都是由肺結核所造成的血行性感染，感染到輸卵管，藉著下行性擴張到子宮內膜。

症狀包括倦怠、疲勞、輕微發燒。此外，也會出現不正常出血，或因嚴重發炎，侵襲到內膜，造成無月經的現象。

治療法　要住院靜養，採用利用抗結核劑的化學療法。

●老人性子宮內膜炎

原因與症狀　老人女性自淨作用減退，可能會因大腸菌等而引起陰道發炎，由於上行感染而引起頸管炎和內膜炎。

因為子宮萎縮，內子宮口狹窄，容易粘合，使得子宮內的分泌物喪失出口。子宮為了排除分泌物而收縮，使得下腹部產生劇痛，並排出大量的膿樣分泌物。

治療法　擴大頸管部，排除子宮內的膿。

子宮頸管、陰道炎

●子宮頸管炎

原因　最多原因是由於陰道內的細菌擴散，侵入子宮頸管部的分泌腺而引起發炎。

這個細菌包括淋菌、大腸菌、衣原體等。

以下的場合細菌容易侵入，必須注意：

Ⓐ男性被淋菌侵襲，或包皮因恥垢而引起發炎時。

Ⓑ因大腸菌而陰道發炎時。

Ⓒ因使用衛生棉而陰道發炎時。

Ⓓ月經、早產、流產、分娩或進行墮胎手術後。

症狀　頸管內膜紅腫，從外子宮口脫出，表皮腫脹糜爛。頸管內膜會出現具有惡臭的黃色膿樣分泌物。

治療法　取頸管部的分泌物進行培養，找出原因菌，投與最有效的抗生物質。若為慢性，不易治療，要耐心地接受治療。

●子宮頸管息肉

頸管粘膜的一部分過度增殖，發育成有如蘑菇的形狀。相當於莖的部分細長，息肉的前

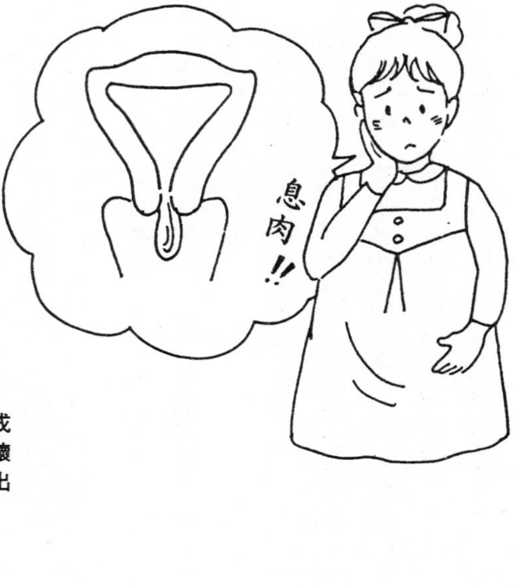

子宮頸管息肉以成熟期的經產婦或懷孕中的女性較多出現

端由子宮入口深入陰道內。

原因與症狀　成熟期的經產婦或懷孕中的女性較常出現，原因不明。據說與慢性的發炎有關。

大小各有不同，大致從針頭般大到指頭般大都有。其中也有大到會下垂到陰道入口附近的息肉，有時會多發出現。

息肉柔軟，表面發紅，容易出血。因此，在月經與月經之間，會有少量的出血現象，或是做愛之後也會出血。

另外，也會出現茶褐色的分泌物。

治療法　用箝子捏住息肉的根部，扭轉後可輕易地切除。不痛且能立刻止血。然如果息肉根部太粗，出血量較多時，就必須住院了。

大多數的息肉為良性，甚少出現惡性化，但偶爾有可能是初期癌症。因此，切除的息肉宜進行組織學的檢查。

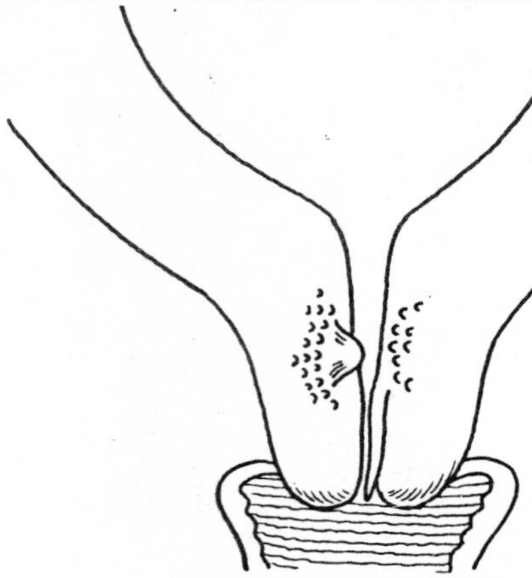

大小不一的子宮頸管息肉

●子宮陰道部糜爛

原因　性成熟期的女性，或多或少會有糜爛的現象。糜爛分為真性糜爛與假性糜爛，而子宮陰道部糜爛，幾乎都是假性糜爛。

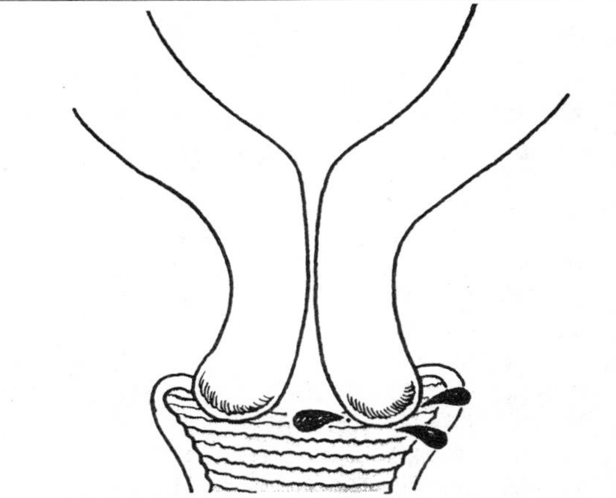

因卵巢荷爾蒙的作用所形成的子宮陰道部糜爛

假性糜爛是由於卵巢荷爾蒙作用所形成的。在性成熟期，卵巢荷爾蒙的影響使子宮與陰道不斷地成長。這時，頸管粘膜層比子宮頸部的肌肉層成長為迅速。因此，頸管粘膜層甚至擴展到子宮頸管的外側。看起來好像子宮入口在外側似的，泛紅，一旦接觸時會出血。

必須注意的是，糜爛與初期的子宮癌難以區別。因此，出現糜爛現象時，要用綿花棒摩擦，取下一部分組織進行檢查，確認是否為癌症。

症狀　有的完全無症狀，有的則是黃色或白色分泌物增多，或是性交之後，有少量的不正常出血。

無症狀且檢查也沒有異常的話，可以不用治療。但為了慎重起見，最好每年接受一、二次檢診。

治療法　除了電氣燒灼或電氣凝固、冷凍手術以外，亦可利用外科的方式切除糜爛部分。不會疼痛，也不會發燒，一個月就能痊癒。

●子宮肌瘤

原因　原因不明，在二十歲以前不會出現，到了三十歲以後才會出現。此外，更年期以後，也不會出現新的肌瘤，形成的肌瘤反而會縮小。換言之，肌瘤的發生及其發育，只限於卵巢旺盛分泌雌激素的性成熟期才會出現。

子宮肌瘤較多時甚至會長數十個，不過，多屬良性腫瘤，很少會出現二次性的二次腫瘤。

症狀　即使大小皆同，而形成肌瘤的部分不同，則症狀也有很大的差距。

Ⓐ月經量較多，出現如肝臟般的血塊，月經期間也較長。此外，與月經無關，有可能會出現不正常出血。

Ⓑ肌瘤如拳頭般大，用手觸摸時，會觸摸到下腹部的硬塊，再增大時，會壓迫骨盤內的神經，引起腰痛，或壓迫直腸，引起便秘，或壓迫膀胱與尿道，引起排尿障礙。此外，也會使下肢的血流或淋巴的循環不良，造成下肢浮腫。

●容易引起子宮肌瘤的場所●

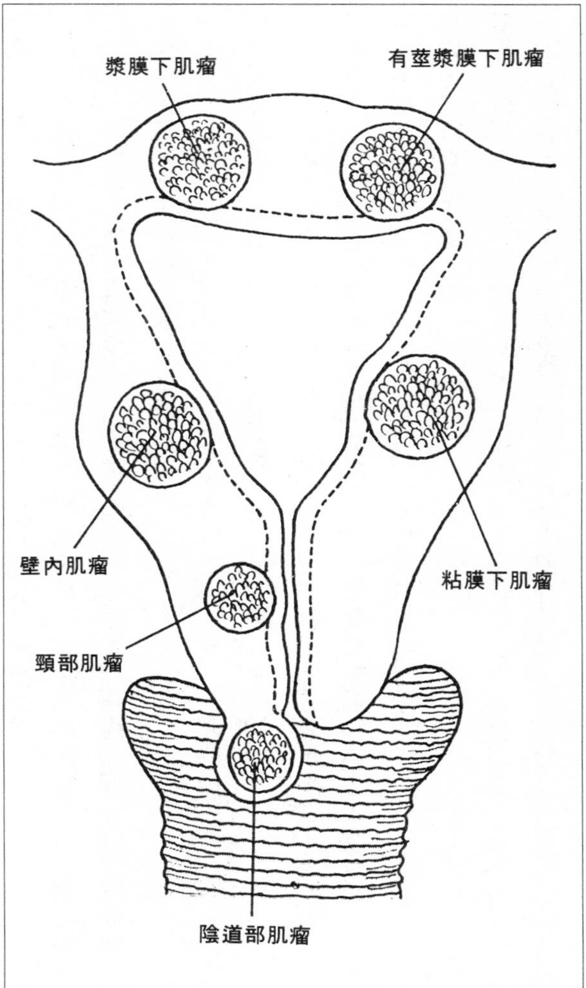

Ⓒ肌瘤大到某種程度時，在出現月經之際，會產生下腹痛與強烈的腰痛。

Ⓓ粘膜下肌瘤形成時，受精卵很難著床。此外，即使懷孕，也可能會流產。

Ⓔ因為月經過多，形成慢性貧血。貧血增強，則容易疲倦，對心臟也會造成負擔。

治療法　首先以內診的方式觸摸硬塊，利用超音波斷層法確認腫瘤。可進行手術療法。不過，要依腫瘤的大小、症狀、部位、年齡來決定是否要動手術。具體而言，如果對整個子宮來說，出現比拳頭小而無症狀的腫瘤，或接近停經期時，則進行對症療法，定期接受檢診，觀察狀況。

另一方面，如果造成月經困難或月經過多，或成為不孕症、流產的原因時，或腫瘤大於拳頭，或造成發育步調加速，可能成為惡性腫瘤時，就必須動手術切除。

因此，並不一定要完全切除腫瘤，依狀況而定，必須找值得信賴的醫師商量。

手術的方法，也依年齡和腫瘤的大小而有不同，分為肌瘤核摘除術、子宮陰道上部切斷術、單純性子宮全摘除術三種。如果年紀較輕，希望將來能夠懷孕，則仍留下子宮，只切除肌瘤的結節，進行肌瘤核摘除術。

接受單純性子宮全摘除術時，有的人會煩惱「如果拿掉子宮，毛會變多，體型有如男人」，但完全不必擔心，如果在手術後感覺體調不良，大都是由於子宮摘除後精神的不安所造成的。

此外，也不必擔心肌瘤會惡化，因為肌瘤惡化會成為肉瘤的比率只有○・五％。

因此，沒有接受手術治療，持續進行對症療法的人，為了檢查二次性的變化，一定要定期地接受診察。每半年診察一次，觀察經過。

●子宮內膜症

與子宮內膜相同，或非常類似的組織在子宮內壁以外的場所發育的疾病，通常在應該出現之場所以外的地方發育時，大都是屬於癌症等惡性疾病，但是子宮內膜症卻是良性的。場所則是以子宮肌肉層內最容易形成，其次就是輸卵管粘膜、子宮頸部後面、卵巢、陰道、膀胱與尿道。

原因　以三十～四十歲的女性較常出現的疾病，而且白人容易罹患，黃種人或黑人罹患的機率較低。國人的發生率約為一〇%。

為何會發生這種疾病呢?有如下三說：

Ⓐ月經時，原本應該排出體外的子宮內膜的一部分透過輸卵管逆行，散布在腹腔內而發病。

Ⓑ由於異形成而製造出內膜、發病。

Ⓒ內膜片透過淋巴管、靜脈運動而發病。

症狀　發生在子宮肌肉層內時，當月經出現，則會伴隨下腹部劇痛，為其特徵。如果是子宮頸部後面的內膜症，則可能會與腸粘合，或者一旦形成道格拉斯陷凹內膜症時，性交時會感覺疼痛。此外，發生於卵巢時，在卵巢內會有好像巧克力溶化般的舊血凝固，形成稱為巧克力囊瘤的硬塊。此外，當卵巢功能遲鈍時，會引起月經異常，而輸卵管的內膜症造成內腔狹窄，成為不孕或子宮外孕的原因。

治療法　子宮內膜受到卵巢荷爾蒙作用的強烈影響而產生變化。因此，荷爾蒙療法對於

●容易引起子宮內膜症的場所●

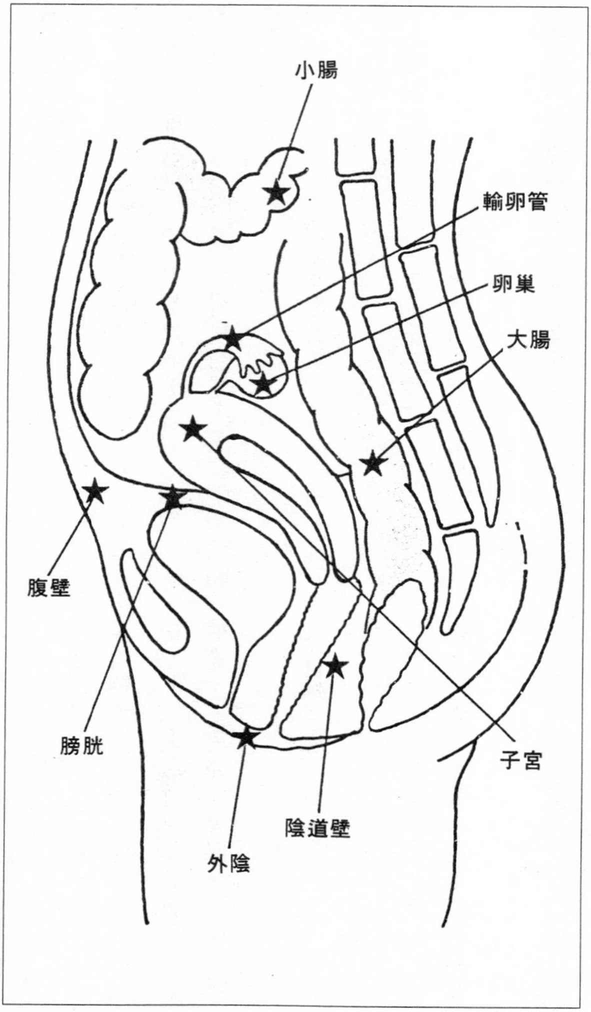

子宮內膜症有效。這個方法稱為未妊娠療法。也就是說，長期服用黃體荷爾蒙抑制排卵，而形成無月經的狀態。

雖然這種荷爾蒙療法能夠減輕症狀，卻不是能根治的療法。如果子宮肥大或將來不想懷孕，或形成巧克力囊瘤時，就要接受手術治療。前者進行單純性子宮全摘除術，後者則進行囊瘤切除術。

子宮位置的異常

●子宮後傾

子宮在小骨盆的中央，正常的位置是朝前傾，且朝前方彎曲。子宮後傾則是子宮朝後方傾斜，且朝後方彎曲的狀態，又可分為可動性後傾與粘合性後傾。

原因與症狀　可動性後傾在許多女性的身上可以發現，並不表示病態。幾乎沒有症狀，但是可能會引起月經困難症、便秘、直腸的壓迫感等。

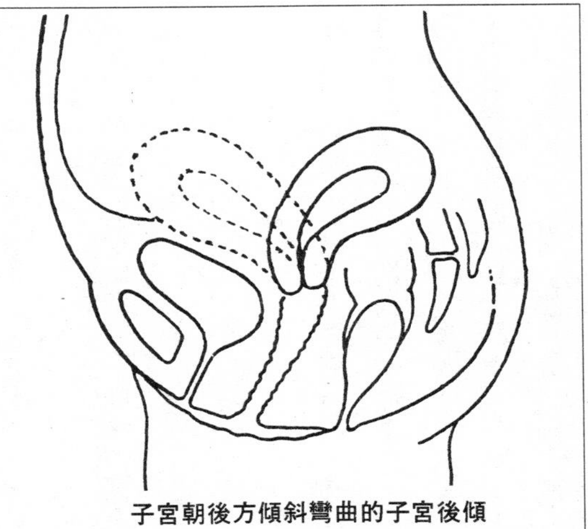

子宮朝後方傾斜彎曲的子宮後傾

而粘合性後傾，則是由於子宮內膜症等骨盆內的發炎，使子宮與後方的臟器粘合。會出現腰痛、便秘、月經困難症、性交痛等。

治療法　可動性後傾，如果沒有自覺症狀，則可以不用治療；若症狀嚴重，則必須插入子宮帽或收縮韌帶。如果粘著性後傾出現症狀，就必須動手術。

●子宮下垂與子宮脫

原因與症狀　子宮藉著各種韌帶，維持在骨盆內的一定位置。當韌帶力量減弱時，就會造成子宮下垂。下垂的情形也各有不同。如果子宮還停留在陰道腔內，則稱為子宮下垂；如果再惡化，就成為子宮脫；再產生腹壓時，會脫出到陰道外。

引起胃下垂的無力體質的女性，先天上韌帶較弱，容易引起子宮脫垂。而後天的原因，則包括多產婦或高齡初產婦，或像女服務生等從事站立工作的人，較易引起。會出現子宮下垂、子宮脫，以及下腹膨脹感、腰痛、排便、排尿障礙等症狀，嚴重時，可能會步行困難。

治療法　利用子宮帽可防止到某種程度。但是，要完全治好，則要動手術。

一種方法就是縫縮骨盆底的肌肉，防止子宮的脫垂，同時，藉著將子宮往上方吊的手術加以處理。手術後，能夠恢復一般的性交。另一種是縫合陰道壁，不過，這只限於沒有丈夫的老年女性可以進行。

外陰與性病篇

外陰的疾病

●感染性外陰炎

原因與症狀　大陰唇、小陰唇、肛門周邊等外陰部的發炎，稱為外陰炎。身體不潔而進行性交或手淫造成細菌感染，外陰部出現濕疹、紅腫、發癢。

此外，罹患滴蟲性陰道炎、念珠菌陰道炎的人，因為分泌物而導致外陰部不潔引起外陰炎的情形也不少。

治療法　仔細調查原因，採取適當的治療法十分重要。保持清潔是首要的預防法。平常就要養成保持外陰部乾淨的習慣。

●過敏性外陰炎

原因　並不是細菌感染，而是穿著尼龍內褲或生理用衛生棉等的摩擦引起皮膚炎。

較胖的女性，也可能因為股間的摩擦而造成外陰炎。長時間騎摩托車、腳踏車，外陰部受到刺激，也需要注意。

治療法　找出原因，保持清潔，塗抹軟膏（抗組織胺劑等），約一週即可痊癒。

●外陰白癬症

原因與症狀　是由於白癬菌及造成香港腳原因的黴菌在陰部、臀部、大腿根部等皮膚引起茶褐色的濕疹，會出現嚴重的發癢症狀。

治療法　白癬菌喜歡潮濕溫熱的地方。因此，絕對不要穿尼龍製的內褲或褲襪。要耐心地持續塗抹白癬治療劑。

●毛根炎

原因　陰毛的毛根有細菌侵入，毛根部紅腫刺痛。

治療法　保持外陰部清潔，塗抗生物質軟膏，就能逐漸痊癒。

●外陰搔癢症

原因　大陰唇或小陰唇的周圍奇癢無比，包括局部的原因或全身的原因所引起。此外，也許沒有任何原因而發生，可能是精神的要因。

具體而言，引起外陰搔癢症的原因如下。

Ⓐ念珠菌症，會出現如白色豆腐渣似的分泌物，癢到無法熟睡。

Ⓑ毛滴蟲症，會出現黃白色有泡的分泌物，有刺痛感。

Ⓒ陰蝨，會使陰毛周邊奇癢難耐。

Ⓓ蟯蟲，鑽入棉被後，一旦身體溫熱，肛門四周會發癢。

Ⓔ糖尿病，肝病會伴隨全身發癢的症狀出現了。

Ⓕ太胖的人或穿著尼龍內褲的人，會因摩擦而出現症狀。

Ⓖ自律神經失調症或夫妻失和、性冷感症、手淫等心因性問題。

Ⓗ卵巢功能降低的更年期或老年期荷爾蒙平衡失調。

Ⓘ因肥皂的香料等原因而引起發癢的過敏症狀。

治療法　平常就要求取營養的均衡，保持外陰部清潔。但是，如用刺激性較強的肥皂清洗，會使症狀更為嚴重，因此，要用溫水沖洗，瀝乾水分，穿棉製的內褲。

對於發癢的問題，可使用抗組織胺劑的軟膏或內服藥、卵胞荷爾蒙的內服、副腎皮質類固醇藥的軟膏等，都可以使用。此外，也可以利用補充維他命B_2缺乏的內服藥或注射。

但是，可能沒有察覺到隱藏糖尿病等全身性的原因，因此，在抓癢時會導致外陰炎。如果外陰部保持清潔而仍然持續發癢時，要接受醫生診察，找出原因。

●前庭大腺炎

前庭大腺是在陰道口靠近肛門左右的分泌腺。性興奮時，會分泌透明的粘液，性交時，使陰莖順利地插入。

原因與症狀　用不乾淨的手觸摸或性交時，由於大腸菌、化膿菌或淋菌等由陰道口進入而引起發炎、腫脹。會產生燒灼痛，甚至步行困難。

治療法　利用抗生物質的內服或注射進行治療。如有膿積存，則要切開前庭大腺排膿。即使能控制急性期，但可能會慢性化。因此，如為淋菌性疾病，需要注意。

●前庭大腺囊瘤

原因與症狀　由於某種原因、前庭大腺分泌

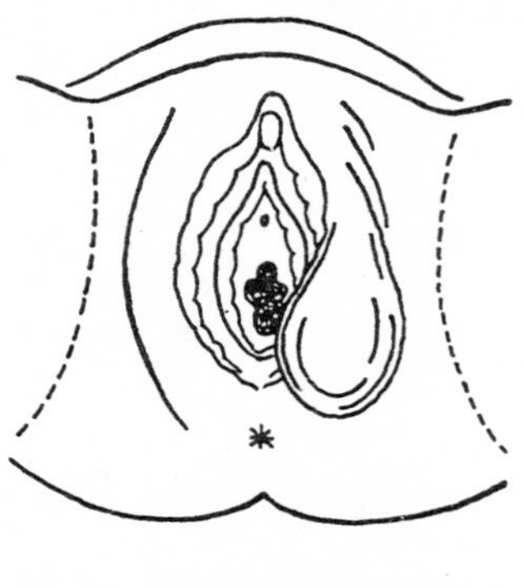

分泌物積存的前庭大腺囊瘤

物的出口阻塞，分泌物積存在腺中而形成前庭大腺囊瘤。

在外陰部所形成的硬塊當中，最多的就是這種前庭大腺囊瘤，沒有發炎，所以不會覺得疼痛，但是，會逐漸地增大，甚至引起性交障礙或步行障礙。

治療法　小的話可以置之不理。感覺出現障礙時，就要摘除囊瘤。

●外陰萎縮症

原因與症狀　更年期以後的女性，或卵巢兩側都摘除的女性，較容易出現。原因不明，可能是卵巢功能的鈍化或性器的血管退化所致。

症狀是整個外陰部或會陰、肛門周邊漸漸萎縮，皮膚扁平如紙一般薄。因為乾燥，而出現強烈發癢症狀。此外，外陰部出現白色的斑紋（白斑），使整個外陰部泛白。萎縮會不斷地進行到小陰唇、陰蒂都萎縮，陰道入口幾乎封閉，無法做愛。

白斑或萎縮症可能會進行為外陰癌，因此，疑似惡性時，就要接受病理組織學的檢查。

治療法　外陰可以塗抹含有副腎皮質類固醇藥物的軟膏或含有性荷爾蒙的軟膏，以及含有鎮痛劑的軟膏。此外，也可以進行副腎皮質類固醇藥的注射或服用卵胞荷爾蒙。另外，利用外陰皮膚切除術，也可以切除病變部。

不過，任何處理方法都有再發的可能，因此，可以說是為外陰癌前兆的疾病，務必定期接受檢診。

外陰的潰瘍

●梅毒所引起的潰瘍

原因與症狀　梅毒螺旋體因為親吻或性行為，由粘膜的傷口侵入體內而造成。感染經過二～三週後，外陰部出現不會疼痛的潰瘍。這個潰瘍在六、七週內會自然地消失。但經過三個月以後，外陰部會再度出現較淺的潰瘍與灰色的發疹。這個濕的表面，存在很多螺旋體，擁有極強大的感染力。

治療法　大量投與抗生物質（盤尼西林等）。

●貝切特病所引起的潰瘍

原因與症狀　貝切特病是難病之一，原因不明。

首先，是在口中會出現較口內炎更大、更深的潰瘍。漸漸的，外陰部或陰道口、肛門周圍產生伴隨強烈疼痛的深潰瘍出現。皮膚也出現結節性紅斑。此外，眼睛的葡萄膜及角膜引起發炎。另外，消化器官症狀或關節痛、發燒等的全身症狀也會併發出現。

治療法　通常過了更年期以後就會自然痊癒，並沒有根治的療法。不過，可以投與副腎皮質類固醇藥或免疫抑制劑。

在二十～三十幾歲有月經的女性，較易罹患這種疾病。如果陰部或口中重複出現潰瘍而難以痊癒時，務必要與醫生商量。尤其眼睛症狀惡化，可能導致失明，需要注意。

●前癌病變所引起的潰瘍

原因與症狀　多半是五十幾歲女性會發生的外陰癌的前兆病變，包括貝切特病等。先是外陰部到肛門有小的硬塊，繼而一部分破裂，形成潰湯，但是無症狀，然而，這個潰瘍即使塗軟膏，也無法痊癒，逐漸發育、增大。

治療法　要進行組織診，並進行廣泛的外陰切除或手術後放射線療法。

●口瘡性潰瘍與急性外陰潰瘍

原因與症狀　在陰唇內側出現與口內炎相同的潰瘍，為口瘡性潰瘍。一次可能形成五、六個，會產生劇痛。原因不明，可能是疲勞或營養不足，導致全身抵抗力減退時容易發生。

嚴重的口瘡性潰瘍會形成急性外陰潰瘍。在大陰唇、小陰唇內側及前庭粘膜等發生潰瘍。摩擦到內褲時，會感覺疼痛，並且出現發燒等全身狀態不良的現象。

治療法　前者要使用副腎皮質類固醇藥或抗生物質軟膏治療。後者則需要靜養，攝取營養，恢復體力，使用抗生物質軟膏。

預防法則是保持局部的清潔，避免不規律的生活。快者五天，最慢大約二週即可痊癒，但容易再發，要注意。

●疱疹所引起的潰瘍

原因與症狀　因為性交所引起疱疹病毒Ⅱ型的感染而導致這種疾病的發生。外陰部或陰道形成十個左右的小水疱，破裂以後，形成潰瘍，有薄皮附著。這個潰瘍會引起劇痛坐在椅子上或走路時，都覺得痛苦萬分。

疼痛的潰瘍如果只出現在外陰部的一側，則可能是帶狀疱疹。

總之，不論何種情形，在體調不良時，都容易出現，而且容易再發。

治療法　沒有根治的方法，為了預防病毒與細菌的混合感染，要塗抹抗生物質軟膏及副腎皮質類固醇藥的軟膏進行治療。

如果不是混合感染，則一週內可痊癒，若症狀嚴重，就要進行放射線照射。

性病

性病是經由性行為而感染的疾病。性病預防法規定有淋病、梅毒、軟性下疳、鼠蹊淋巴肉芽瘤（第四性病）等四種疾病。

此外，雖不是性病，但也有經由性行為感染的疾病，稱為ＳＴＤ（Sexually Transmitted Disease）。包括毛滴蟲症、念珠症、衣原體感染症，疱疹感染症、愛滋病等。

性病會成為不孕症的一大原因，尤其梅毒與淋病會損害母體的健康，喪失成為母親的能力，甚至會危及胎兒，是相當可怕的疾病。不過，最近年輕的梅毒與淋病患者增加，與ＳＴＤ的增加同樣成為社會問題。

當然，不論是哪一種性病或ＳＴＤ，一旦感染時，男女都要接受診治。

梅毒

感染經路　病原體是稱為梅毒螺旋體的一種螺旋體，經由性交進入體內，擁有以下的經過。

症狀　感染二、三週後，在梅毒螺旋體經過的場所出現大豆般大的硬塊與潰瘍，在大腿根部的淋巴腺出現腫脹。

這個初期症狀經過六、七週以後自然消失，然後進入潛伏期。以下的症狀是在感染後過了二～三個月時會出現，也就是說。手和腳底（也可能出現在全身）會出現玫瑰疹這種紅色發疹現象，外陰部出現扁平濕疣這種會有糜爛、硬塊重複出現、消失的現象，另外，也會出

梅毒的症狀

★第1期

感染經過2、3週以後，在梅毒螺旋體進入的場所會出現如大豆般的硬塊。6、7週內自然消失。

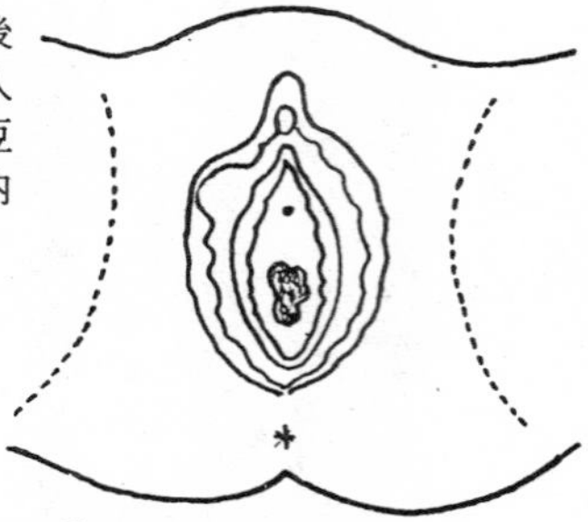

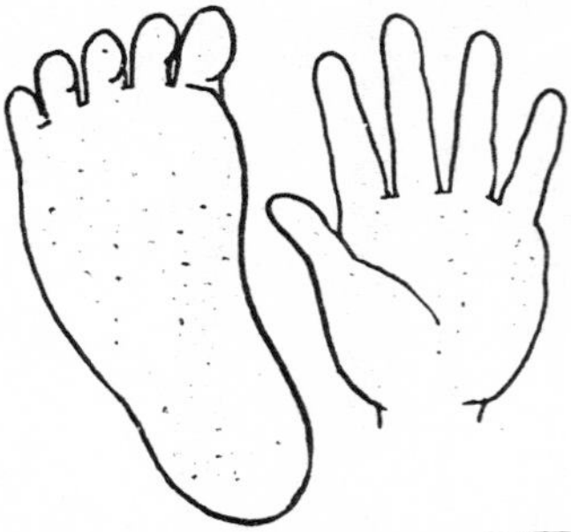

★第2期

感染經過2、3個月，全身出現如玫瑰疹似的紅色疹子。

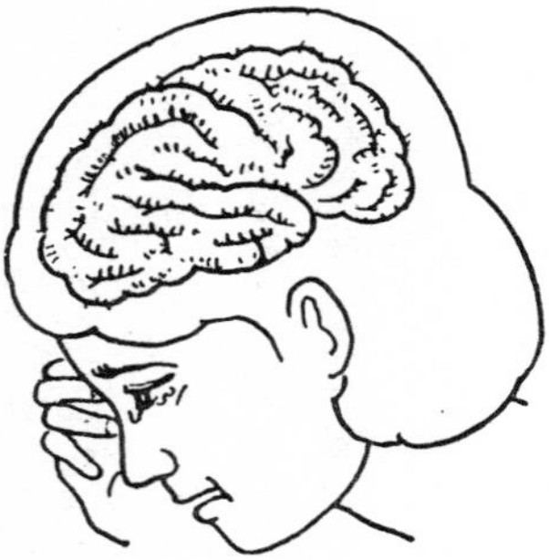

★第3期

過了3年以上，在內部出現梅毒瘤硬塊。經過10年以後，會引起腦軟化症或侵害脊髓

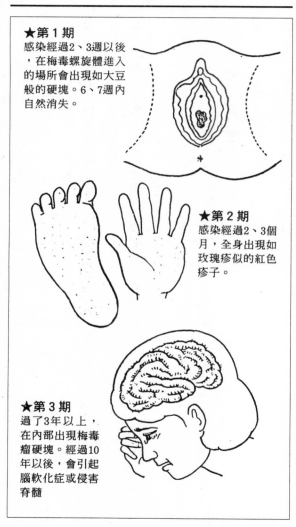

現脫毛現象。稱為第二期，這是最容易感染的時期。

如果不治療，感染後經過三年，進入第三期，則除了皮膚以外，也會在身體各處形成梅毒瘤硬塊。過了十年以後，會引起腦軟化症，或侵害脊髓，成為廢人。

梅毒不一定會出現初期症狀或第二期的症狀，這種梅毒稱為不顯梅毒。最近，這種梅毒不斷地增加。

檢查　要進行梅毒血清反應檢查，血清檢查在感染後大約四～七週內為陽性，因此不易檢查出來。

女性如果不知道感染梅毒而懷孕，有可能生下先天性梅毒兒，因此，懷孕時，一定要接受血液檢查。在懷孕四個月內的胎盤形成之前進行治療，就不會對胎兒造成影響。

治療法　一邊要找專門醫生進行盤尼西林等抗生物質的大量投與治療，或接受肌肉注射。

●淋　病

性病中發生率最高者為淋病，是由於淋菌的感染而引起的。

放任不管，可能會擴大範圍，形成尿道炎，膀胱炎、頸管炎，甚至出現子宮內膜炎或輸卵管炎。如果感染到輸卵管，即使用抗生物質治好以後，也會在腹腔內殘留粘合的現象，造成不孕的原因。尤其近年來出現盤尼西林無效的淋菌，很難治療的淋病增加了。

感染經路　大部分是由於性行為而引起，偶爾也會有抵抗力較差的孩子在海水浴場受到感染。

此外，最近進行肛交的人，可能會感染淋菌性咽頭炎或淋菌性直腸炎等性器以外的淋病。

症狀　感染後二～八天的潛伏期間過後就會發病。頻尿、刺痛、發癢、排尿痛等症狀會出現，陰部紅腫，尿道口出現黃綠色的膿。此外，如果淋菌移到子宮頸管部時，就會出現帶惡臭的黃綠色分泌物。

當淋菌到達輸卵管時，會出現發燒、下腹疼痛的症狀，顯示出有如闌尾炎一般的症狀。症狀可能會逐漸惡化，由輸卵管炎進行為卵巢炎或輸卵管卵巢膿瘤、骨盆腹膜炎等。

如果分泌物或排尿痛的情形置之不理，則一～二個月內，症狀會逐漸地減輕。但是，淋菌會隱藏在尿道粘膜或頸管粘膜等處，變成慢性化疾病。

此外，如果在懷孕時感染淋病，則在分娩時，新生兒會由於產道感染而引起新生兒結膜炎，導致失明。

男性多半是出現尿道炎症狀，會出現排尿痛或尿道口流濃等症狀。

治療法　大量投與盤尼西林等的抗生物質或利用注射來加以治療。不過，有些菌具有強力的抗藥性，即使利用抗生物質也難以治癒。因此，要與醫生商量，經常接受檢查。治療到出現陰性結果為止。

預防對策，如果男性使用保險套，就可以防止來自女性的感染，而女性則無法防止來自男性的感染。

●第四性病

這是稱為鼠蹊淋巴肉芽瘤的病毒性疾病，目前國人中甚少出現這類患者。

●軟性下疳

是由於軟性下疳菌的感染而引起，在世界上，已經有減少的傾向，在國內也很少見。

STD（性行為感染症）

●衣原菌感染症

感染經路與症狀　病原體為衣原菌。最近患者多於淋病，成為世界性嚴重問題。

男性感染衣原菌以後，在一～三週後，尿道內發癢，出現灰白色的分泌物，排尿不快。

但是，這個尿道炎症狀並不強烈，因此可能沒有察覺而感染到女性。

女性感染後，症狀輕微，只是分泌物增加一些而已，並未注意到這是疾病。

在美國，很多前列腺癌或子宮癌的患者都曾經得到衣原菌感染症。

治療法　因為症狀輕微，所以很多人未察覺，或許今後這種病患會逐漸增加。

如果女性感染這種疾病，較令人擔心。因為在分娩時可能因為產道感染使新生兒引發結膜炎或肺炎。此外，也可能引起頸管炎或輸卵管炎，造成不孕症的原因。感到疑惑時，一定要接受治療。

最近的檢查方法，能夠早期發現。

治療方法是至少連續兩週服用抗生物質。

●疱疹感染症

感染經路與症狀　由於單純疱疹病毒Ⅰ型、Ⅱ型的感染而引起。以前Ⅰ型會引起口唇疱疹，Ⅱ型會引起性器疱疹。但是，近年也會由Ⅰ型引起性器疱疹。

經由性行為而感染，感染後在二～七天內發病，外陰部、陰道出現如米粒般大的水疱，大約會增加為十個左右，然後引起潰瘍。這個潰瘍產生強烈的疼痛，甚至碰觸到內褲，都會覺得疼痛異常。一旦嚴重時，可能因為疼痛而無法步行，另外，大腿根部也會出現淋巴節腫脹、發燙等現象。

如能預防二次感染，則一週內就能痊癒。但是容易再發，需要注意。

此外，如果懷孕時感染疱疹，則分娩時，會引起新生兒產道感染，形成死亡率達到八十～九十％的新生兒疱疹感染症。此外，也是造成流產或先天異常的原因。

治療法　並沒有決定性的特效藥，但是，可以藉著抗生物質或消毒藥防止細菌的二次感染，並且進行治療。

●尖圭濕疣

原因與症狀　尖圭濕疣是由於分泌物使外陰部潮濕而引起細菌感染。在陰道的入口、外陰部、肛門周圍出現如米粒般大的疣狀硬塊。這個硬塊大都是單發性的，但也可能集合數個硬塊出現，是屬於柔軟帶濕氣的濕疣。此外，因為容易受傷，所以僅僅被尿沾濕，就會覺得非常的疼痛。

原因可能是來自淋病，一定要確實地檢查。

治療法　進行濕疣的切除或利用電氣燒灼術、電氣凝固術等進行治療。依形成部位的不同，有時也可以塗抹抗癌劑。

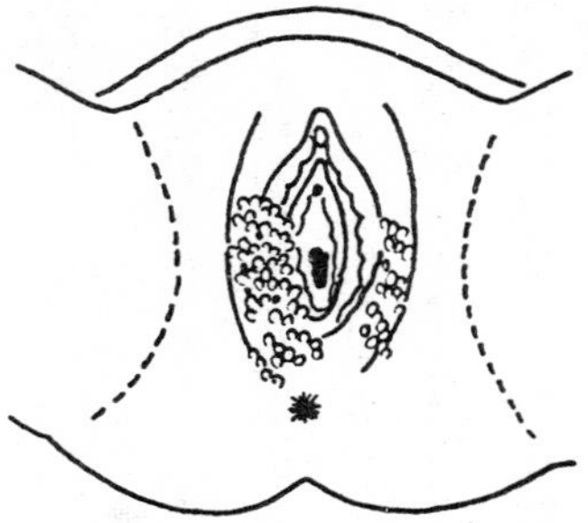

因細菌感染而引起的尖圭濕疣

●愛滋病

感染經路與症狀　愛滋病（後天性免疫不全症候群）是由於人類免疫不全病毒所引起的新傳染病。這數年來，震撼世人，成為具有衝擊性的疾病。原本人體具有對抗病原菌的免疫作用。但是這個疾病卻會使得免疫作用遲鈍，使得對抗疾病的抵抗力極端地減退。同時，出現卡波濟肉瘤這種全身泛紫的皮膚癌，或者是愛滋病特有的卡里尼肺炎這種卡里尼原蟲所引起的肺炎等的併發症。主要是經由血液、精液而感染。

並不是說感染到愛滋病毒的人全部都會發病，通常會有二～五年的潛伏期，在這期間沒有症狀。

問題是原來是男性的同性戀者或痲藥中毒者的靜脈注射，或經由輸血、血液製劑的感染而引起的愛滋病，最近也出現在男女之間正常的性行為，或母親感染給胎兒的情形中，成為世界性的問題。

治療法　雖然法國在一九八三年發現了愛滋病毒，但是並沒有治療法。

預防對策則是避免不特定多數的性行為。

對於血友病患者或輸血而言，也留下了很大的問題。因此，期待有更迅速、確實的血液篩檢法或安全性較高的血液製劑開發出來。

陰道篇

●毛滴蟲陰道炎

原因　由毛滴蟲寄生蟲所造成的原因。透過性行為或洗澡等而感染。不過，真正的原因不明，此外，即使感染，也不一定會發病。健康女性的陰道內原本就存在無數的毛滴蟲。

男性發病率較女性低，但是男性尿道中的毛滴蟲卻會經由性行為而進入女性的陰道中，不斷增殖。

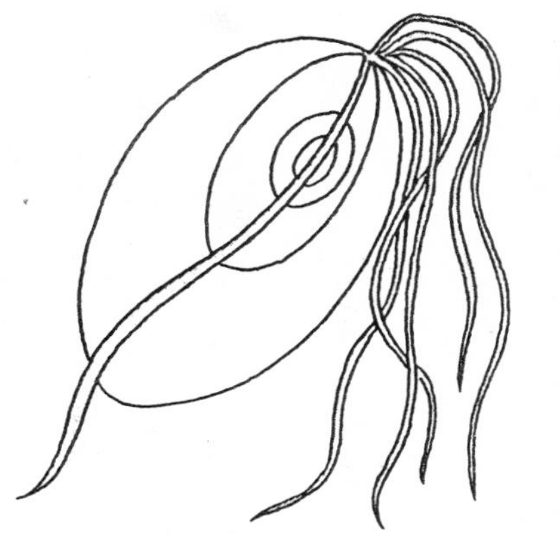

健康女性的陰道內也存在著毛滴蟲

症狀　首先，淡黃色膿樣分泌物增加，同時有細泡滲雜於其中，產生惡臭。

發癢情形嚴重，分泌物增加，造成外陰部發炎、刺痛。排尿時感覺疼痛。此外，外陰部紅腫、糜爛，甚至會脫皮。

治療法　採用陰道內放塞劑的方法，以及經口劑與陰道塞劑併用的療法。即使症狀消失，但由於毛滴蟲尚存在於陰道內，因此要持續兩週，每天進行治療。

不僅是女性，連性伴侶也必須要服用經口劑，否則會因為性行為而再度感染。

●念珠菌陰道炎

原因　酵母或黴菌類稱為真菌，其中的一種念珠菌，是造成念珠菌陰道炎的原因。

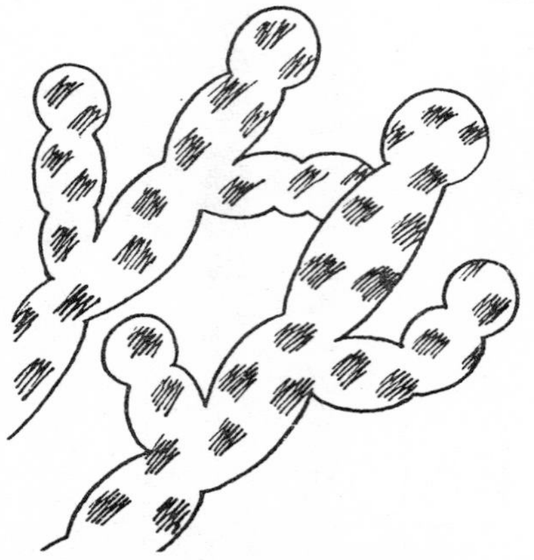

造成念珠菌陰道炎原因的念珠菌

在懷孕中多半會感染這種疾病，或是因為感冒等長期服用抗生物質也會引起。

此外，糖尿病或白血病患者也容易罹患，當全身抵抗力鈍化時容易引起，經常服用避孕藥的人也容易出現症狀。

也可能因為性行為而感染。男性即使感染，也不會出現症狀，因此，在尚未察覺之前，可能會感染給女性。

症狀　外陰部出現強烈發癢的症狀。急性的情形，則是外陰部紅腫，好像白乳酪般的分泌物會增加。其中的一部分好像瘡疤似的附著在陰道壁或外陰部等處。

一旦成為慢性時，外陰部的皮膚會變乾、變厚，感覺異常粗糙。

治療法　以抗真菌劑的塞劑塞入陰道中，外陰部塗抹軟膏，投與經口劑。

使用藥物的話，三～四天症狀就會減輕，但是，這個疾病很難痊癒，容易再發，必須持續治療，才能夠痊癒。另外，和滴蟲性陰道炎同樣的，性伴侶也要一起接受治療。

●非特異性陰道炎

原因　由於鏈球菌或葡萄球菌等化膿菌和大腸菌等普通的細菌而引起的陰道炎。

通常，陰道具有自淨作用，所以不會出現這種症狀。但是，當體調不良或抵抗力減弱時，會罹患這種疾病。此外，陰道自淨作用較弱的少女或更年期以後的女性，較容易罹患。

症狀　會增加帶有臭味的茶褐色或綠色的分泌物，外陰部紅腫，會出現疼痛，發癢的症狀，但是並不嚴重。

治療法　調整體調，找出原因菌，使用配合的陰道塞劑。

少女也容易出現這種陰道炎，因此要保持外陰部清潔，定期更換內褲，避免雜菌侵入陰道內。做母親的必須要注意到這些問題。

●老人性陰道炎

原因與症狀　當停經期來臨時，卵巢功能減弱，因此，卵胞荷爾蒙的分泌減少，這時，陰道粘膜變薄，自淨作用遲鈍，因而容易引起雜菌感染。此外，由於抵抗力減退，因此，來自外界的刺激容易產生傷害，在性行為時，也可能因為疼痛而出血。

罹患這種陰道炎時，會出現淡黃色，或淡粉紅色的分泌物。

治療法　補充缺乏的卵胞荷爾蒙，只要七～十天內即可痊癒，卵胞荷爾蒙分為內服錠與陰道塞劑兩種。

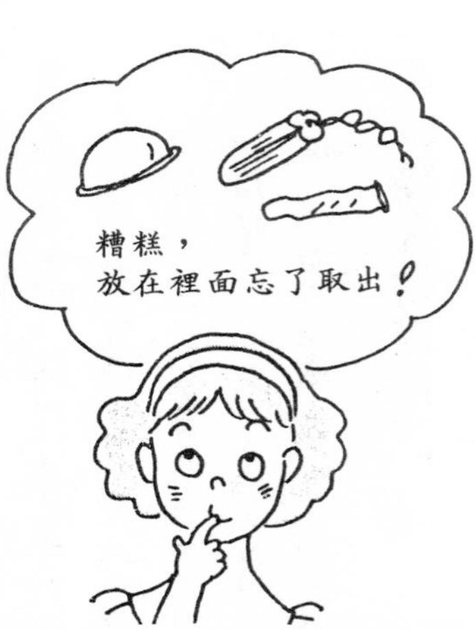

像衛生棉、子宮帽等東西可別忘了取出哦！

●異物造成的陰道炎

原因　衛生棉或子宮帽、保險套留在陰道內忘了取出，由於異物進入陰道內而引起發炎。

症狀　難聞的分泌物增加

治療法　首先取出異物，再洗淨陰道。

輸卵管與卵巢篇

●輸卵管炎與卵巢炎

輸卵管與卵巢合稱為子宮的附屬器官。

輸卵管在性器當中是最容易引起發炎症狀者，但是卵巢卻擁有較強的力量，能夠對抗發炎症狀，甚少受到侵害，幾乎都是合併輸卵管炎而發生。輸卵管炎是由於鏈球菌，大腸菌、葡萄球菌等化膿菌或淋菌、結核菌附著於輸卵管而引起的疾病。通常，會透過陰道、頸管、子宮內膜而往上發展。

症狀　兩側的下腹出現劇痛，發燒，感覺不適，嘔吐，分泌物增加等，出現類似闌尾炎的症狀。

當輸卵管炎進行時，輸卵管中的粘膜會引起肥厚或粘合，輸卵管變得狹窄或閉鎖，因此，輸卵管中有膿積存，形成輸卵管積膿瘤，或是有透明的液體積存，形成輸卵管積水瘤。

當發炎嚴重時，會擴及到卵巢或腹膜，引起卵巢炎。一旦成為慢性疾病時，會與腸、腹膜、子宮等粘合，成為子宮外孕或不孕症的一大原因。

治療法　在較早的時期投與強力抗生物質，靜養是最有效的方法。當疼痛強烈時，要服用鎮靜劑。即使退燒，為避免慢性化，也要保持一週左右的靜養。

●卵巢腫瘤

沒有比卵巢更容易形成各種腫瘤的臟器了。大致可分為卵巢囊瘤與充實性腫瘤。以比例而言，九十％為卵巢囊瘤，剩下的，則為充實性腫瘤。充實性腫瘤又分為艮性、惡性與中間型三種。

症狀　腫瘤大小各有不同，但是，如果染有大到如拳頭般大時，就不會產生自覺症狀。除了偶爾會出現的分泌女性荷爾蒙或男性荷爾蒙的腫瘤以外，大都不會引起月經異常，仍然能夠懷孕。

然而，如果腫瘤極大，成為惡性腫瘤時，有時會引起腹痛與貧血，以及腹水積存等症狀。

治療法　艮性腫瘤的摘除有兩種方法，首先是摘除長腫瘤的卵巢，進行卵巢摘除術。第二個是只摘除腫瘤的卵巢腫瘤摘除術。這時，因為留下一部分健康的卵巢組織，故能夠保持卵巢的正常機能，以後還可以懷孕。但如為惡性，則兩側的卵巢以及子宮都要摘除。當然，一旦兩側的卵巢摘除，就無法懷孕。此外，最近也得知，年輕時兩邊的卵巢都摘除以後，罹患心臟疾病而死亡的比率提高。

●卵巢囊瘤

主要為如下三種，皆為良性，但有時也會惡性化。

◉漿液性囊瘤

佔整體卵巢腫瘤的二五%。

二十歲以後所有的年紀都可能會出現。看起來有如氣球一般，內容則是黃色的漿液，有時只有一個囊瘤（單房性），有時則是許多囊結成如葡萄串似的（多房性）。多房性時，在囊瘤表面的一部分會出現疣狀增殖，稱爲乳嘴瘤，很容易變化為惡性瘤。

因為沒有自覺症狀，因此多半到囊瘤增大至腹部會隆起時才會注意到。此外，做劇烈運動時，可能因為莖扭轉而在腹部產生劇痛，會出現嘔吐等現象。

◉偽粘性囊瘤

佔卵巢腫瘤的十～二十%的比率，以更年期以後的女性較易出現，幾乎都只有在單側的卵巢形成。

這是人體內最大的一種腫瘤，甚至重達三公斤以上。

內容是發粘液（偽粘液），因此會自然破裂，流到腹腔內，腫瘤會擴散到腹膜或腹腔內臟器的表面，稱為腹膜粘瘤，成為惡性瘤的情形很多。

◎皮樣囊瘤

佔卵巢腫瘤的十~十五%的比率，以成熟期女性較易出現。

通常，只會出現在單側，但有時也會出現在兩側。其中含有毛髮、牙齒、骨骼、肌肉等

●卵巢囊瘤的三種形態●

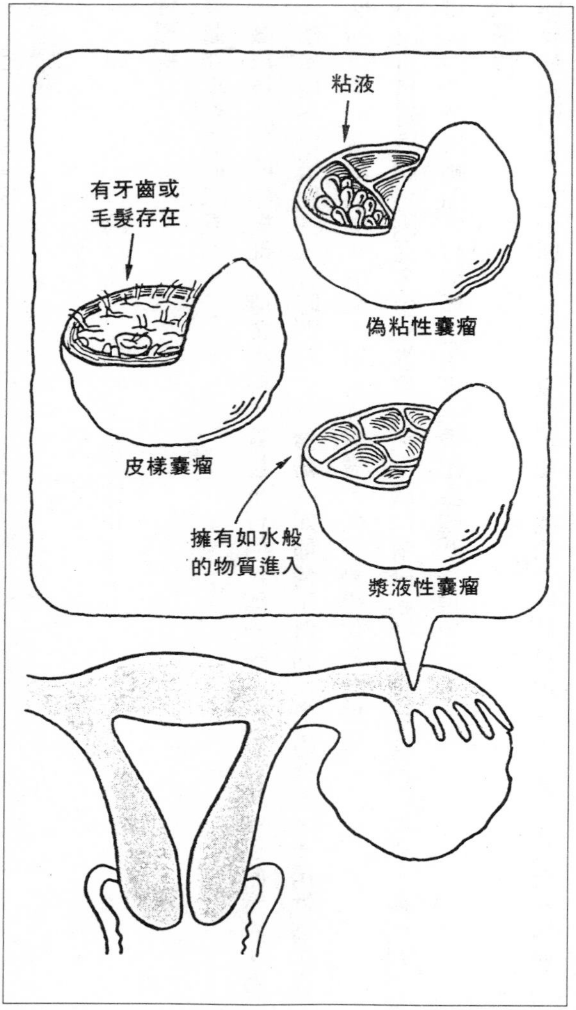

，因此，摘除的腫瘤出現令人噁心的氣味。由於具有可動性，故容易引起莖扭轉，在與懷孕合併出現的卵巢囊瘤中，是最為常見的一種。

幾乎都是良性，惡性化的機率為二～三%。

●充實性腫瘤

佔卵巢腫瘤的十～十五%。看起來好像硬瘤一般。

惡性的比率極高，即使是良性，也會造成腹水積存。

◆良性型

●纖維瘤

佔卵巢腫瘤的三～五%，會慢慢地增大。所有的年紀都可能出現，尤其更年期以後的女性，更容易發生。

七成的纖維瘤會發生胸水，稱為麥格斯症候群。只要切除腫瘤，就能使胸水立刻消失。

●萊膜細胞瘤

萊膜細胞瘤佔全卵巢腫瘤的一、二%，從三十歲開始到更年期以後的女性，較易罹患。

這個腫瘤會分泌卵胞荷爾蒙，故停經後的女性會出現不正常出血。此外，也會積存腹水或胸水。

●類副腎瘤

這是罕見的腫瘤，據說是副腎皮質纖維鑽入卵巢中所引起的，以三十幾歲的女性較多出現。

這種腫瘤的一大特徵，就是會分泌男性荷爾蒙，因此，會出現月經異常、不孕、多毛、聲音低沈、陰蒂肥大等男性化的症狀。一旦切除腫瘤，這些男性化的現象會自然地痊癒。

◆中間型

●男化腫瘤

這是會分泌男性荷爾蒙的罕見腫瘤。以成熟期的前半期女性較為常見，會產生強烈的男性化現象。

通常為良性，兩成左右為惡性，因此，要做摘除兩邊卵巢與子宮的擴大手術。

●顆粒膜細胞瘤

這是會產生卵胞荷爾蒙的腫瘤，從青春期到更年期為止，廣泛的女性都會出現。發生於少女身上時，會有早發月經或乳房腫脹等早熟傾向出現。因為這個腫瘤的因素，甚至也出現幼稚園兒童有月經的症例。

此外，停經後的女性罹患這種疾病時會出血，而性成熟期的女性，也會出現不正常的出血。

●未分化胚細胞瘤

充實性卵巢腫瘤的一成為這種疾病。年輕層較多出現，八成左右都是二五歲前的女性罹患這種疾病，其中以卵巢發育不全或假性半陰陽女性較易發生，會急速地增大。惡性化的例子也不少，所以要用放射線治療與抗癌劑，十分有效，如併用手術，即可根治。

◆惡性型

大部分為卵巢癌，此外，也有肉瘤或絨毛上皮瘤等。

泌尿器篇

女性尿道大約只有四～五公分長。尿道口就在陰道或肛門的附近，因此，很容易受到細菌的感染，也容易受到膀胱炎、腎盂炎等感染症的侵襲。

尿路感染症的原因菌是大腸菌、鏈球菌、葡萄球菌等，不僅是成人女性，連小女孩也要注意。

此外，青春期以後，因為性行為而罹患尿路感染症的比率極高。

●膀胱炎

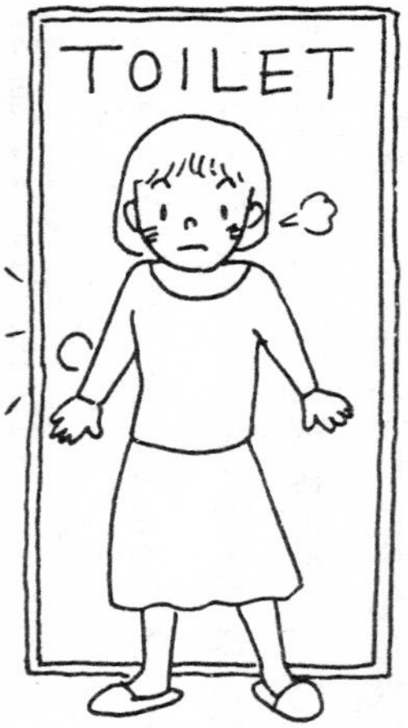

不可忍尿

原因　細菌由尿道口侵入，擴散到膀胱而引起發炎。

症狀　首先是排尿時產生劇痛，同時，會出現殘尿感、下腹痛、血尿、頻尿等症狀。

預防與治療法　要預防膀胱炎，需要注意如下的事項：

Ⓐ避免不乾淨的性行為或愛撫，要保持性伴侶手指或性器的清潔，同時，在性交前要攝取水分，性交後，利用排尿沖掉細菌，也是很好的方法。

Ⓑ分泌物增加時，細菌容易從陰道侵入尿道口。陰道發炎時，一定要治療。

Ⓒ不可忍尿，要經常排尿。

Ⓓ排便後一定要由前往後擦拭，防止肛門到尿道口的感染。

治療時，首先要找出原因菌，服用能治療原因菌的抗生物質。服菌後能夠減輕症狀，但是要痊癒，則至少要花一週的時間。要不斷地進行治療，直到檢查尿液時不再發現細菌為止。

●腎盂炎

原因與症狀　由膀胱侵入的細菌擴散到腎臟的腎盂而引起發炎。急性腎盂炎會產生三九度以上的高燒，出現血尿，且腰部與背部有疼痛感。如果感覺腰部有如被敲打般的劇痛時，就得住院了。

此外，成為慢性時，會持續輕微發燒，產生疲勞感、食慾不振、腰痛等症狀。置之不理，是引起腎機能不全、心臟機能不全等的原因，宜儘早接受治療。

治療法　找出原因菌，投與有效的抗生物質。

●尿道炎

原因與症狀 起因多半是淋菌、毛滴蟲或衣原體，排尿時產生燒灼痛、血尿。如果細菌侵入膀胱，就容易引起膀胱炎，因此要儘早治療。

治療法 投與對原因菌有效的抗生物質。

●失禁症

原因與症狀 只是咳嗽、打噴嚏、受到驚嚇或抬重物時，就會出現少量漏尿的情形。通常，尿的貯存或排尿是由膀胱括約肌等發揮作用，但是由於分娩、手術、老化等造成肌力減退時，就會引起失禁，稱為壓力性失禁。此外，有數度生產經驗的人或老年人，也會出現。

治療法 進行卵胞荷爾蒙的投與，以及鍛鍊骨盆肌肉收縮的體操。但是，嚴重時，要進行外科手術。

▲因婦女病而住院時的準備▼

到醫院之前，要先淋浴，擦拭身體，保持身體的乾淨。不要化妝，用髮帶或橡皮筋固定頭髮。

住院時需要的物品如下。

• 健康保險卡、印鑑、住院預約卡等等。

此外，生產時要帶母子健康手册。墮胎前，要將事前拿到手的墮胎同意書簽名蓋章以後帶到醫院去。

• 衣物方面，要更換內衣褲，準備前開釦的睡衣。套頭式的睡衣有礙診察，宜避免。

• 日用品方面，需要包袱、衛生紙、毛巾、浴巾、托鞋、塑膠袋、紙袋盥洗用具、水杯、筷子、湯匙、抹布等，最好也準備水果刀與開罐器。

接受生產、墮胎、子宮或陰道、外陰部的手術時會出血，因此要準備生理用的棉墊或衛生棉。

如果是生產的話，則必須備妥嬰兒的衣物、尿布等。

此外，為了手術與檢查而必須使用麻醉劑時，在前一晚醫生就會指示不可吃東西。

住院時必要的東西

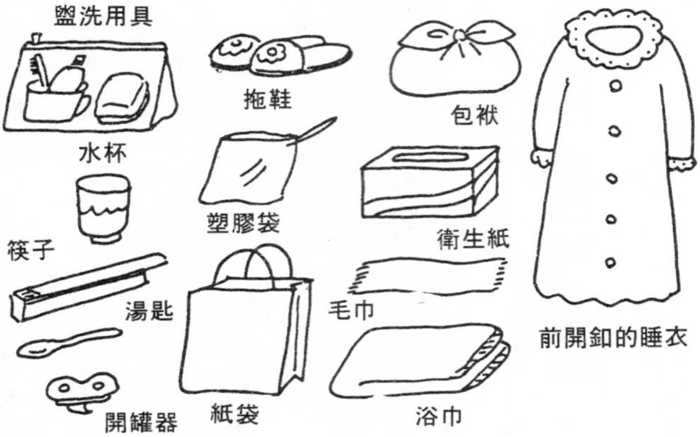

一定要遵守指示。

出院後好好靜養是很重要的，並向醫生確認注意事項。如果出院後仍然持續出現下腹痛，發燒、分泌物異常等現象，可能是細菌感染後遺症，一定要和醫生商量。

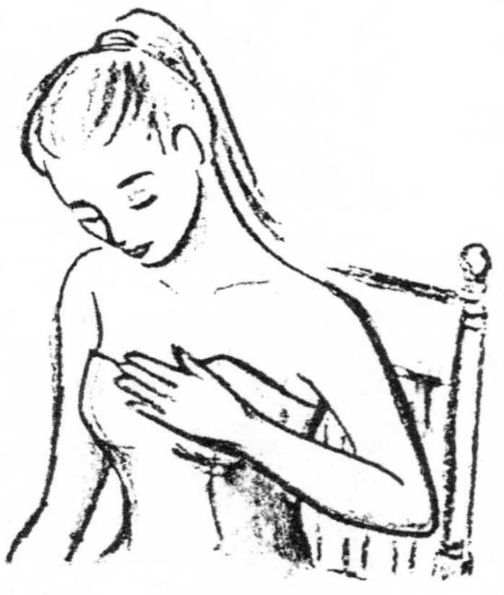

心理、精神的疾病

●神經性食慾不振症

以女性佔壓倒性多數，甚至在十～二十幾歲的女性也會出現。由於心因性的原因，導致極度拒絕飲食，十分消瘦。

症狀　體重減輕二分之一～四分之一，此外，行動活潑為其特徵，會出現未成熟的傾向。會有嘔吐、吞嚥困難、上腹部膨脹，便秘等胃腸症狀出現，血壓下降。此外，也可能伴隨貧血、無月經、低蛋白血症各種維他命缺乏症等症狀出現。

原因　十分複雜，難以一語道盡。不過，多半是因為怕胖而產生的例子。略微發胖的年輕女性較怕一直胖下去，如果極端畏懼，就會引起疾病。為了怕胖，而會持續拒絕飲食，希望能夠瘦到正常體重以下，最後就變得無法接受食物了。

此外，另一個心因性的因素是和父母，尤其與母親的關係不好。例如，母親十分在意子女的健康，如果干涉到她的飲食時，就會因為拒絕反應而陷入神經性食慾不振症。

這種例子以兒童較多出現。青春期也較多，由於追求精神上的自立，再加上周圍環境或與依賴心之間的平衡無法維持順暢，就會引起這種症狀。

治療法　主要是排除隱藏在患者心中的原因。要接受精神科醫生的指導，重視與患者的信賴關係，進行心理療法等的治療。此外，家人與周邊人的協助也是不可或缺的。去除原因，同時要讓患者了解正常飲食的必要性。不要突然增加食量，要慢慢地增加。

●神經症

由心理的原因而產生身心的各種症狀。對自己的精神狀態，身體狀態及能力不具自信而不安的狀態，即是所謂的神經症。

種類與症狀　依症狀或不安對象的不同，有很多種類，不過大致如下：

•不安神經症

神經症中特別感覺強烈不安的症狀。不安感經常存在，有時會產生強烈發作的現象。

主要症狀包括心悸、呼吸困難、口渴、血氣上衝、發抖、手腳僵硬、脫力感等。但是進行內臟或血液檢查時卻未發現身體上的疾病。

•強迫神經症

明知是微不足道的事情，卻不斷地鑽牛角尖，無法脫離這種意識的狀態。就好像無力控制自己的意識似的，因而有這種名稱。

例如拼命地洗手，老是覺得手洗不乾淨；或明明門已經上了鎖，卻總覺得不對勁。這不僅只是潔癖症或態度謹慎的表現，有時自己也啼笑皆非，覺得痛苦不快。

・恐懼症

沒什麼大事，卻會對某種事物或對象產生強烈的恐懼心。例如，對自己的臉泛紅而感到非常難為情的紅臉恐懼症，或擔心自己罹患重病的疾病恐懼症，或擔心車上的吊環、錢充滿細菌而不願直接觸摸的不潔恐懼症等。

紅臉恐懼症的患者害怕臉紅，反而臉越來越紅，或者覺得自己的臉越來越紅，而形成惡性循環。

疾病恐懼症則是雖然沒有罹患心臟病，有時卻覺得心悸或呼吸困難。像這樣連身體症狀都出現的例子並不少。或是檢查沒有異常，可是卻擔心自己罹患重病，只是醫生不敢表明，而變得更為恐懼，這種情形也是有的。

原因　多半是原本就較為神經質而屬於完美主義者，或者在工作場所人際關係不好，或是因為近親死亡。造成打擊的生活環境變化等等，都可能引發這種疾病。

治療法　以精神療法為主。實施心理或性格檢查，配合情況，進行催眠、暗示、說服、訓練等療法，有時也會投與鎮靜劑等其他藥劑。

●自律神經失調症

內臟、血管與分泌腺等是與自己的意志無關，進行生命活動，與其他器官保持平衡，配合環境的變化而自動調節的構造。支配這些生命活動的重要作用，就在於自律神經。

自律神經系統的功能因為某要素而不平衡，就會產生各種症狀，稱為自律神經失調症。

症狀　頭痛、頭昏眼花、疲勞感、失眠、手腳痲痺、發冷、發汗異常、心悸、呼吸困難、胸痛、胸部壓迫感、食慾不振、胃脹感、下痢、便秘等，具有多樣化的症狀。這些症狀多半不是單獨存在，而是重複出現，或其中一種症狀特別明顯。

原因　男女的比率是一比二，女性較易出現，尤其是青春期或更年期的女性較易出現。這個時期由於荷爾蒙平衡失調以及自律神經平衡失調。原本自律神經不安定的人，在此時期較易發病。

此外，長期的精神壓力與強大的心理打擊等，也會導致發病。不過，這時以身心症、神經症的要素較大。

治療法　讓患者了解疾病的性質。

也就是說，會出現各種症狀，是由於自律神經的失調而導致機能不暢，並不是臟器或器官本身具有毛病。要讓患者了解這一點。

患者也必須信賴醫生的指示，接受治療。

如果一味地認為是自己的內臟功能不良，那就很難復原了。

具體的療法包括暗示療法、催眠療法、自律訓練法等。經常進行自律訓練法，能夠鬆弛身心。要進行自我暗示，培養自我控制的方法，此外，有時也會投與鎮靜劑，或對自律神經發揮作用的藥劑。

過規律正常的生活，不受周圍複雜狀況的影響，保持自己的步調來生活，較有助於預防及治療，同時也能夠穩定自律神經。

此外，從事運動或自己熱愛的事情，也能夠消除壓力。

●身心症

雖然症狀出現在身體上，但卻是由於心理，精神性的要因所造成的，並不是一種獨立的病名，乃是各種疾病的總稱。

例如胃潰瘍，不只是飲食生活上的問題，其發病與進行都與精神壓力有關的例子並不少。最近較常出現的過敏或本態性高血壓、糖尿病等，也是同樣的情形。此外，前面敘述過的神經性食慾不振症或自律神經失調症等，也算是一種身心症。

此外，擁有這種濃厚的背景色彩，在各方面出現疾病，也算是一種身心症。

由此可知，身心症是由於生活高度文明化或情報氾濫，在壓力包圍的環境中生活的現代人特有的疾病。

原因　個性認真嚴肅、獨立心與向上心旺盛、沒有興趣而無法紓解壓力的人，較容易罹患身心症。

也就是說，做事謹慎、充滿幹勁者，由於本身積存壓力，因此，罹患身心症的例子也不少。

擁有這種傾向的人，不要杞人憂天，事前要與家人或朋友商量，找出紓解壓力的手段，預防發病。

診斷　很少人在一開始就察覺到自己的症狀與心理，精神的要因有關，多半是經由問診或其他的方式而逐漸了解。

除了身體面的一般診察之外，也會實施問診或性格測試，心理測試、家庭或職業場所，學校的環境，本人與家族既往症的調查等，進行綜合的判斷。

治療法　首先，要讓本人自覺到自己的疾病是身心症，這一點十分重要。其次，可配合需要進行如下的治療法：

- 以問診的方式進行心理療法　讓病人了解疾病的性質，緩和不安感，並鼓勵他。
- 自律訓練法　有系統地進行自我暗示的訓練，藉此能放鬆身心，自我控制。

●由身心症所引起的各種症狀●

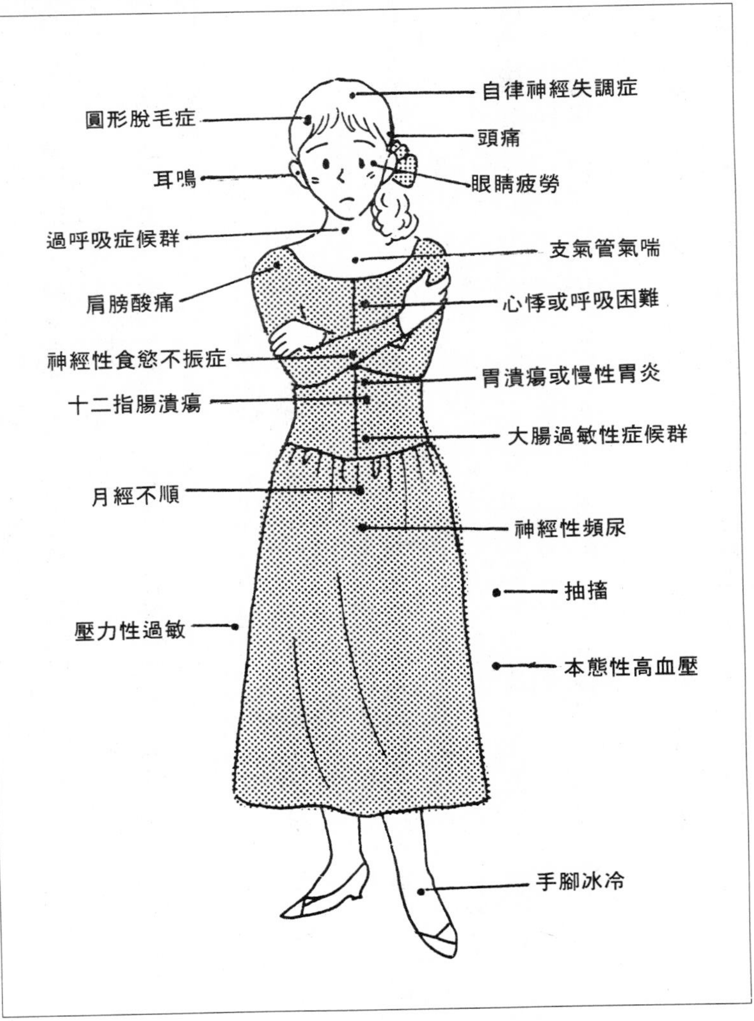

・行動療法　設定各種狀況，給予刺激，進行訓練。

・森田療法　循序漸進，進行安靜、說服、輕作業等的訓療法。對於完美主義者、神經質、內向的人有效。

・作業療法　透過繪畫、寫詩、雕刻、書法等自我表現的作業，掌握患者心靈的動態，紓解心中的鬱悶。

・社會個別診治　得到家人或周邊人的協助而進行的心理療法。

・集團療法　將患者集中起來，在團體中觀察他人，設定與人接觸的機會，致力於人際關係的圓滑化，進行性格訓練。

・藥物療法　為以上心理療法的準備階段，配合需要可以使用鎮靜劑或抗憂鬱劑、催眠劑等。

●假面憂鬱病

雖說是憂鬱病，卻是隱藏在身體症狀背後的憂鬱病。甚少自覺到感情，非常的憂鬱，使身體出現症狀。

症狀　全身倦怠感，頭痛、食慾不振、失眠、胃腸障礙、痲痺、肩膀或脖子酸痛、心悸、呼吸困難等，由於各臟器的機能降低，因此會出現各種症狀。

結果，很容易誤診為自律神經失調症或荷爾蒙障礙、胃腸病、神經痛等，難以診斷為其特徵。

原因　雖然不了解憂鬱病的原因，不過，據說與生俱來具有這種資質的人較容易發病。有時有清楚的發病關鍵，有時卻沒有。

在二十歲左右較易發病。女性在更年期又是另一個出現的顛峰期。不同於普通的憂鬱病，由於隱藏壓抑的情感，因此，無法清楚得知發病時為其特徵。

治療法　如果診斷為假面憂鬱病，則抗憂鬱劑較為有效。但是，尚未診斷出結果之前，是難以應付的疾病，只好藉由投與抗憂鬱來治療，待症狀改善之後，才發現是假面憂鬱病，這種例子屢見不鮮。

如果接受精神科以外的治療，很難做出正確的診斷，也沒有治療效果，因此，要接受精神科專門醫生的診治。

▲年輕女性經常出現的過呼吸症候群▼

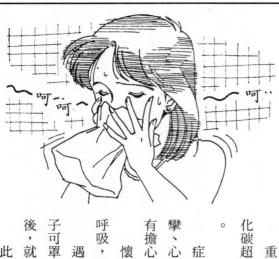

重複異常快速的深呼吸，使肺或動脈血中的二氧化碳超出必須以上地排出體外，引起各種症狀的疾病。

症狀包括手或口的周圍發麻，手與手指顫抖、痙攣、心悸、頭昏眼花等。這些症狀多半在情緒高漲或有擔心的事情而感到強烈不安時會出現。

懷疑自己現在可能就要窒息了，因此拚命地快速呼吸，沒想到情況更為嚴重，造成惡性循環。

遇到這種狀態時，要冷靜地處理，如果附近有袋子可罩住口鼻，或用紙袋、雙手罩住口鼻呼吸，片刻後，就會覺得輕鬆多了。

此外，也有吸入特別氣體的專門療法。

女性特有的癌症

●子宮頸癌

子宮癌分為子宮頸癌與子宮體癌兩種。國人以子宮頸癌佔壓倒性多數，大都發生於子宮頸部的扁平上皮。

原因　正確的原因不明，不過，以下幾項則是與子宮頸癌發生有間接關係的情況。

Ⓐ多產婦或初交年齡較低的女性較易出現，處女和未產婦較少。

Ⓑ猶太女性甚少罹患子宮頸癌，這是因為猶太人的男性在很小時要進行「割禮」，亦即切除包皮，因此，恥垢不易積存，局部的清潔，可能就是女性較少罹患子宮頸癌的理由！

Ⓒ根據統計，沒有保持身體清潔設備的地區或貧困階層較常出現。住宅環境完整、衛生狀況良好的國家較少出現這類患者。因此，推測與清潔度有密切的關連。

四十幾歲的女性較易罹患，其次是三十幾、五十幾、六十幾歲，因此，過了三十歲以後，要接受定期檢診。

症狀　子宮頸癌是在扁平上皮與圓柱上皮交界附近的圓柱上皮側發生的癌症。初期時，只停留在圓柱上皮層中，稱為上皮癌，這是早期的狀態。過了幾年，逐漸發展為浸潤癌，朝陰道或子宮體部的方向擴張。

與其他癌症一樣，在輕微時期，幾乎未出現症狀，性交後，可能有少量的出血，症狀更為惡化以後，就會有異常出血或特有的分泌物出現，但到此地步，恐怕就無計可施了。因此，要利用定期檢診方式，在無症狀時發現，這是重點。

進行與治療法　進行程度如後表所示，分為五大階段，治療則依各時期的不同而有不同。日本對子宮頸癌的手術技術，堪稱世界第一，手術後的治療率（正確說法是五年內生存率，是指治療後五年生存的比率）遠超過其他各國，如果在零期發現，則治療率達到一〇〇％。

●子宮體癌

原因　發生於子宮內膜的癌。昔日以白人女性患者較多，尤其是肥胖型或糖尿病，高血壓女性患者較易出現。但是，最近由於飲食生活的歐美化，導致肥胖和糖尿病患者增加。因此，國內女性的體癌也有逐漸增加的傾向，體癌與乳癌同樣是與荷爾蒙有密切關係的癌症。

子宮內膜是與卵胞荷爾蒙反應的分裂增殖的組織，因此，體癌的發育似乎與卵胞荷爾蒙有些關聯。

子宮頸癌的進行過程

★0期　發生於圓柱上皮旁，但癌細胞還只是在層中而已。

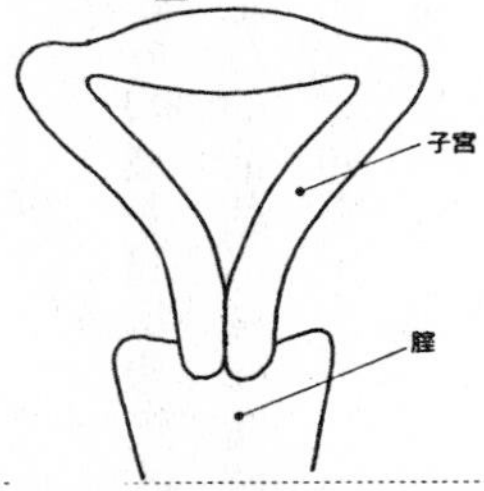

★1期　癌細胞發展為浸潤癌，朝深層擴張，這個時期的癌，只有在子宮頸部才看得到。

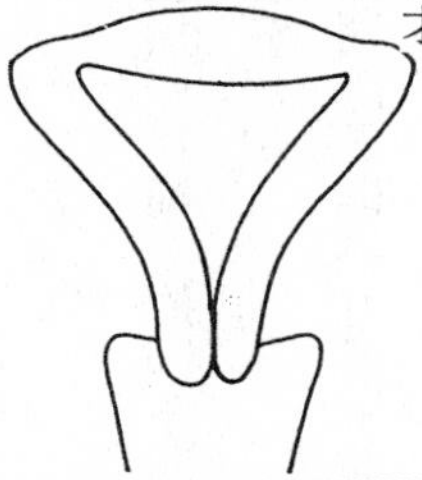

★2期　癌症不斷進行，從子宮頸部擴及到骨盤、陰道內。

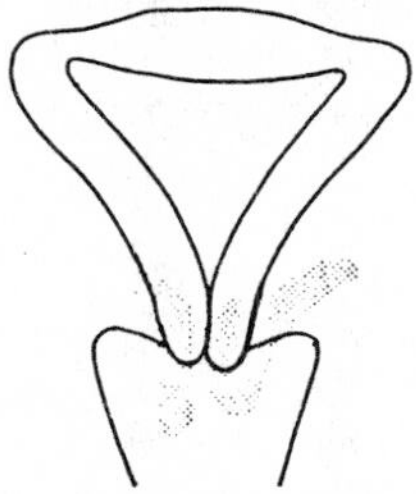

★3期　癌擴散到骨盤壁，甚至浸潤到整個陰道。

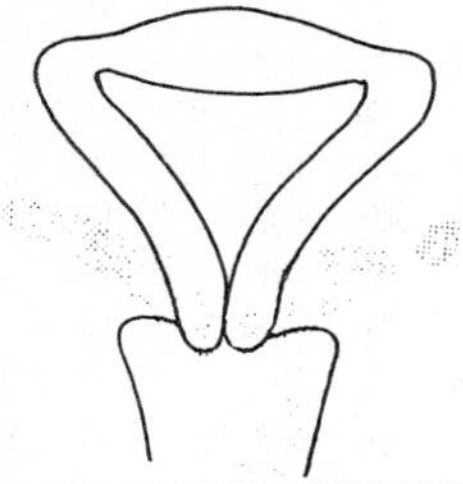

★4期　癌越過骨盤，波及到膀胱或直腸。

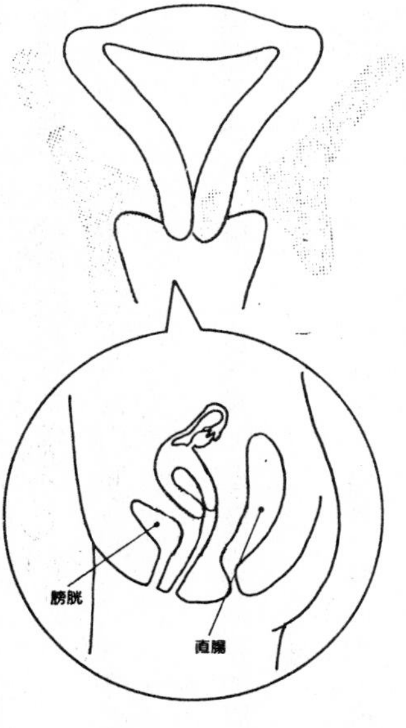

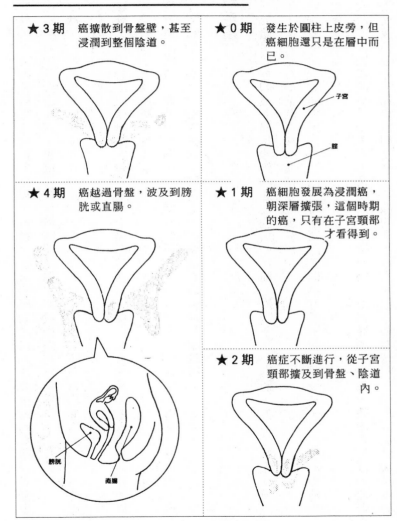

此外，子宮頸癌以經產婦較多出現，但是，子宮體癌則是以不孕或未婚的女性較易罹患，發生年齡多半是五十～六十幾歲停經後的時期，罹患率較頸癌高為其特徵。

症狀　出現不正常出血或血性分泌物，更年期時，可能會將不正常出血誤以為是月經紊亂。這個時期的出血要注意。

診斷　初期時由內診無法診斷，要用小湯匙等器具，採取子宮內膜，進行組織檢查加以診斷。檢查時，會產生輕微的腹痛。

進行與治療法　體癌與頸癌相同，進行的程度分為五個階段。通常，較遲才能發現，而以進行癌較多，所以治癒率較低。原則上，治療法是採單純全摘除術。

●絨毛癌

屬於胎兒成分的絨毛異常增殖的惡性腫瘤。目前，原因不明。不過，多半於妊娠或流產後發生，尤其是在葡萄胎這種異常懷孕之後會出現。

以危險率而言，如果正常分娩為一時，則流產則為五倍，葡萄胎後為一五〇倍。葡萄胎的絨毛發生率為一～三％。

症狀　分娩或流產後持續不正常出血，或帶血的分泌物增加。後來，腫瘤細胞侵入血管，藉由血液循環而迅速流竄到全身。其他的癌是經由淋巴循環而轉移，但是絨毛癌卻是屬於血行性的，因此，可能轉移到腦、肺、肝臟、陰道、外陰部等。轉移到肺時，會出現咳嗽、咯血、胸痛等症狀；轉移到腦時，會出現頭痛、嘔吐等症狀，如果轉移到陰道或外陰部時，則會出現強烈的出血症狀。

診斷與治療法　增殖的絨毛細胞，會在尿中大量分泌促性腺激素荷爾蒙。當分娩或流產後的不正常出血持續出現時，只要進行尿中促性腺激素的定量檢查，就能加以診斷。利用分泌物細胞診發現絨毛上皮細胞，或利用超音波斷層法會發現異常症狀。

治療方法是採用子宮全摘除術。在手術前，手術後要使用強力化學療法。治療後，一年以上每個月要進行尿液檢查。為防止絨癌細胞再增殖，因此，要檢查尿中的促性腺激素。

這個癌轉移迅速，且復原情形不良。但是，最近由於葡萄胎後的管理良好，而且開發了有效抗癌劑，故死亡率降低了。

●乳　癌

國內女性以往乳癌的死亡率極低，但根據統計，死亡率有逐漸上升的傾向。依此速度上升的話，到了二十一世紀時，乳癌將成為女性癌死亡之首。因此，乳癌增加的背景有重新探討的必要。

原因　一個原因是飲食生活。以往，乳癌是在丹麥、荷蘭、英國、美國等所謂攝取較多乳脂肪的國家較為常見。

攝取奶油、乳酪等乳製品越多的國民，乳癌的罹患率越高。

以前，據說女性荷爾蒙與乳癌有關，由於乳脂肪中所含的膽固醇對於女性荷爾蒙代謝造成影響，因此，乳製品的攝取與乳癌的關聯也備受議論。

第二個原因是女性生命周期的變化。美國將乳癌稱為「女教師病」。亦即高學歷的單身職業女性較易罹患乳癌。

結婚後沒有孩子的女性，或雖有孩子卻授乳不全的女性，或高齡初產婦，以及有乳腺炎既往歷的女性較易罹患。此外，體質方面，母親或姐妹中有乳癌者，則自己罹患乳癌的機率也較高。

由此可知，經常攝取乳製品的高學歷單身職業婦女較易罹患乳癌。但並非符合這個條件的所有女性全都會罹患乳癌。不過，以這類女性不斷增加的日本狀況來考慮的話，絕對與乳癌的增加有關。

因此，要定期接受乳癌的診察。

症狀　癌症的徵兆可以自己診斷的，就是乳房的硬塊。乳癌的硬塊凹凸不平，會滾動，感覺好像與周圍的皮膚粘合似的，置之不理時，硬塊會急速地增大。可能會轉移到腋窩淋巴節群或鎖骨上的淋巴節群，也可能會轉移到肺、骨或肝臟。

乳癌的自我檢查方法

①站在可以看到上半身的鏡子前，手置於頭部，觀察乳房。

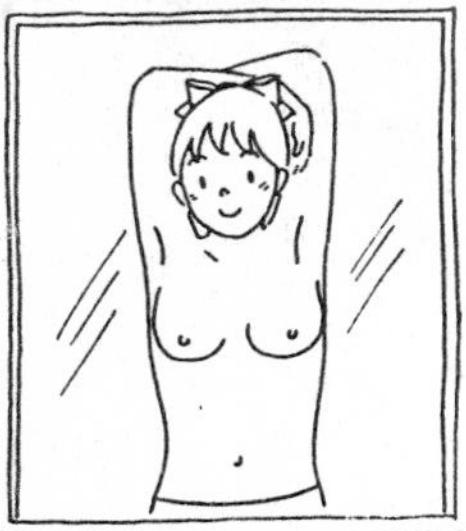

②其次，手插腰，觀察乳房。

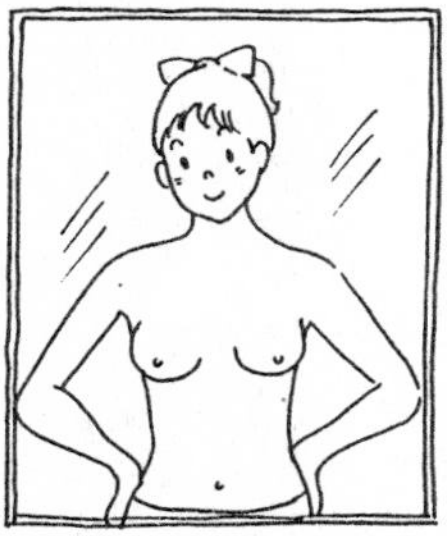

③側躺，觀察乳房是否有異狀。

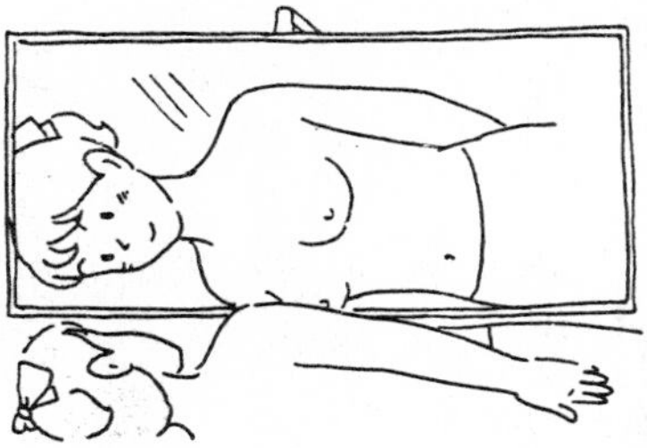

④仰躺，上抬檢查側的手臂，將反側的手指併攏，由上往下觸診乳房內側，檢查是否有硬塊。

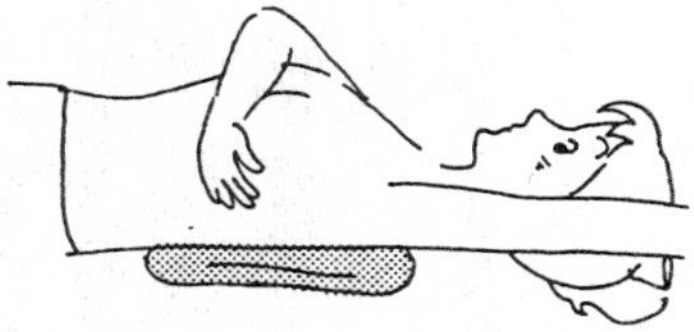

⑤其次，放下手臂，由下往上觸診外側，檢查是否有硬塊。

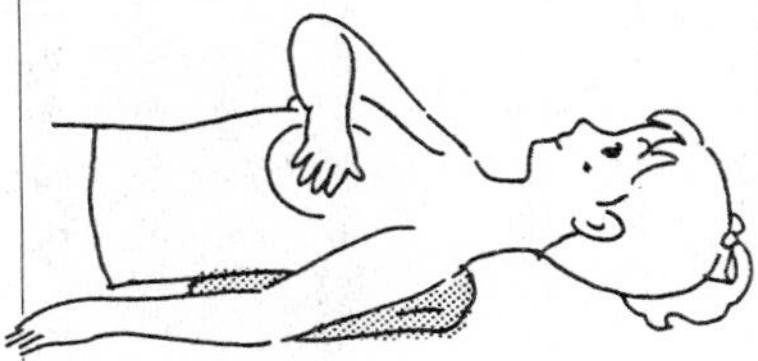

⑥最後，檢查腋下是否有硬塊。

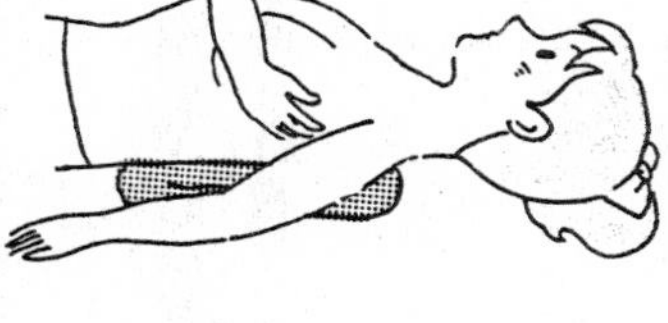

此外，乳頭凹陷或位置偏向左右，或乳房表面拉扯而出現凹洞，但按壓時不會覺得疼痛。有時，乳頭有摻雜血的分泌物出現。這些症狀都是乳癌的徵兆。

診斷與治療法　除了觸診以外，也可以利用超音波掃描、照X光或進行溫度記錄法檢查等，藉此加以診察，罹患乳癌時，在此部位會有以腫瘤為營養的血管出現，使皮膚的溫度上升，這也是一種診察方法。

如果乳頭出現分泌物，就要進行分泌物的病理細胞診，診斷是否罹患癌症。

治療法除了定型乳房切斷術以外，也包括進行切除胸大肌及其周圍結合組織或淋巴節，脂肪的手術。

乳癌是屬於荷爾蒙依存性較高的癌症，一旦轉移，要切除卵巢，或進行投與男性荷爾蒙等內分泌療法。

●卵巢癌

分為原發性卵巢癌與從其他臟器轉移而來的轉移性卵巢癌兩種。

◆原發性卵巢癌

未婚女性或沒有生產經驗的女性，或喜歡吃肉類的女性較易罹患。在國內是較少見的癌症，不過，近年來有增加的傾向，與乳癌相同，將來也有增加的危險性，所有年齡層的女性都可能發生，不過，以四十～五十歲以上的女性較為常見。

初期完全不見症狀，故很難早期發現。擴展迅速，會轉移到輸卵管、陰道、直腸等部位。

進行子宮癌檢診時，可加以檢查。

◆轉移性卵巢癌

佔惡性卵腫腫瘤的四〇％，由於胃癌的轉移而引起的卵巢癌，稱為克爾坎貝爾格腫瘤。

●外陰癌

以五十歲以上高齡者較易發生，是僅次於子宮癌、卵巢癌較多的性器癌。

原因與症狀　原因不明，可能由於貝切特病或外陰萎縮症而發病。

初期症狀是外陰部出現小硬塊，一部分潰散成為潰瘍，但是幾乎沒有自覺症狀。進行時，局部的硬塊和潰瘍會增大。由於轉移，也會使得鼠蹊部的淋巴腺腫脹。是滾動的硬塊，因

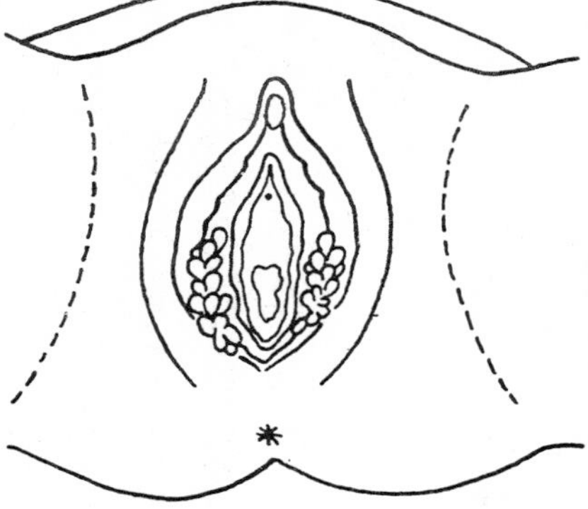

高齡者較常出現的外陰癌

此觸摸時即可發現。為出現在外陰部，所以自己能夠發現。可藉由洗澡來檢查有無變化，以早期發現異常。

治療法　進行手術治療。如果只是前癌性變化，則可進行小範圍的外陰摘除術。如果形成癌症，則包括兩側鼠蹊部的淋巴腺在內，要進行廣泛的外陰摘除術。

手術後五年內的生存率為五〇％。

●陰道癌

原因與症狀　五十歲以上的高齡經產婦較易出現，陰道癌大半是由子宮頸癌轉移而來，真正發生於陰道本身的癌症，只佔整體一～二％。

沒有初期症狀，但漸漸的會於性交後出血，難聞的分泌物增加，此外，也會出現帶血的分泌物或排尿障礙。

治療法　發生於陰道上部的癌症，要進行子宮全摘除。若是陰道口附近的癌症，則要進行外陰摘除術。有時，也會併用放射線療法。

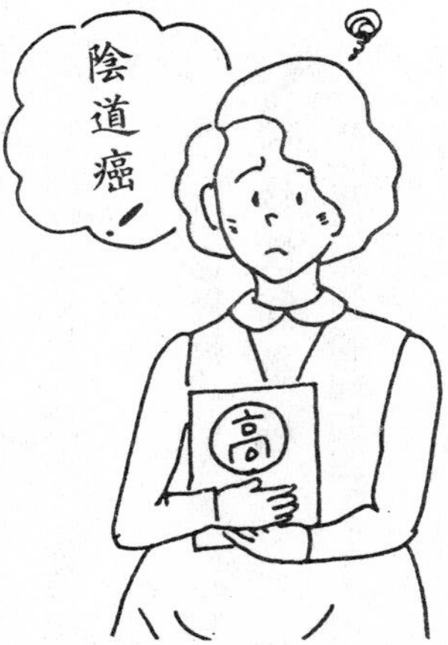

陰道癌以高齡經產婦較多

第五章

LOVE SEX LIFE

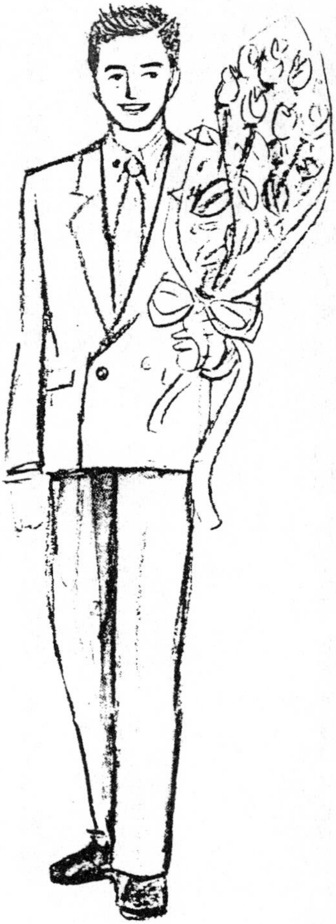

性生活是指「性」的連想

說到「性」這個字，你會有什麼樣的連想呢？

只和他兩個人享受耀眼炫目快樂的行為？還是為了得到愛的結晶而與他做愛呢？

兩者的解釋都正確，但是任何一種解釋都有問題。也就是說，在多數生物當中，只有人類不僅是為了生育子女（種族的保存或生殖）而進行性行為，同時，男女兩性為了保持更好的關係而進行性交（廣義的性行為）。

但是，這是嶄新的想法。

以生殖和人類繁榮為目的的時代

性的目的當然是為了生殖與人類的繁榮。例如，日本在太平洋戰爭中，也巧妙利用這個名稱表彰擁有很多子女的家庭，並命令為了「生殖」的士兵回到妻子的身邊，在更古老的時代，沒有孩子（或無法生育）的妻子，會遭世人的鄙視，這種例子屢見不鮮。

此外，把性本身當成是一種骯髒，低級的事情，或相反的，認為這是無上快樂的時代，在古今中外的人類歷史中，這種兩極化的情況經常出現。

在情報充斥的現代對性的認識

現代的我們，認為性是生殖的目的，同時，也是男女相愛不可或缺的行為，但也只是當成知識或情報而了解於心中而已。不過，在此相關的情報氾濫，尤其與性相關的情報充斥的時代中，我們本身無法認真地考慮性行為，或因想法錯誤而招致不幸的結果。

包含愛的性

不論女性是否喜歡，性的結果就是會導致懷孕。如果沒有正確的認識或行為，就不能夠擁有具有真正包含愛的意義的性了。

在此，我們再來探討一下對自己而言重要的性生活，要怎麼做，才能滿足雙方，擁有真實的情愛。

男女性生理學

為了享受更美好的性生活，則了解男性與女性性生理不同，是很重要的。

●何謂性慾

廣義的性慾

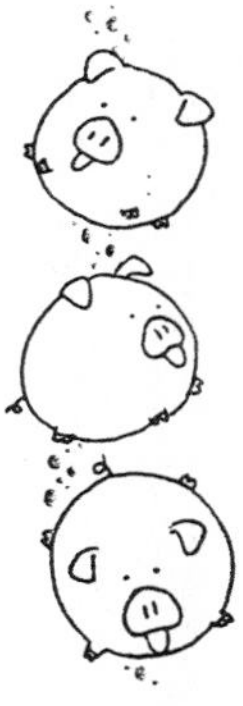

提及性慾，也許有人認為其中含有什麽特別的意義，發現心中的白馬王子，心頭小鹿亂撞，想坐在他的隔壁，和他交談，最好兩個人能夠牽手散步……相信各位都曾有過這般的經驗，這也是性慾的一部分。

著名的心理學家佛洛依德就說：「從幼兒期開始就已經具備性慾了。」例如，幼稚園的孩童會說：「我只要和○○牽手。」就是這種表現。

本章所探討的，則是一般所謂「青春期」以後的男女的性慾。所以並不是包括幼兒期在內的廣義的性慾，只集中於「想要進行性行為的慾望」來為各位探討。

具有男女差別與個人差異

孩提時代的性慾幾乎沒有男女差別，但是自青春期以後，會出現各種不同的形態，且具有個人差異。

這個男女差別不僅是性慾，在精神或肉體上舉凡與性有關的一切，都有差距，若不了解這一點，就無法得到幸福的性生活。

●消極女性的性慾

依年齡或經驗不同而不同

與男性性慾出現的方式相比，女性的表現十分消極。

但是，並非所有的女性都是如此，當然，與年齡或性經驗的有無有關。擁有豐富的性經驗，了解其中奧妙的女性，即使不在行動上表現，在心中也有強烈要求性的傾向。但是，這種女性也不會像男性那樣坦率地表現自己的性慾。無法立刻就轉移到肉體的性交上。

總之，女性性慾大部分是基於來自男性的親吻或愛撫等而覺醒，逐漸高漲，為被動型。但是，卻不能因此而認為女性性慾比男性弱。因為這只是由於女性和男性生理的不同而造成的。

來自男性的影響很大

不過，女性會因年齡或性經驗的多寡而出現不同的性慾感受。例如，有的人到了某種年齡，也無法產生性慾，即使被愛撫，也沒有快感。但是，相反表現的人也不少。

也就是說，在生理上，女性的性慾是屬被動型，一旦敞開性的門扉以後，也具有各種的差距，故不能一概而論。

另一個頗耐人尋味的地方是，女性性慾會受到男性的影響而改變。沒有性慾感受的女性，在男性的引導下，享受性愛之樂，也許就會提昇性慾，這是因為女性性慾原本就是屬於被動型的。

●攻擊型的男性性慾

勃起是自然的生理現象

女性性慾只有在面對感受到特定愛意的男性時才會產生，對於陌生男性不會產生性慾，但是男性的情形完全不同。

即使不是特定的女性在眼前，也會產生性慾，光是看照片或圖畫，就可能會產生性慾。這是因為精子在生產到一定量以上，男性就會出現性慾，與女性性的結構不同。因此，男性性慾的表現方式是屬於急進，具有攻擊性的，他們會產生這種行動，只不過是男性自然的生理表現罷了。

如果妳不希望對方產生這種表現，那麼妳就不要做一些挑逗之舉，勿單獨前去拜訪。

●與身心狀態有密切關係的性慾

女性性慾具有周期

前面提及，性慾具有多樣化色彩，即使是個人，也會因身心的狀態而有很大的差距。以女性而言，特徵就是性慾具有周期。在生理期前後數日，是性慾較高的時期，但是很多女性並未認識這點。因此，如果男性未能加以配合，則會懷疑男性討厭她。

為避免造成感情的摩擦，因此男女都需要知道女性生理的周期。

男性非常纖細

男性幾乎沒有所謂的周期，而受到精神，肉體條件的影響很大。遇到有擔心的事情，煩惱或工作疲倦時，性慾就會減退。

男性的性慾具有攻擊性，但卻非常的纖細。當其狀態不佳時，要溫柔地愛撫，對他溫言軟語。

●何謂性的刺激與性衝動

好的性刺激能成為潤滑劑

產生性慾想要做愛的瞬間為性衝動，性慾與性衝動不易區分。

性慾是藉著性的刺激而產生，藉此刺激，性慾提昇。而性衝動的情形亦同。產生性衝動，形成性行為，隨著行為的進行，變得更為興奮，性衝動高漲，最後到達最終階段的性交高潮，這就是性行為的過程。

所以，好的性刺激，是性生活的潤滑劑，是不可或缺的東西。

●女性為觸覺派、聽覺派

女性得到愛撫等身體被撫摸的刺激時，會產生敏感反應。幾乎全身都是性感帶。

此外，對於聽覺的刺激，會比男性產生更強烈的反應。身邊男性的輕聲細語或隔房性行為的氣氛，都會使她變得更加興奮。

●男性為視覺派

男性會對愛撫及一連串的性行為產生反應，女性臉部表情及肢體微妙的動作，會對他產生強烈的刺激。

此外，也會對陌生女性產生性慾，引起性衝動。因此，看色情雜誌或錄影帶，都能成為一種刺激。只要不過度，都算是正常反應。

●緩和的女性性衝動

女性到出現性衝動為止，需要花較長的時間。我國女性很難率直地表現對性的慾望，會出現內在的壓抑。

但是，女性的身體由於卵巢內分泌的功能，性的緊張不像男性那般地集中於性器，會發散在全身，故很難說性慾表現於外。

儘管如此，藉由性的經驗或男性領導方式的不同，也會產生變化，形成相當激烈的性衝動。

●激烈的男性性衝動

男性的性慾可立即和性行為相結合。亦即女性性衝動的波濤較為緩和，但是男性卻是異常的急切，就好像在一〇〇公尺賽跑中全力衝刺一般，到達興奮的頂點。

男性興奮的頂點是射精，是由於「精子生產過剩」，使男性產生攻擊性的性慾。一旦射精之後，要待下一次精子產生一定量以上才會再度出現性慾，因此，在這段期間，不會出現性衝動。

而女性在達到高潮之後，得到滿足，就會由於新的刺激，立刻產生性慾，並轉為性衝動。這也是男性與女性性生理的不同所致。

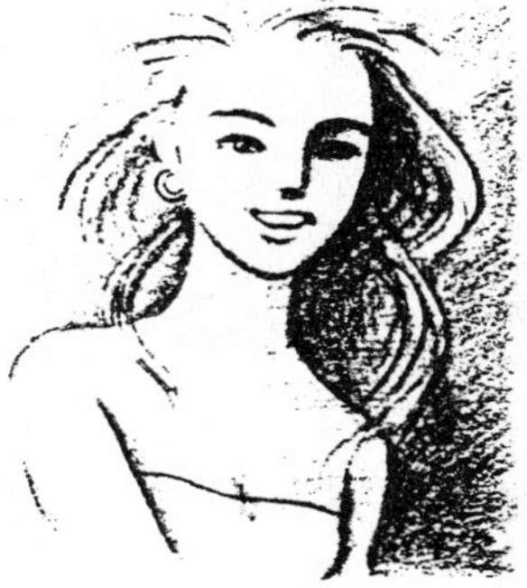

女性的性反應與性感帶

●何謂性反應

由於受到性刺激而產生快感，慾望增加，因為性器及其他興奮而產生變化，終於達到巔峰，迎向結局——這一連串精神。肉體變化的過程，就是性反應。

男性性反應如前述，首先是性器勃起，性運動之後，在射經的同時達到高潮。但是，女性卻具有很大的個人差異。

性交的構造與反應，可分為四個階段來說明，各個階段稱為「相」，有時單獨出現，有時是二相微妙重複出現。

進入「興奮相」之前，是屬於沒有受到性刺激的平常狀態。女性大陰唇為扁平，互相接合，陰蒂隱藏其中，男性的陰莖也小而軟且下垂。

●達到高潮的方式

感受方式各有不同

高潮的感受方式各有不同，會依當天體調、心情；周圍氣氛而有不同，並非進行性行為就一定會達到高潮。

男性在陰莖勃起到射精為止，會維持自然的流程，但有時即使不射精，也能得到滿足，因此，不要認為沒有射精，就表示雙方性行為尚未完成。

不能同時迎向高潮

兩人並不一定會同時迎向高潮，陰莖是男性身體中最敏感的部分，而陰道則是女性身體中最鈍感的部分。雙方接觸時，當然女性的高潮會較慢出現，這並不足為奇。

在男性先達到高潮的場合，為了讓女性沒有不滿足的遺憾，男性可以愛撫女性的陰蒂，引導女性達到高潮。

相反的，如果女性先達到高潮，則可配合男性的動作，引導男性達到高潮。雙方迎向高潮後，身體互相擁抱，享受餘韻。這也是確認雙方愛意的重要行為。

●何謂性感帶？

性感帶因人而異

受到刺激能夠敏感地達到快感的部分，稱為性感帶。女性或男性幾乎全身都有性感帶，但是具有個人差異；可以互相接觸，互相詢問，感到舒服時，立刻以言語或吐息表達出來。

刺激的方法各異

施予性感帶刺激的方法包括撫摸、揉捏、輕吻、輕咬，對著耳朵輕輕吹氣，依場所的不同富於變化，更能夠提高興奮度。此也可以觀察對方反應，在強弱上下工夫。

這種對於性感帶的愛撫，能夠使二人達到愉悅的性行為與高潮。

●女性的性感帶

・**口**　唇、牙齦、舌等對於口中的刺激非常敏感。

・**乳房與乳頭**　就好像對於性器的刺激一樣，會感到興奮，觸摸時乳頭會變硬、突出，乳房腫脹，非常敏感。

・**性器**　陰蒂、陰道口部、小陰唇、尿道口、陰道前庭、恥丘等，其中以陰蒂最為敏感，僅僅是刺激這部分也可以達到高潮。

・**肛門**　性感帶在周邊與入口，可愛撫或插入陰莖性交。

此外，像脖子、肩膀、背部、手指、腳趾與其之間，耳朵、腋下、臀部、頭髮等都是性感帶。

●性交的構造與性的高潮●

內性器的變化	高潮的變化	外性器的變化
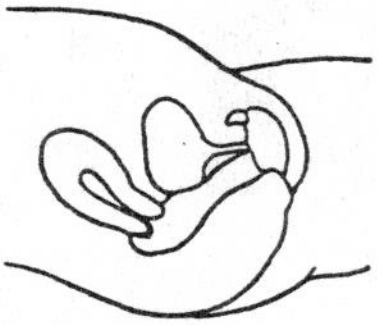	★興奮相 子宮朝陰道方向往下。陰道擴張伸展，分泌出分泌液，得到滋潤。陰蒂充血，變大且硬。	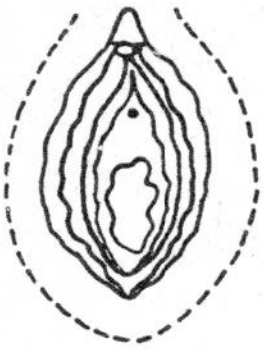
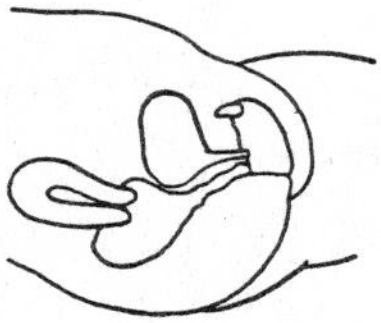	★高原相 來自陰道的分泌液減少，緊縮的陰道包住陰莖，小陰唇泛紅、膨脹。	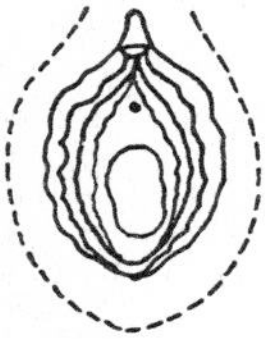
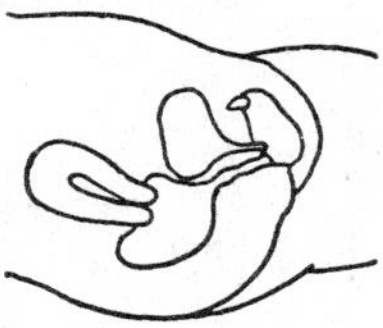	★高潮相 陰蒂進入包皮中，陰道與子宮有節奏地進行收縮運動，產生激烈的快感。	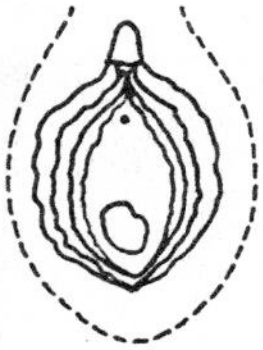
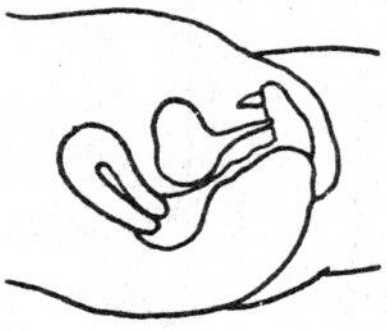	★消散相 子宮與陰蒂回到原先的位置。陰道的大小與小陰唇都復原。	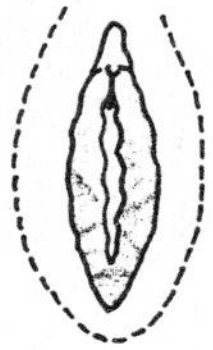

●男性與女性全身的性感帶●

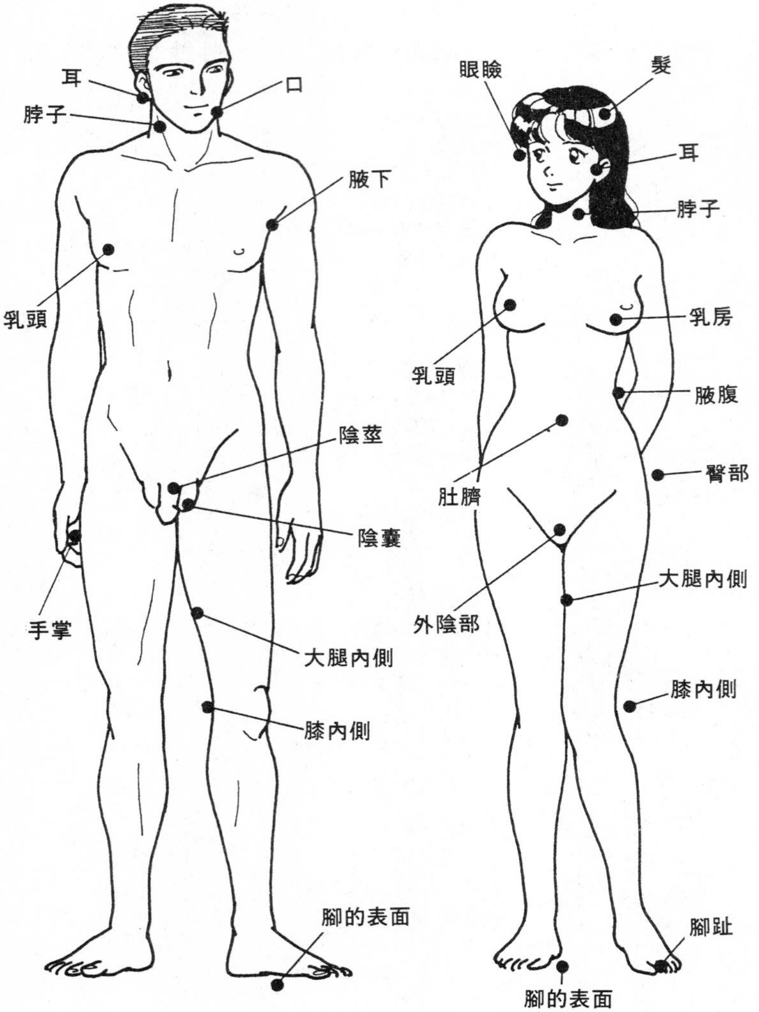

●男性的性感帶

・**陰莖**　是最高的性感帶，尤其是龜頭與內側最為敏感。

・**陰囊**　只能撫摸，不能用力握。

・**會陰部與肛門**　會陰即由陰囊根部至肛門的部分，肛門的周圍也很敏感。

男性與女性相同，大致全身都有性感帶，而對於陰莖的刺激也很敏感，興奮度極強，因此女性的關心度大多集中於此，可是妳要避免只接受愛撫，而要積極地愛撫陰莖以外的部分，也許會有連他本身都意想不到的新發現，如此更能充實二人的性生活。

有愛的性

愛與性的表現法

性是最佳的身體語言

性是最佳的身體語言之一。

愛與性的表現法極多，並沒有一定的方式，也沒有可以教導的方式；如果妳愛他，自然就會說出口來或表現在行為上。

例如：妳會靠近他，而他會把手放在妳的肩膀上，摟著妳一起往前走。這可以說是兩人愛的萌芽。

漸漸地，妳和他之間的好感會藉著幾種過程表現出來。

接觸

握手　回家時，二人互相道別。妳的手的溫暖一直殘留著，讓他產生一種還想再見妳的想法。

牽手　兩人的手互相碰觸時，結果手指糾纏在一起，手牽著手……，這種表達好感的動作，會很自然地表現出來。

手搭在肩上　他會把手搭在妳的肩上，慢慢地靠近妳，傳達喜悅的心情。

親吻

在歐美，家人和朋友之間會親吻臉頰，當作打招呼的方式，而在我國是一種愛情的表現方式。

親吻分為淺吻（只是嘴唇和嘴唇接觸而已）與深吻（舌頭伸入口內，舌頭互相糾纏、吸吮唾液）。

若能巧妙地親吻，則嘴唇也能夠巧妙地愛撫身體各部分，甚至可以使用唇、舌、齒愛撫性感帶與性器，享受口交之樂。

愛撫

除了性器結合以外的性行為，用手、手指、唇、舌、齒等刺激對方的性感帶，都稱為愛撫。一般而言，男性會主動愛撫女性，而女性則配合進行，但是也可能二人同時進行。總之，性感帶有個人差別，因此要慢慢地確認反應來進行。

女性會有羞恥心，會表現出消極的一面，但是妳還是要坦率表達希望對方如何愛撫妳。愛撫以性行為的前戲與後戲的方式來進行，即使性器沒有結合，光是藉著愛撫也能達到高潮。當體調不好的時候，藉著愛撫就能得到充分的滿足。

前戲與後戲

前戲即為了順暢進行性行為的潤滑劑。一些甜言蜜語、親吻或愛撫產生刺激，都能夠提高雙方的性興奮；而男性在陰莖勃起時，沒有待女性陰道充分潤滑之際，便急急忙忙想要插入，如此會導致女性疼痛，反而會造成性行為恐懼症。

關於後戲，只要雙方互相擁抱就足夠了。

口交

女性用口愛撫男性的陰莖。將龜頭含入口中，用唇尖或唇給予強弱的力量進行愛撫。由於陰莖會漲大勃起，因此要注意牙齒不可以咬到陰莖。

口交時，如果男性射精的話，要把精液含在口中，用衛生紙擦掉或到廁所去吐掉。

雙方同時進行口交的體位是（雙方上下重疊或側躺，二人的臉對著性器的位置）。

男性對於女性的口交

這是男性用舌或唇愛撫女性性器的一種愛撫行為，包括最容易達到快感的陰蒂在內，也可對小陰唇或陰道口進行。若能巧妙地給予陰蒂刺激，就能夠順利達到高潮。

女性不要緊閉雙腳加以拒絕，而應該要大大地張開腳，讓男性容易愛撫，更能增加快感，並提高男性的興奮度，但是要表現出嬌羞的表情……。

體位

進行性行為時，女性與男性所採取的姿勢稱為「體位」。解說書等介紹了很多的體位，不過要採取何種體位，則依二人的體格、健康狀態、環境、經驗的多寡之差異而有所不同。

基本上，有數種形態，事先了解到底快感能夠到達何種程度，然後二人互助合作，採取對二人而言最好的方式進行較好。

重點在於性運動

一旦性器結合，想要達到高潮的運動，更能夠提高一體感與接觸感，尤其男性的前後運動（活塞運動）是否能巧妙進行，為重點所在。雖說是活塞運動，但是並非單純的前後運動，還包括複雜的運動在內，不能夠固定化。

陰道尚未充分滋潤以前不要進行活塞運動，否則女性會感到痛苦，即使能順利插入，也不能夠立刻進行激烈的動作，要觀察女性的表情，直到女性的感情高漲為止。

幾乎所有的女性從陰蒂得到的快感比陰道更多，因此若不施予陰蒂刺激，很難達到高潮，所以要讓陰蒂有如黏住男性的恥骨一般似地，在腰的位置上下工夫。

女性也必須要採取配合男性的動作，這一點非常重要，男性靜靜地做旋轉運動或女性將腰部上下移動都是很好的，此外，女性居於領導地位時，則要進行腰的前後運動與旋轉運動。在進行微妙性運動的同時，也不要忘記愛撫……。互相親吻或刺激彼此的性感帶，更能提高快感。

不要拘泥於某種體位，不論採用何種體位，怎麼做才能得到最高的快感。要體貼對方多下點工夫，這才是最重要的。

★正常位

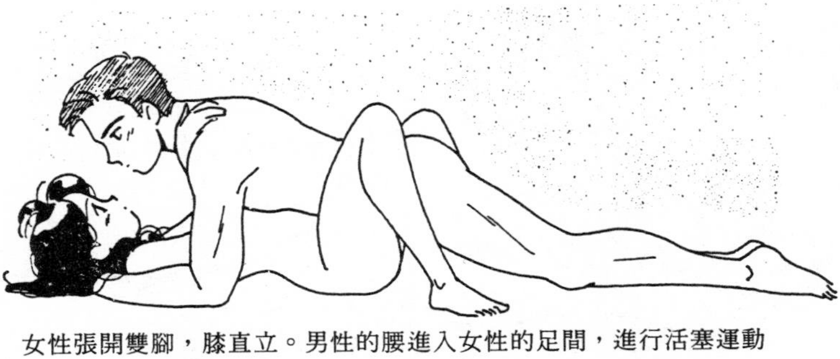

女性張開雙腳，膝直立。男性的腰進入女性的足間，進行活塞運動

★正常位

女性伸直腳。男性好像跨於其上似的，罩在女性身上。

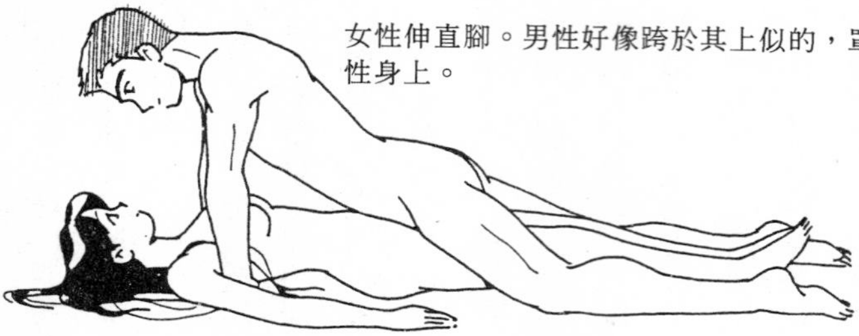

女性抬高腳，置於男性的雙肩。男性雙腳跪地支撐。

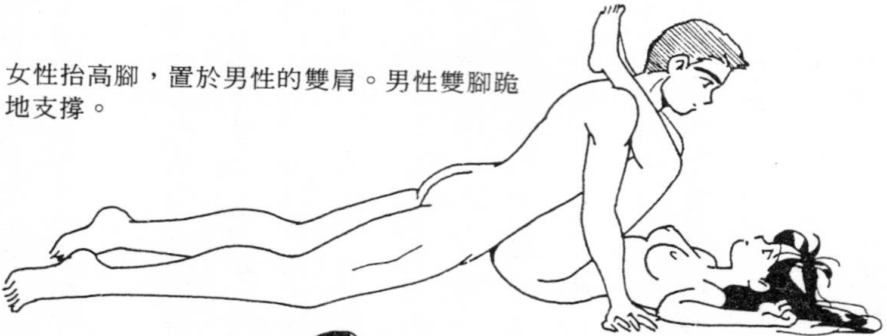

★騎士位

男性仰躺，伸直腳。女性坐於其上，挺起上身。

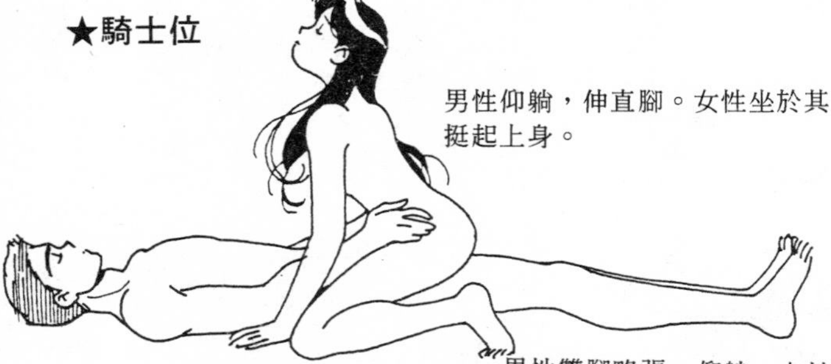

男性雙腳略張，仰躺，女性蓋在男性身上。

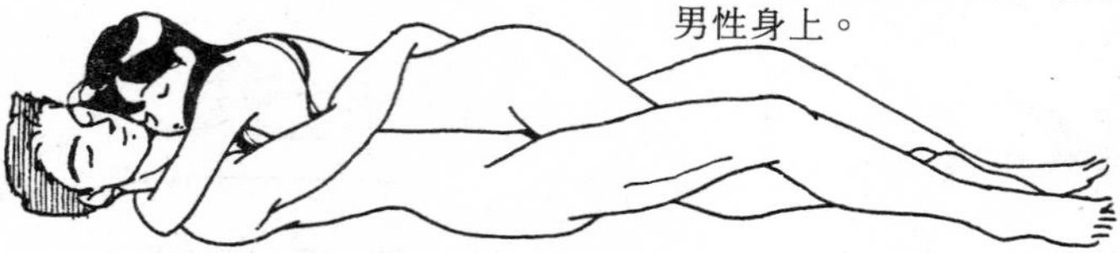

●體位的變化●

女性雙腳併攏，側躺。男性好像從女性的背部罩下一般，靠在女性的身上。

★側位

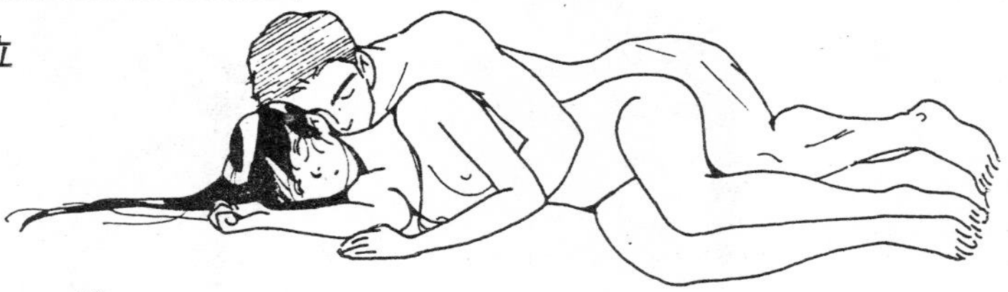

男女面對面側躺。女性單腳稍微上抬，男性單腳伸入其中。

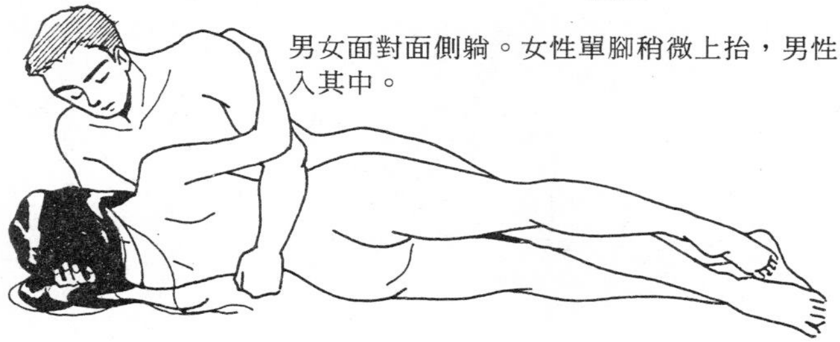

★背位

女性雙腳略張，跪立，上身前倒，抓住床等物品。男性也跪下，從後方扶住女性。

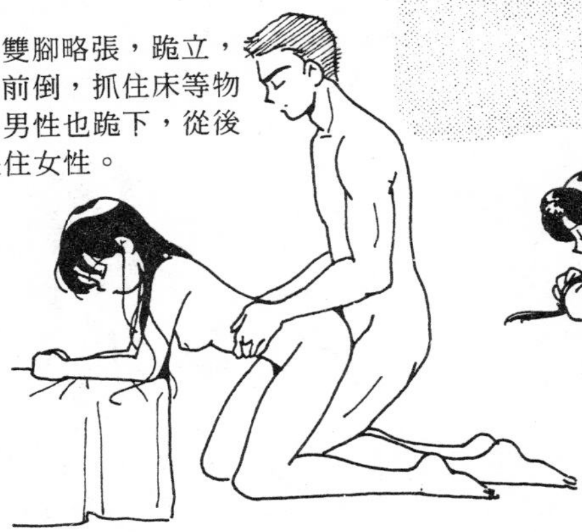

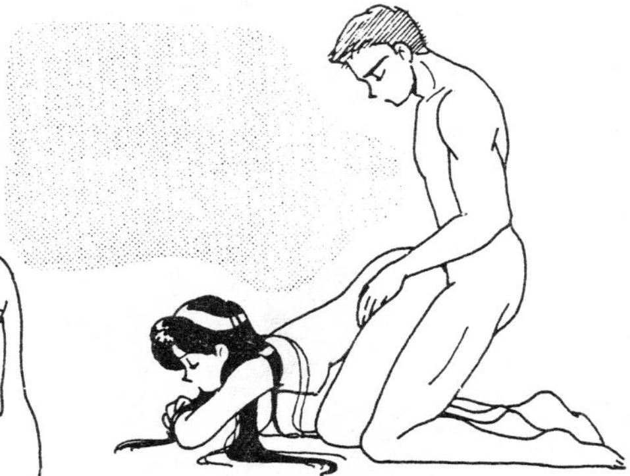

女性跪膝，上身前倒。男性也跪下，從後方扶住女性。

●體位的變化●

★立位

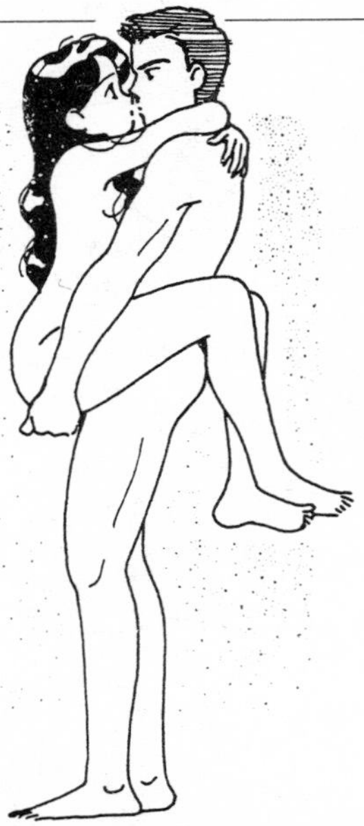

男性抱起女性。女性手臂抱住男性的頸部，腳纏住男性的腰。

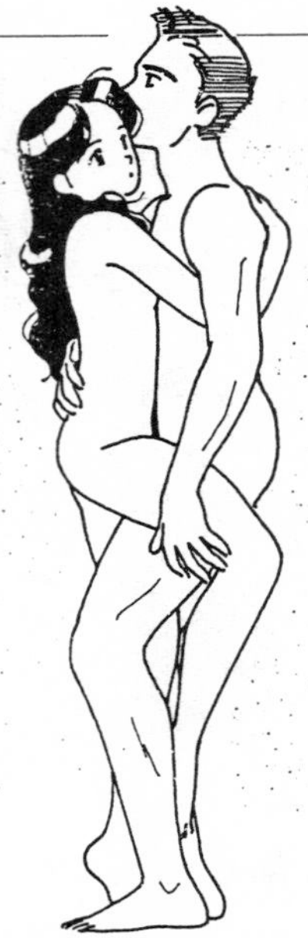

男性將女性的大腿略微上抬，把女性的身體拉向自己。

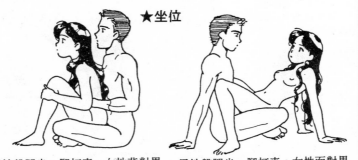

★坐位

男性盤腿坐，腳打直。女性背對男性，跨坐於其上。

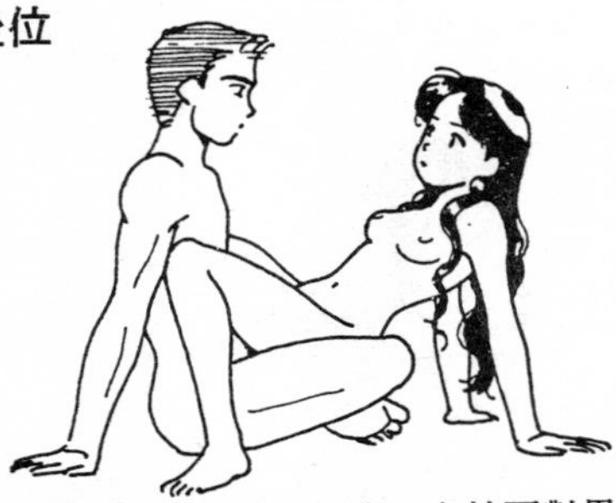

男性盤腿坐，腳打直。女性面對男性，跨坐於其上。

創造氣氛的演出與小道具

即使二人深深相愛，也在愛撫方式與體位上下工夫，然而卻還是感覺不到做愛的喜悅時……，絕對不要焦躁，不要放棄。費一點心思改變房間的氣氛，或使用身邊的東西當成輔助工具，就能再次得到新鮮的喜悅，但是一定要避免部分大衆傳播媒介提高性情慾的演出，要採取自然、不勉強的快樂方式。

●創造氣氛

改採間接照明，在照明上多下點工夫，使雙方的表情和肢體看起來柔和些，氣氛會很好。如果再播放音樂，就更能創造美好的氣氛。

周遭不要放置一些有稜有角或予肌膚冰冷感的東西，否則會破壞氣氛。

除了環境以外，衣著也很重要。當然要穿清潔的內褲，不要戴上皺巴巴的胸罩，要注重時髦性，身上也可以灑一些清淡的香水。

使用輔助道具

在體位一項中，各位已經了解到可以把床或椅子當成輔助道具來使用，如此可以得到截然不同的快感。尤其背位或立位的變化，若能找到支撐物，就會覺得很輕鬆，也可以活用於坐位的變化中。

必須遵守的禮貌

●清潔第一

最重要的是要保持清潔。

利用刷牙等方式保持口內清潔，洗澡或淋浴等是最低限度的禮貌。尤其是女性，一定要仔細清洗性器，而且也要讓他注意不要有陰莖的恥垢出現。

用骯髒的手接觸女性的性器，可能會引起發炎，所以即使沒有淋浴設備，也要把手洗乾淨。

●體貼對方的心

在二人的同意下進行性行為是最好的，因此不可以勉強採用對方討厭的體位或愛撫的方式，在體調不佳時，也不要強制對方進行性行為，這才是能夠長久持續過著快樂性生活的秘訣。

●不該說的話不要說是體貼的禮貌

首先，不要批評對方的身體，如男性的陰莖很小或不孕等諸如此類的話。如果對方批評妳的性器、顏色、身材或肌膚，妳也會深受打擊，所以一定要體貼對方的想法。

關於高潮的有無，也不要突兀地問「結束了沒」或「真是不行」，此舉會使性行為變得枯燥無味，同時也是造成冷感症或陽萎的原因，使二人都冷卻下來。

●高潮後……

高潮後身體會產生快樂的疲勞感。

二人可以互相擁抱享受餘韻，如果立刻跳起來去淋浴，對他而言是一件失禮的事。

雖然清潔為禮貌的第一條件，但是……

此外，溫柔地為對方擦拭身體也是後戲之一。

以前認為在性行為結束以後，應該由女性收拾善後，但是現在已經沒有這種想法了。

這時，如果他為妳收拾善後，妳也應該向他撒嬌。

十餘歲至五十餘歲的性

性會隨著年齡的變化而變化，希望各位了解這一點。

●十餘歲的性生活

十餘歲時身心的變化會非常激烈，由於精神並沒有伴隨身體一定成熟，因此是出現許多不平衡狀況的時期。

對性而言也是相同的情形，對於異性心生愛慕之情，而具體地轉變為戀愛感情，逐漸會昇華為想要撫摸身體，親吻乃至性交的慾望。

對人類而言，這是非常自然的行為。在這時期，學校與家庭都必須要施予適當的性教育。而通常這種場合父親都不會參與，所以最好能表現得積極一些。

●二十餘歲的性生活

這時期大部分的人都有性經驗，特別是男性慾望會非常強，而且次數較多較激烈，因此不太能體貼女性身心的狀況。持續這種性行為，會導致女性的不滿，無法培養真正的情愛，而使二人的關係破裂。

不只是在性行為方面，在日常生活中也會出現種種的不滿，因此，男性絕對不能夠進行過於任性的性行為，要以真心來對待女性。而女性也要避免在勉勉強強的心情下進行性行為，要清楚地傳達自己的意志。

●中年期的性生活

家事和育兒方面得心應手的時期，是女性在性生活方面最充實的時刻。

另一方面，這時期的男性由於工作非常忙碌，晚上必須要確保睡眠時間的情況居多，所以在肉體方面的性慾減退，再加上疲勞與壓力的堆積，所以性行為已經成為一種義務了。

但是不要因此而對男性感到不滿，如果不感到滿足，女性可以若無其事地引導性行為，享受舒適快樂的生活，這不就是現代女性應有的態度嗎？

在感到不滿以前，妳要先為他準備一些能賦予其活力的飲食，而本身也要妝扮一番，同時採取使他不會感到疲勞的體位，這都是應該要做的事。

●五十歲以後的性生活

慾望的強度和能力具有個別差異，不過一般而言，步入五十歲以後，性慾望逐漸衰退，若太久沒有進行性行為，陰道會萎縮，甚至連手指都無法插入。

不過，女性至死為止，慾望都不會減退。

今後將迎向高齡化社會，所以老年人的性問題將會提昇。尤其是女性，大多是丈夫先逝世，所以問題較大，最好不要直接進行性行為，而要找到雙方都能享受的運動和興趣，更能增添床第之樂。

關於性的煩惱 Q&A

●手淫

Q 自從上了高中以來，就有手淫的習慣，真擔心自己將來無法與男性性交。

（21歲 學生）

A 對人類而言，愛撫自己的性器來達到性高潮，是很自然的行為。一味壓抑性的慾望，是不自然的。對男女而言，藉著手淫來消除性慾望，有益身心健康。

女性是撫摸陰蒂及其周邊，而達到快感。對將來的性生活不會有不良影響，反而能藉此了解自己容易達到高潮的愛撫方式和敏感的部分，性行為便能順暢進行。

手淫時，要保持手指的清潔，否則會引起各種發炎症狀。

●初次經驗

Q 約在三個月前，和一位大學生交往，最近他常邀我到他的公寓去，我會以家中有事的藉口來拒絕他，不知道他是否會因而甩掉我。我為此感到很迷惘。（17歲　高中生）

A 妳大概是在為了是否要獻身而感到迷惘。

妳要先認清一點，即和對方結合是否會得到幸福呢？究竟妳是真心喜歡他，或害怕被甩，或是朋友們都有了性經驗，所以妳也想要這麼做呢？如果妳真的了解性，就可以認真考慮丟掉內褲的動機了，希望妳能擁有一個有愛的性經驗。

回答他時，要謹言慎語，如果真的不想和他進行性行為，就要有斷然拒絕的勇氣，以溫和而不傷對方自尊的毅然決然的態度告訴對方：「我們還不熟，而且我不能夠到單身男性住的地方去。」

如果他很生氣，那麼不妨以誠懇的態度來說服他。

如果他還是不了解，就和他分手好了，因為他不是愛妳，而只是愛妳的肉體而已。

真心愛妳的男性，相信一定能了解妳的心情。

最後，我希望身為女性的妳，應該要了解的一些事情。

那就是男性要求做愛，除了愛情因素以外，同時也包括要「排泄」生產過剩的精子在內的生理條件，所以也許無法了解妳的心情，卻一再地邀請妳。了解這一點以後，妳要體貼而慎重地拒絕他。

●初　夜

Q　我快要結婚了，但卻不曾有過性經驗，對於初夜感到非常不安。（24歲　未來主婦）

A　一切由他來領導即可，何需太操心呢？通常，第一次的性行為不會很順利，只要坦然地接受即可。

如果妳覺得很痛苦，而他顯得很焦躁時，不妨若無其事地問他：「你抱我一下好嗎？」這可能也是他的初次經驗，所以二人會更為重視。

上床前，要先洗澡，穿上清潔的內褲和睡衣，為了避免弄髒床單，可以先他之前上床，在腰部以下墊浴巾。

●冷感症

Q　結婚近一年，然而從未有高潮。我經常佯裝已達到高潮，但是最近性行為只令我感到痛苦。

（26歲　主婦）

A 高潮是因人而異的，是真正的冷感症，還是只是尚未達到高潮，或只是自己覺得冷感症而已，的確無法論斷。

一般而言，女性在婚後三～九個月內能達到滿意的高潮，所以妳的情形相當微妙。原本應該感到滿意的性生活，卻成為痛苦，這的確是很嚴重的問題。在此，先檢視以下因素：

◆是否曾遭到凌辱或強姦等不幸的性經驗呢？
◆是否認為性是禁忌呢？
◆對丈夫是否能敞開心扉呢？
◆是否有煩惱呢？
◆對自己的身材與容貌是否有自卑感呢？
◆手淫時，也無法達到高潮嗎？
◆是否和婆婆、小姑同住，感覺受到監視呢？
◆丈夫是否充分愛撫妳呢？

如果是其中任何一項，就要先去除原因。若原因不在於此，丈夫也感到不滿時，就要與專家商量了，最重要的是丈夫要全力配合。

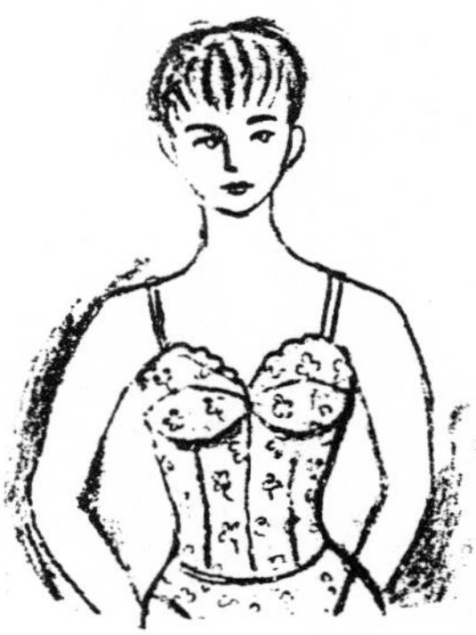

●性交冷感症

Q 我與有婦之夫交往，不小心懷孕而墮胎。雖然還是愛他，但是卻無法進行性行為了。

A 冷感症即沒有達到高潮，也能成立性交。妳的情形可能是因為妳討厭性交，或是因為疼痛，插入困難等，而成為問題，稱為性交冷感症。

這幾乎是來自於精神上的原因。對男性失去愛情與信賴。也是原因之一，以妳的情形而言，墮胎造成了身心的創傷，進而害怕懷孕所致。

必須要找出症狀，努力消除原因。原因並非在於對方風流或有暴力傾向。只要確實做好避孕措施即可，所以必須要得到他的協助，而妳也要多注意，相信漸漸就能復原，做愛以前，多花點時間進行前戲，或僅止於愛撫等等。不要焦躁，便能夠解決問題。

●陰道痙攣

Q 前些日子，和初次性交的男性進行性行為時，陰莖無法順利插入，他說：「妳好像是陰道痙攣哦！」這是真的嗎？　（22歲　學生）

A 陰道痙攣是陰道突然夾住陰莖，而陰莖無法拔出的現象。這是很罕見的事，原因不明。如果出現這種情形，就必須要叫救護車送到醫院了。

妳的情形並非陰道痙攣，而只是陰道沒有充分潤滑，身體緊繃，陰道入口狹窄的狀態而已，希望他能多花點時間來愛撫妳，或說些甜言蜜語，使妳的心情放鬆。

●陽萎

Q 丈夫的工作繁重，連休假日也常需要上班。不過，一個月還是會有幾次性行為，只是最近他幾乎不會提出要求，我偶爾挑逗他，然而其陰莖卻無法勃起。（38歲　主婦）

A 無法勃起，無法射精或無法產生性慾等，男性方面的異常一律稱為陽萎。可分為精神性陽萎或疾病所造成的陽萎。

精神性陽萎可能是因為初次性經驗失敗，而喪失了自信；或工作上的煩惱、過度勞累、壓力所造成的，並不是討厭對方，然而就是無法進行性行為，感到抱歉而又焦躁，就更難治好了。

妳的丈夫擔任要職，業務繁重，由於過度疲勞與壓力重大，就會造成這種情形。妳要暫時打消性行為的念頭，而讓他喝點酒或成為他談話的對象，去除其緊張感。

另外，也可能是糖尿病、荷爾蒙異常、性器受損、腰椎或脊椎損傷等疾病所造成。若符合其中任何一項，就要接受專門醫生的診察。

雖說性行為不代表男女之愛，但若長期不行性行為，女性會感到不滿，而使二人的關係決裂。

要儘早找出原因，進行治療。

●射精不全

Q 與他到達高潮的時機不一致，令我感到煩惱，這是不是遲洩的現象呢？他的射精非常地遲，在我到達高潮以後，他還無法趕得上我，使我焦急不已。（25歲　ＯＬ）

A 過度控制射精，就會出現遲洩的現象。射精較遲不見得會增加女性的快感，所以要掌握適當的時機來射精較好。

也許，他認為射精較遲能夠令妳滿足，這時妳可以若無其事地對他說：「我想你也快一點，我們一起到達高潮。」若此舉仍無效，妳可以多愛撫他的陰莖，感到要射精前再插入陰道，經常這麼做就能夠治好。

●早洩

Q 丈夫在外地工作，數個月才回家一次，而這便是進行性行為的機會。與二人共同生活時相比，丈夫的射精太早，使我無法得到充分的快感。（41歲　主婦）

A 在插入陰莖後，一分鐘內射精，稱為早洩。年輕男性不習慣性行為，或非常興奮，會出現這種現象。此外，久不曾見面的二人進行性行為時，男性也會早洩，而妳的情形正是屬於後者。

女性要達到高潮的時間比男性更久，男人較遲射精，女性較容易得到快感，這是事實。但是，雙方要互相了解，共同合力來解決這問題。

進行前戲或後戲時，多花點工夫或變換體位，做各種嘗試較好。

妳要了解妳的丈夫並沒有在外風流，而期盼著與妳進行性行為，所以絕對不可以說：「這麼快就結束了嗎？」這句話很可能導致陽萎或早洩，也會使二人短暫相處的美好時光化為泡影。

迎向初次性經驗的心理準備

要過著充實而豐富的性生活，初次的性經驗很重要。

要迎向初次的性經驗時，要做好以下的心理準備：

體調

如果希望與對方結合，約會以前要清潔身體，調整體調。遇到生理期時，很遺憾地就無法擁有初次體驗了。

避孕

要事先測量基礎體溫，初次性經驗一定要在安全期進行。

僅靠基礎體溫還覺得不安的話，可以請他準備保險套，覺得難以啟齒時，可以到藥局或超級市場在購買生理品時一併購買，就不會覺得難為情了，雖然價格昂貴，但有備無患。

備用品

- 保險套。
- 衛生棉——處置處女膜的出血。
- 毛巾——為避免弄髒床單，要墊在腰下，在飯店也要使用自己攜帶的毛巾。
- 衛生紙——多準備一些，以便收拾善後。

環境

大多數的女性總是希望在自己的房間，留下初次性經驗的回憶。

若和家人同住，就無計可施了，害怕鄰居發現的話，到飯店去也無妨。不要選擇便宜的旅館，到旅遊地區的旅館住一晚較好。這麼一來，就能留下美好的回憶。

充實的性生活

除了互相的愛意與了解以外，在日常生活中也要注意以下的事項。

・健　康

有健康的體魄，才能過著充實的性生活。規律正常的三餐、充分的睡眠、適度的運動，就能夠擁有更豐富的性生活。

・不要勉強

工作疲勞過度，心事重重時，不要進行性行為。這時候，如果對方要求，應該要提出拒絕的理由，而且要儘量留下餘韻，以期待下次的性行為會有更美好的結果。

如果男性不想進行性行為，要了解其狀況，不要勉強他。這時候，就是考驗雙方是否真心對待對方的時刻了。

・不要與他人比較

充分活用性解說書是很好的，但是硬要依樣畫葫蘆就很愚蠢了。不要以自己的情況和所得到的情報相比較，一週的次數較少或懷疑他有早洩傾向的念頭，都是不好的。只要二個人都滿意就可以了。

小心色狼

・走夜路時要帶防範蜂鳴器

要儘量避免走在人煙稀少的夜路上，不得已時就必須攜帶防範蜂鳴器。不要放在皮包裡，要拿在手上，有必要時就能即刻派上用場。

可以在百貨公司或電器店購買到防範蜂鳴器，要經常檢查是否能夠鳴叫。

・受到侵犯時要大聲呼叫

受到侵犯時，要趕緊弄響蜂鳴器或大聲呼叫，使對方卻步。

當對方猶疑時，要趁機全速逃走。若不幸被捉到，就踢他、打他，儘可能努力逃走。

即使被制伏，也要抵抗至最後一秒鐘。因為事後警察要調查或進行法律訴訟時，抵抗的狀況會成為重要的證據。由以往的例子看來，色狼所受的處罰與受害女性的身心創傷相比，實在是太輕了，因此一定要竭力抵抗。

但是，如果對方手持兇器，竭力抵抗恐怕會危及生命，所以最好按照對方的吩咐去做。這時候，要暗中記住對方的體型、相貌、服裝等特徵，有助於事後的搜查。

・被強姦時，要向醫院與警察求救

受到強姦時，要鼓起勇氣，在家人或朋友的陪伴下到醫院開診斷書。然後，到警察那兒去遞上被害證明與告訴狀。同時，要帶著事發時所穿的衣服和內褲。

如果實在無法下定決心去找警察，也要保管好當時所穿的衣服和內褲。強暴是屬於告訴乃論罪，若被害人不提出告訴，則犯罪不能夠成立。受害者大多會希望儘早忘卻這一切事情，但是，如果想到可能很快又會出現一個受害者，就會拿出勇氣來提出告訴。

最近，出現了強姦受害者的救援機構，能成為強力同志的女性律師也不少，一定要親自和她們商量。

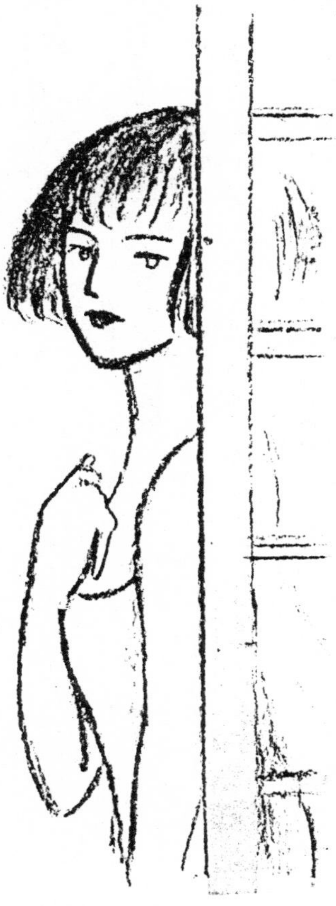

不失敗的避孕

與昔日相比，性不再被視為禁忌，是可喜的現象。

但是，對於性是否有正當的認識，則又另當別論。有些人對於避孕的認識非常低。最近蔚為話題的青春期女性的避孕與墮胎的問題，若對避孕有正確的認知，情況便能趨於緩和，現今擁有高學歷的女性，甚至在這方面的知識也很貧乏。

值得注意的是，大多數的女性沒有意識到要自行避孕，而經常仰賴男性進行。害怕使用避孕丸或ＩＵＤ，每天測量基礎體溫又嫌麻煩，因此一旦沒有得到男性的協助，很容易就會懷孕了。

不要認為懷孕了大可墮胎，這是危險的想法，而要對避孕有正確的認識。

●深入了解墮胎的可怕

在我國，要墮胎是很方便的事，所以女性動輒便想到墮胎。

但是，墮胎時可能會因為痲醉而死亡，其危險性是存在的，而且，即使手術順利，手術後出血或感染，也會引起不孕症。

對女性而言，墮胎所造成的精神負擔非常大，可能會變得不信任男性。目前國內的教育，幾乎不傳授有關避孕的知識，而仰賴由友人或雜誌上模稜兩可的知識來「避孕」，所以失敗的例子不勝枚舉。避孕因個人的性經驗、年齡等而有所不同。現在，試討論一下自己適合何種避孕法。

●避孕的構造與方法

基本上，避孕是防止精子與卵子結合，以及受精卵在子宮內膜著床的方法，有男性或女性可以進行的方法。

男性的避孕法是保險套、陰道外射精與不孕手術，女性的避孕法則是避孕丸、IUD子宮帽、避孕劑、避孕膏、基礎體溫法、洗淨法、NFP法、不孕手術等。

下頁表表示避孕法的種類及其成功率（避孕率），不孕手術當然是最好的，而避孕丸、IUD、保險套、子宮帽是成功率較高的方法。

歐基諾NFP法、洗淨法、粘液法、陰道外射精等避孕效果較低，所以最好與其他方法併用。

●併用能展現確實效果

●避孕法的種類與成功率●

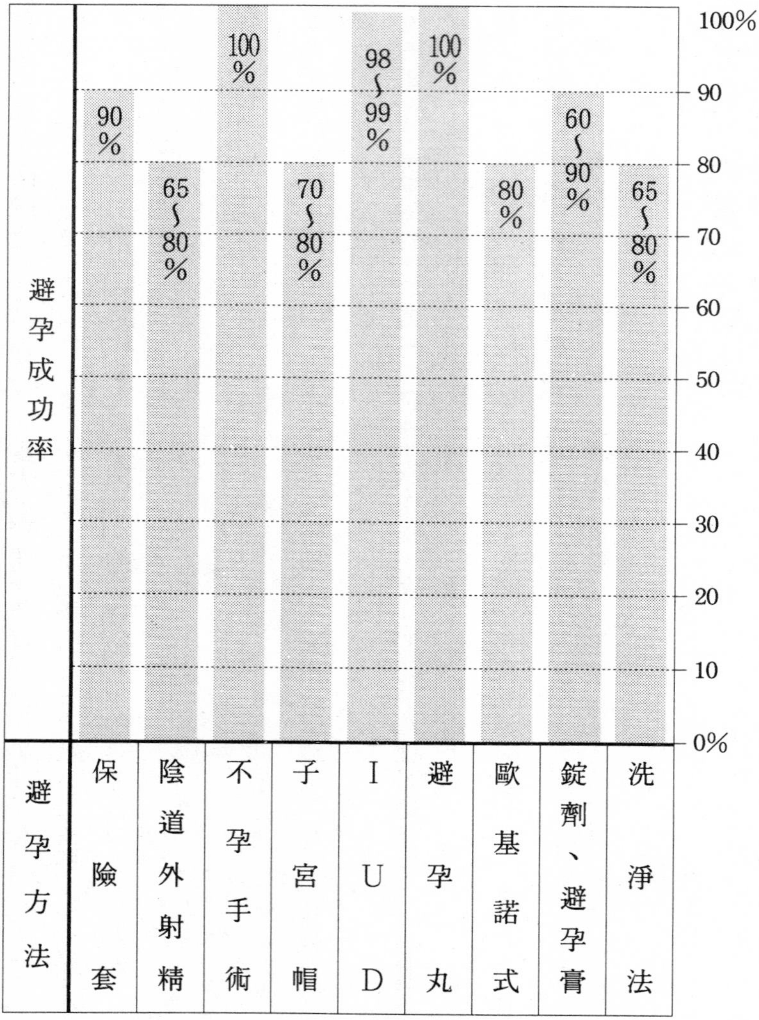
避孕成功率
100%
90
80
70
60
50
40
30
20
10
0%
90%
65∫80%
100%
70∫80%
98∫99%
100%
80%
60∫90%
65∫80%
避孕方法
保險套
陰道外射精
不孕手術
子宮帽
IUD
避孕丸
歐基諾式
錠劑、避孕膏
洗淨法

除了避孕丸和不孕手術以外的方法，無法得到確實的效果。因此，最好是併用數種方法較好。

但是，避孕效果較低的方法，即使併用也沒有任何意義。

●選擇適合的方法的重點

避孕法依年齡、生產、合併症的有無、對方的協助與否，而有適當或不適當的情形。

選擇避孕法的大致標準如下：

Ⓐ未婚的十餘歲女性

月經周期不穩定者測量基礎體溫也無法確定排卵日。因此，最好是保險套、子宮帽併用避孕膏和錠劑。

年輕而排卵日無法確定的女性服用避孕丸，可能會導致日後無排卵，所以最好不要使用。如果月經周期穩定且有排卵，就可以按照醫生的指示來服用避孕丸。

Ⓑ二十～三十餘歲

性行為次數較多者最好使用避孕丸或ＩＵＤ。

但是，避孕丸一年必須終止一次，觀察服用狀況。ＩＵＤ則二、三年要更換一次，接受醫師的檢查。

Ⓒ生產後

避孕丸會滲至乳汁中，所以不可以使用。

分娩後，子宮恢復不全，所以也不可以插入ＩＵＤ。三、四個月以後，子宮恢復了，再由醫師放入ＩＵＤ。

授乳的刺激會使催乳激素增加，因此大約三個月內為不孕期。過了這時期以後，就要好好地避孕。

Ⓓ不想要孩子時

因種種理由而不想要生產的女性，較適合使用ＩＵＤ。不像避孕丸一樣要每天服用，而且定期更換時，可以檢查是否罹患癌症，也是一大優點。

避孕丸（經口避孕藥）

由女性避孕的最完美避孕法，除了服用避孕丸以外，別無他法。

現在，世界上約有五〇〇〇萬名女性在使用避孕丸。若醫師判斷服用避孕丸比其他方法更適當時，就可以投與避孕丸。

效　果

避孕丸中含有卵胞荷爾蒙與黃體荷爾蒙。卵胞荷爾蒙會抑制在丘腦下部發揮作用的荷爾蒙的分泌，而抑制卵胞的成熟。黃體荷爾蒙也能抑制丘腦下部垂體荷爾蒙的分泌，抑制排卵，就能夠防止懷孕。

目前所使用的避孕丸中，卵胞荷爾蒙與黃體荷爾蒙的含有量為三分之一～五分之一，因此副作用也有減少的傾向。

服用法

避孕丸的服用法包括混合型及順次投與型兩種。前者是卵胞荷爾蒙與黃體荷爾蒙混合服用。從月經來的五天開始，一日一顆，連續服用三週。服用結束的第二～五天，下次月經會來臨，然後又重複同樣的方式。

這種混合型的方法，即忘了服用，只要在二〇小時內服用一顆就不礙事了。

如果二天以上忘記，則這個月就要利用其他的方法避孕了。如果超過七天以上，則到下次月經開始之前，要中止服用，且要採取其他的方法避孕。

順次投與型的方法就較為痲煩了，最初是在月經來的第五～七天開始至第一五天服用卵

●避孕丸的服用法（混合型）●

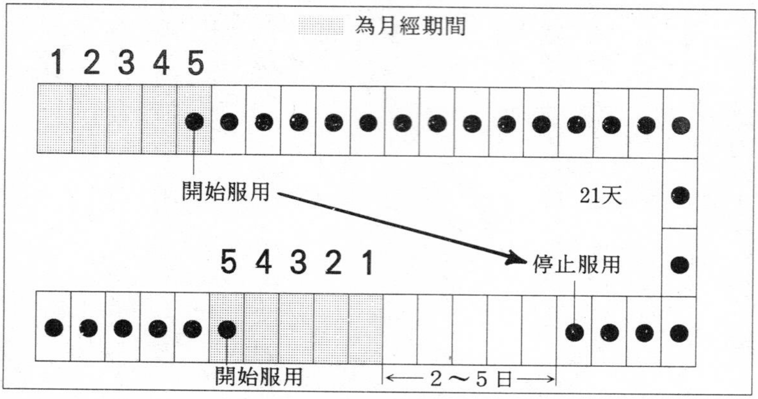

不能服用避孕丸的人

具有如下症狀的人，不宜服用避孕丸。

Ⓐ疑似癌症或惡性腫瘤。

Ⓑ患有糖尿病或高血壓的宿疾。

Ⓒ有靜脈瘤、有血栓症、腦中風、心肌梗塞等既往病症。

Ⓓ肝功能不良。

Ⓔ有溶血性貧血。

Ⓕ授乳中。

最好不要服用避孕丸的人

Ⓐ有癲癇或憂鬱病症狀。

Ⓑ有偏頭痛症狀。

Ⓒ十七歲以下，四五歲以上。

胞荷爾蒙避孕丸。其後的五天則服用含用卵胞荷爾蒙與黃體荷爾蒙的避孕丸。

因此，不僅是服用法痲煩，同時，對於子宮內膜或子宮頸管的避孕效果，比混合型弱，國內較少使用。總之，不論是哪種方法，使用避孕丸的重點，不只是在想避孕時才使用，每天務必服用一顆，不可忘記。

副作用

• 血栓症　服用避孕丸容易產生副作用。卵胞荷爾蒙是造成血小板增加粘著性的原因。

• 消化器官症狀　會出現食慾不振、噁心等症狀，不過，服用數日後，症狀會自然的消失。

• 續發性無月經　停止服用後，無月經者佔一%。十幾歲年輕女性或月經周期不規律的人，丘腦下部的功能會受到抑制，因此，要避免長期服用。同時，一年要停用一次，確認是否有月經。

• 其他　服用避孕丸以後，有的人會長皰或出現肥胖症狀，這是因荷爾蒙過剩所致。出現這些症狀時，要改用黃體荷爾蒙含量較少的避孕丸。

除此之外，有的人會擔心這是否與癌症或其他惡性腫瘤有關。不過，並沒有明確的因果關係，然而，服用避孕丸的人，一定要定期接受子宮癌或乳癌的檢查。

此外，停止服用而懷孕時，也沒有出現胎兒畸型等的報告。

適合的人

根據上述的檢討，下面的女性適合服用避孕丸。

◆眞正想要避孕的成熟女性

◆無法得到伴侶的協助，採用其他方法又害怕失敗的女性。

IUD（子宮內環）

IUD是Intra Uterine Device（子宮內避孕裝置）的縮寫。

IUD分為數種（參照下圖）。放入子宮內，就能夠防止受精卵的著床。

避孕效果達到九五％。

IUD是由太田典禮博士與格雷亨見爾格博士開發出來的「太田環」。

●各種IUD●

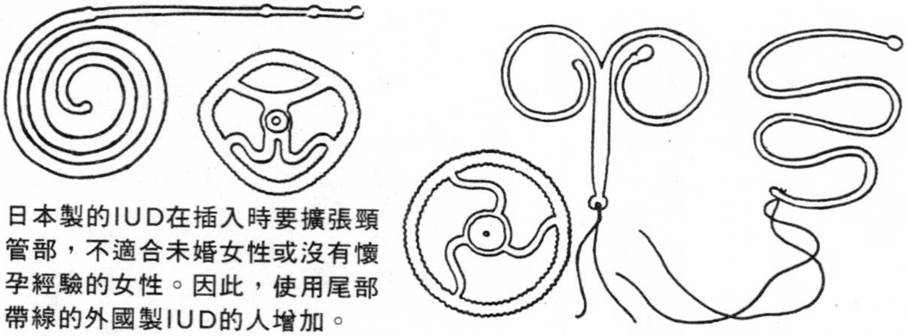

日本製的IUD在插入時要擴張頸管部，不適合未婚女性或沒有懷孕經驗的女性。因此，使用尾部帶線的外國製IUD的人增加。

現在，世界上約有六〇〇〇萬人在使用，多半為中國人。

一旦插入ＩＵＤ之後，約能保持原狀二年，節省性交時每次需要更換的手續。材質為柔軟而容易插入的聚乙烯，利用Ｘ光可以拍攝到。

在日本，向來都是使用太田環與優生環，但由於插入時必須要擴張頸管部，所以不適用於未婚或未產婦者。因此，外國製的ＩＵＤ較為普遍。外國製的ＩＵＤ尾部有限，可以知道器具是否鬆脫，不過，陰道內細菌可能會經由線而形成上行感染。

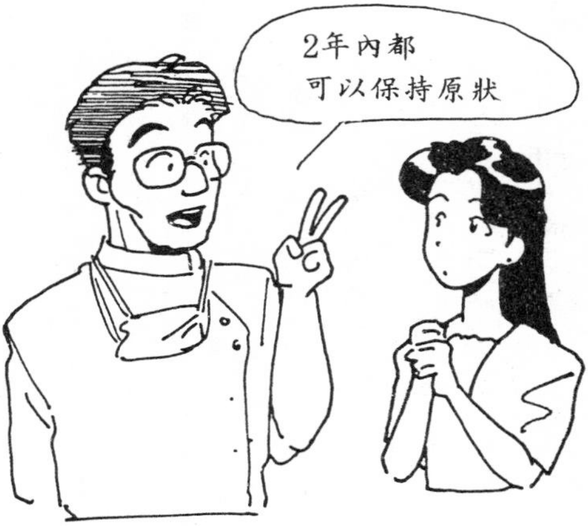

一旦插入，2年內可以保持原狀

由專門醫生插入

首先要找婦產科醫生商量，確認是否能夠使用，若使用的話，則要選擇哪一型，並請醫生為妳插入。

在月經結束後的二、三天進行插入，排卵後，因有懷孕的可能，故不宜插入。

插入後會持續一週的出血症狀，如出現帶血的分泌物，也不必大驚小怪。同時，經血量也會略增。

ＩＵＤ偶爾也會自然鬆脫，插入一個月後，要再次接受診察。如果數年內放置不管，則ＩＵＤ是否在正確的位置上也不得而知，如果不在正確位置上，就無法避孕，宜注意。

副作用

Ⓐ可能因異物而引起發炎或子宮內膜炎，或出現不正常的出血等現象。

Ⓑ器具附帶的線可能會引起細菌感染。

Ⓒ如果ＩＵＤ自然鬆脫，或放入的方法不對，則有懷孕的可能。

若裝置ＩＵＤ卻懷孕，則根據美國方面的指示，原則上要除去或建議墮胎。如果不除去，有可能引起危及母體生命的子宮內感染症、敗血症等。

適合裝置ＩＵＤ的人

Ⓐ生產後，現在不希望懷孕。

Ⓑ未產婦一生內不希望懷孕，不適合服用避孕丸。

不適合ＩＵＤ的人

Ⓐ預測目前可能懷孕。

Ⓑ出現頸管炎等發炎、子宮肌瘤、子宮陰道變形等症狀。

Ⓒ有過多月經或不正常出血症狀。

Ⓓ因頸管無力症等子宮口容易張開。

Ⓔ年輕未產婦。（由於插入ＩＵＤ，可能引起內膜症，而導致嚴重的不孕症）

●IUD的正確插入位置●

和醫生商量後，再請醫生為妳插入IUD

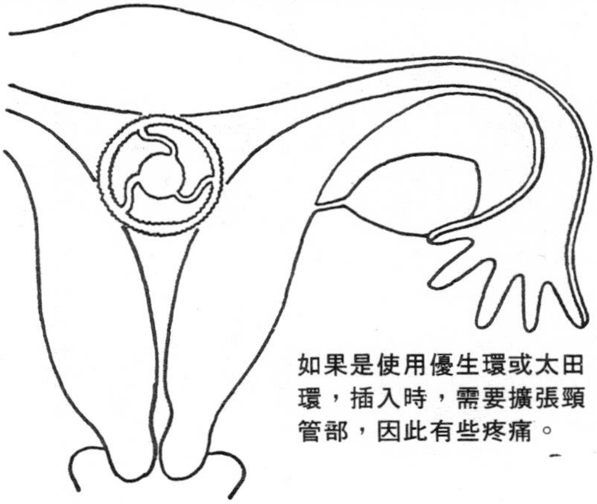

如果是使用優生環或太田環，插入時，需要擴張頸管部，因此有些疼痛。

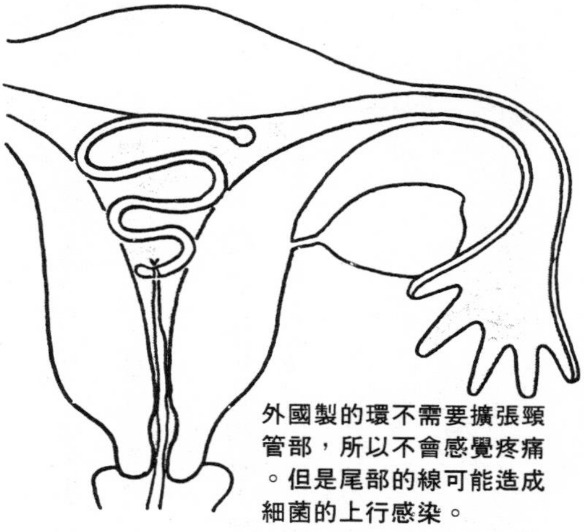

外國製的環不需要擴張頸管部，所以不會感覺疼痛。但是尾部的線可能造成細菌的上行感染。

保險套

罩住男性陰莖的橡膠袋，使射出來的精子封閉於其中，阻止其釋放到陰道內的避孕方法，即是保險套的功能。保險套是男性最簡便的避孕方法，如果能正確使用，則能夠達到九〇%的避孕效果，不具副作用。

保險套也能夠預防性病感染。此外，在授乳中不可使用避孕丸，以免影響母乳內容，這時可以讓男性戴保險套。另外，不能使用避孕丸或ＩＵＤ的年輕女性，也可以建議男性使用保險套。

保險套的種類

保險套的厚度約為〇•〇二～〇•〇五毫米，是由薄橡膠所製成的。

在超市、藥局及自動販賣機均可買到。

保險套的戴法

很多女性認為保險套應由男性購買，但是，最好自己準備，以防萬一。

●保險套的正確戴法●

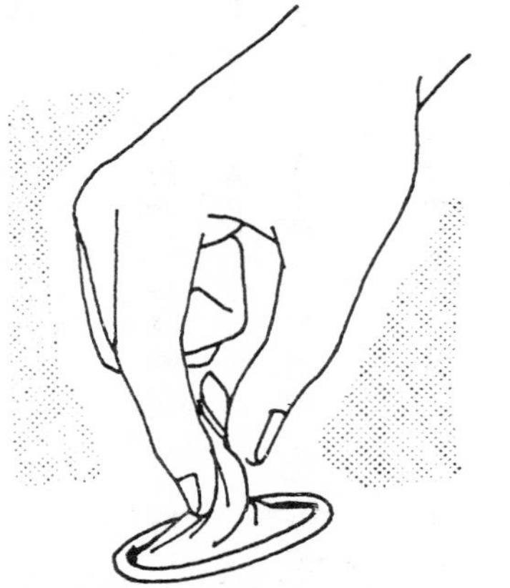

①扭轉保險套的前端部分，去除中間的空氣。

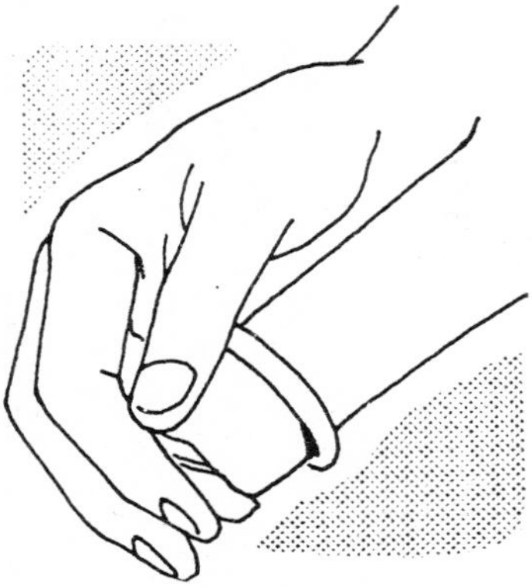

②將保險套罩在勃起的陰莖上。

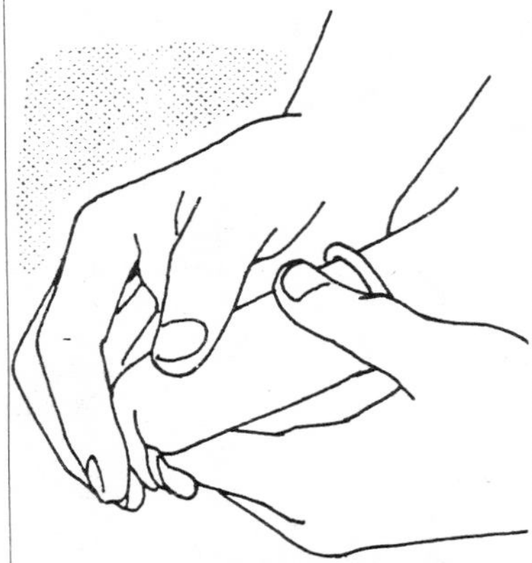

③壓住罩住的保險套前端，同時，將捲的部分慢慢往下挪移。

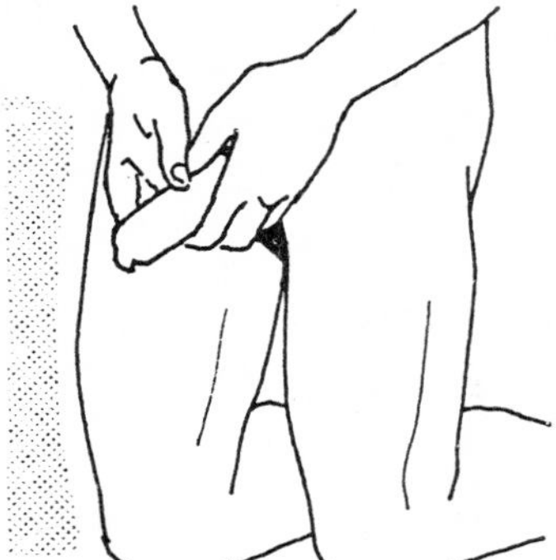

④避免夾住陰毛，要整個罩到陰莖的根部。

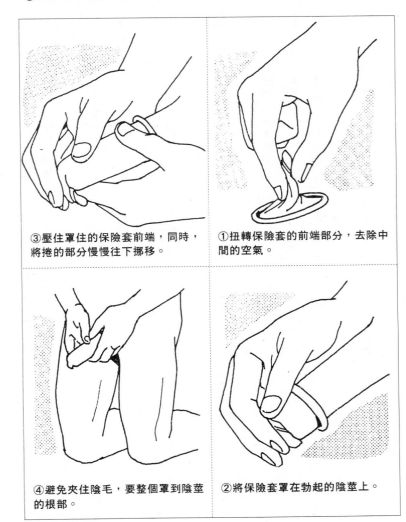

最初，保險套是捲起來的狀態，首先，捏住前端，去除空氣，再罩於勃起的陰莖前端，一直罩到陰莖的根部為止。這時宜注意不可夾到陰毛。

避孕失敗的原因

避孕失敗的原因如下：

・**裝戴不正確**　未牢牢地套到根部為止，或在性交中途鬆脫，或射精後拔出陰莖時，拉住保險套，精液外漏，導致失敗。在性行為之後，陰莖萎縮前，就要從根部壓住保險套，迅速拔出。

有時候，保險套殘留在陰道內而未發現，不僅避孕失敗，同時也會引起陰道炎，需要注意。

・**在性行為中途才戴保險套**　在射精前，分泌液中就已經存在精子，哪怕只是一隻，一旦進入陰道內，就可能懷孕。

因此，在插入之前，就要戴妥保險套。如果在中途才帶，就好像在陰道外射精一樣，懷孕的可能性極大。

・**再度插入時未戴保險套**　使用保險套射精後，於第二次再插入時，也一定還要使用保險套。

即使射精後，尿道中還可能殘留精子，有懷孕的可能性。

戴了保險套以後還會懷孕的原因，與其說是保險套的原因，還不如說是配戴方式或事後的處置失敗所致。

使用後的處理

使用後的保險套，為避免精液流出要用衛生紙等包住丟棄在垃圾筒中。

子宮帽

這是罩住女性子宮陰道部的蓋子。在陰道中形成隔膜，防止精子的侵入。

子宮帽為橡膠製碗形物，具有彈力。配戴法並不難。最大的優點就是沒有副作用。如果配戴正確，則避孕率達到七〇～八〇％。

無法服用避孕丸或授乳中的女性適用。但是，陰道擴張或有子宮脫症狀的女性，子宮帽有移動之虞，

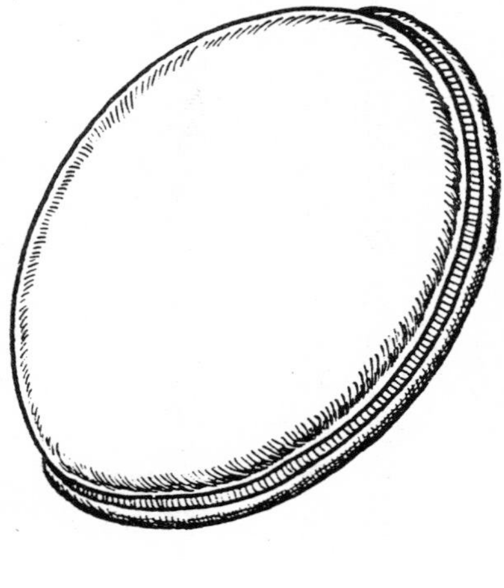

故不宜使用。

選擇方式

依陰道的長度、大小的不同，選擇適合個人的種類。從直徑六〇～八五毫米為止，子宮帽共分為十種，每一種尺寸相差二•五毫米。

陰道的大小因生產與墮胎的有無、體重的增減及年齡而有微妙的變化。為避免子宮帽從子宮陰道部脫落，因此，要裝戴適合自己的子宮帽。要事先知道自己陰道的尺寸，可以請婦科醫生測量陰道的大小，使用合適的子宮帽。

子宮帽在藥局買不到。

使用法

首先，自己要確認子宮陰道部的場所。

雙手用肥皂洗淨，保持清潔，單腳蹺在椅子上。

用左手拉開小陰唇，右手食指慢慢伸入陰道內，當食指全部伸入時，應該會碰到較硬的部分，這就是子宮陰道部、子宮的入口。子宮帽可以堵住這個部分，製造出薄膜，防止精子的進入。

●子宮帽的正確戴法●

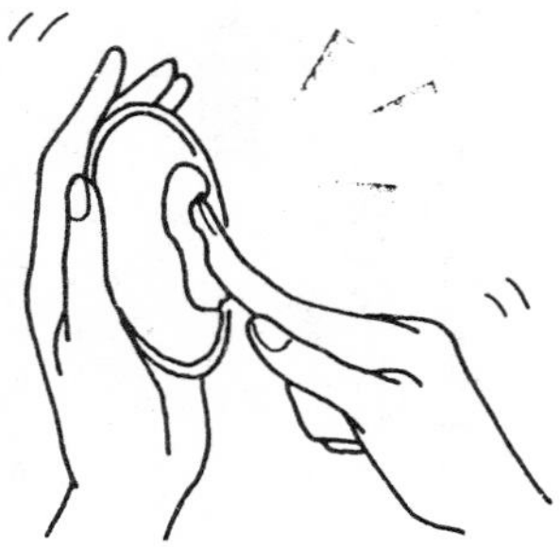

①在子宮帽的兩面充分塗抹避孕膏。

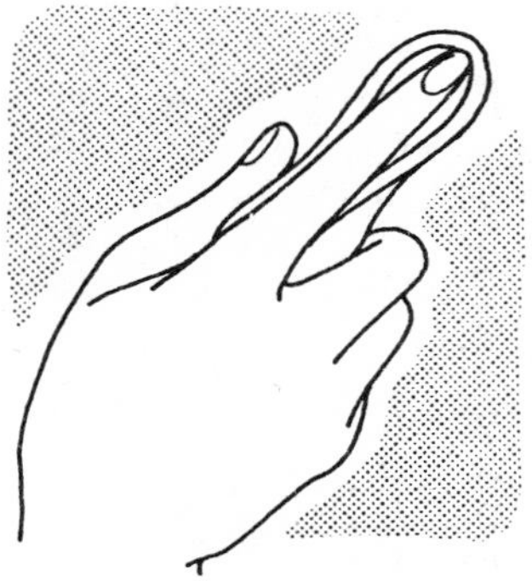

②子宮帽對摺，食指抵住正中央。

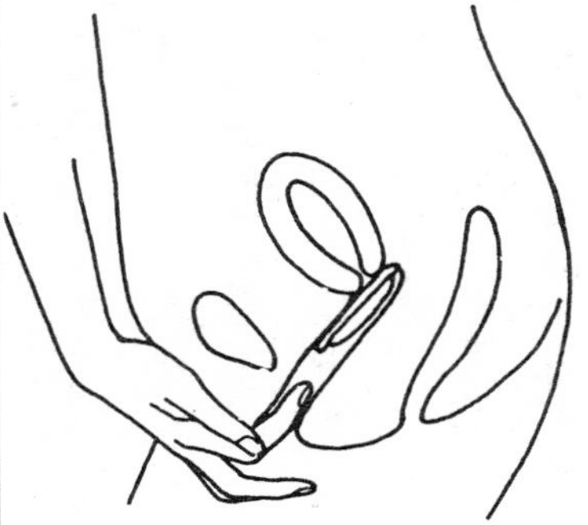

③用左手拉開小陰唇，插入右手的子宮帽。罩住子宮口後，後方的盡頭插入恥骨內的凹陷處。

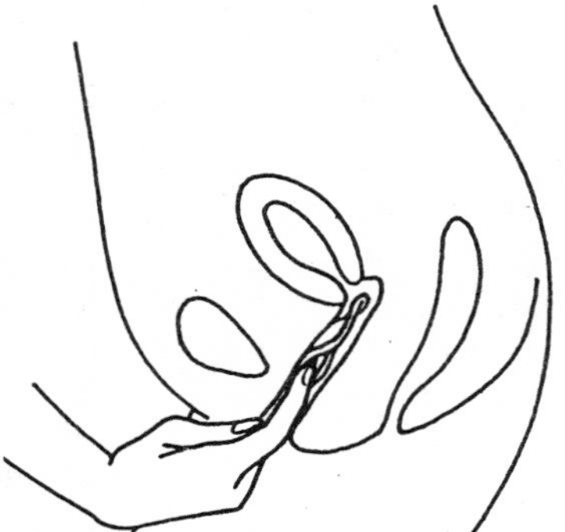

＊進行性行為6個小時後，用食指勾出子宮帽，洗淨，並保持乾燥。

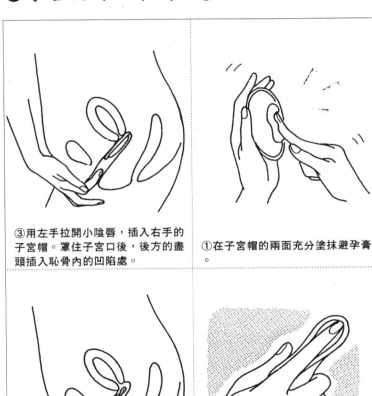

其次，慢慢地鬆開手指。同時，觸摸陰道的子宮入口附近時，會發現此骨的內側附近有凹陷處。在戴子宮帽時，前方要固定於子宮陰道部，後方則要抵住這個凹陷處。

知道要領後，實際插入試試看。在性行為之前，就要進行插入。

Ⓐ圓形的子宮帽兩面塗避孕膏。

這麼做非但容易插入，且能提高避孕效果。

Ⓑ用右手的拇指與食指捏住子宮帽、使其變小，食指伸入中央。

Ⓒ用左手拉開小陰唇，將右手的子宮帽插入。

Ⓓ手指抵住子宮深處後，手指離開。子宮帽在陰道內會自然地擴展。

Ⓔ子宮帽的後方盡頭要拉到恥骨內的凹陷部分。

Ⓕ最後再一次將手指伸入陰道內，確認子宮陰道部已經被子宮帽覆蓋住了。

子宮帽的配戴步驟到此結束。

使用後的處理

進行性交之後，為使避孕膏殺死精子，因此要擱置在體內六個小時，拉出以後，要用溫水清洗乾淨，使其乾燥。耐用期間因處理方式的不同而有不同。如果仔細處理，可以使用二～三年。

令人在意的是，對於性行為快感的影響。但只要慎重地裝戴，就不用擔心。如有異物感或抵抗感，可能是裝戴不妥所致。

基礎體溫法

女性的基礎體溫，會因荷爾蒙的狀態或排卵而變動。藉著每天測量基礎體溫，確認排卵，就可以應用於避孕上。

這個方法沒有副作用，但每天早上要認真地測量體溫，而且只有排卵期明確的女性才能夠利用。

判定排卵日的方法

何謂安全日？

一般而言，排卵是基礎體溫突然下降的日子，或低溫期的最後日與其前後二日最多。

卵子的受精能力約為二四小時，精子的生存日數約二～三天，以此為基礎，計算出安全日來。

因此，基礎體溫是指進入高溫期，亦即從排卵日開始算起第三天以後，沒有受精的可能性才是安全日。

何謂受精危險日？

相對的，在低溫期，哪怕是月經中或月經剛過後，都可能會懷孕。亦即如果在這個時期進行性交，而精子能夠活二～三天，則在月經剛過後或數日後排卵的話，就會受精。

應用基礎體溫避孕，只有在進入高溫期的第三～四天以後，到下次月經開始之前的期間，才能採用這種方法，其他的日子，則必須採用別的方法避孕。

因為生病或過度疲勞，也會導致基礎體溫變動，有的

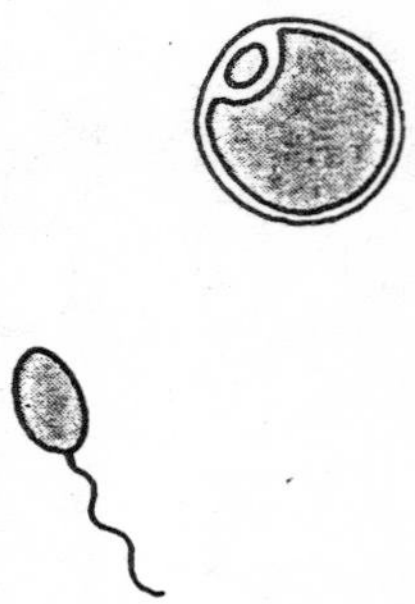

卵子的受精能力為24小時，精子的生存日數為2～3天。

●利用基礎體溫法分辨安全日與危險日●

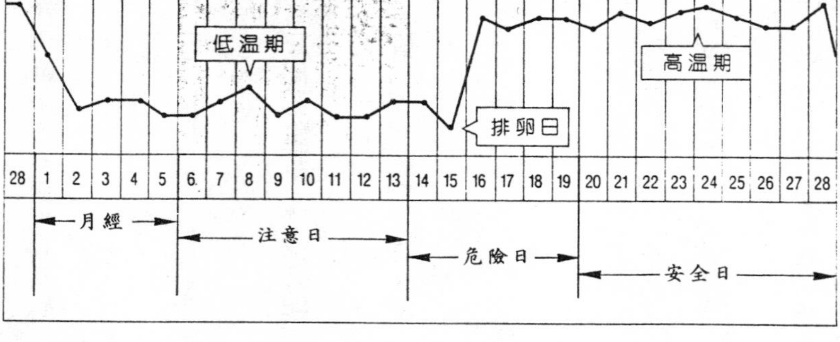

人排卵日並不一定，因此，並非任何人皆可採用這種方法。

請測定基礎體溫，看看是否出現高溫期與低溫期的二相性。也可以找專門醫生商量，看看是否能當成避孕法來加以應用。

粘液法

由女性子宮頸管部所分泌出來的粘液，具有防止陰道因細菌感染的作用。

這個粘液會因月經周期而形或周期性的分泌量或粘稠度的變化，藉此也能得知排卵時期。

通常粘液的分泌量較少，即使接觸外陰部，也感覺清爽。但是，接近排卵期時，分泌量增加，外陰部會潮濕。

手指插入陰道內時，可接觸到粘液，能夠拉成長線。在粘液的粘稠度最高的這一天開始的一日後，就會排卵，可能受精的時期，就是開始分泌粘液的這一天到過了顛峰期以後的三天內，過

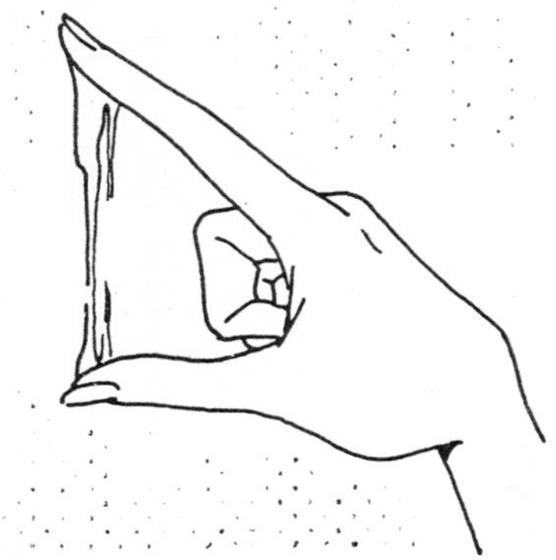

粘液的粘稠度最高的1天後會排卵

了這段時間以後到下一次月經之前，都是安全日。

這個方法雖然沒有副作用，但準確性較低，同時，不適用於陰道內有疾病的人，因此，一定要併用其他的避孕法。

NFP法

NFP是Natural Family Planning的縮寫。這是完全不利用器具、藥劑，只是利用月經周期在危險日不進行性行為的方法。

NFP法就是荻野博士所發表的「排卵期限定說」。

這就是所謂「荻野式」的計算方式。也就是說卵子的受精能力為一天，精子的生存日為三天，所以安全日是在預定月經日前九天，危險日則是下次預定月經前十～二十天。

但是，這個方法只是以預定月經為目標而加以計算，因此，周期不穩定的女性不適用。失敗率極高，故要併用其他的方法。

錠劑、避孕膏

●避孕膏的正確插入法●

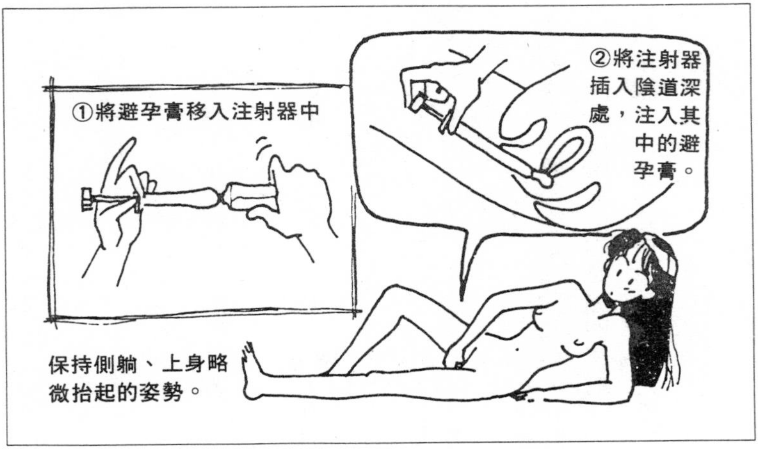
①將避孕膏移入注射器中
②將注射器插入陰道深處，注入其中的避孕膏。
保持側躺、上身略微抬起的姿勢。

在藥局會出售一些精子的錠劑或避孕膏，失敗率極高，一定要和子宮帽或保險套併用。效果時間只有二十分鐘，如果在這段時間未射精，則必須再度重新使用，幾乎沒有副作用，不過有時可能會出現斑疹。

插入方法

使用錠劑時，首先身體要側躺，用食指與中指夾住錠劑，塞入陰道中。再用食指插入最深處，在射精前插入。

大約五分鐘內會溶解，因此，多少會有些燒灼感。如果未能正確地插入，則灼熱感會更為強烈。

避孕膏則如上圖所示，移入注入器中，側躺，略微抬起上身，放入陰道深處，按壓活塞，注入其中的避孕膏。如果未在性行為之前將避孕膏注入深處，則避孕膏會外流，減低避孕效果。

陰道外射精

性交時，在射精之前拔出陰莖的方法。不需要使用器具或藥劑，而沒有副作用。但是失敗率為二〇～三〇％。

在射精之前，精子就會少量溢出，同時，男性有時會失控，所以這是一種不可靠的方法。

洗淨法

在性交後，用坐浴盆洗淨陰道內。

但是，精子由陰道內到達輸卵管約一～二分鐘，非常的快速，因此，要沖洗掉似乎不易辦到。可以說，完全不具避孕效果。此外，洗淨會沖洗掉陰道內的陰道桿菌，降低自淨作用，容易引起感染症。

不孕手術

女性可以進行結紮輸卵管，男性則可進行結紮輸精管的手術，是一勞永逸的避孕法。

只有適用優生保護法或懷孕會對母體造成危險，以及男性有遺傳性疾病時才可以採用這種方法。

●不孕手術的方法●

★男性的情形

利用結紮輸精管的方式防止精子的排出。

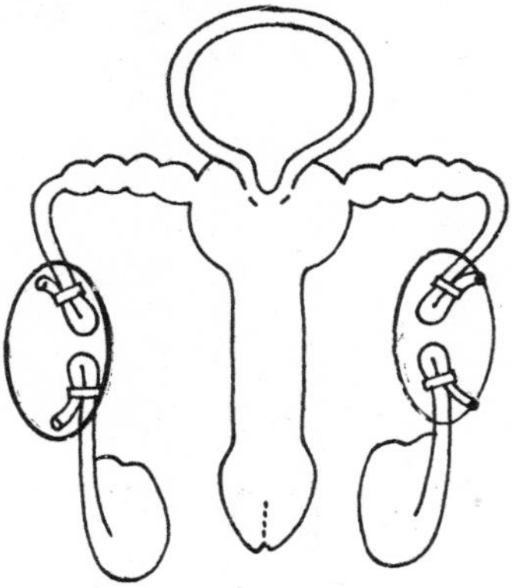

★女性的情形

利用結紮輸卵管的方式防止卵子受精

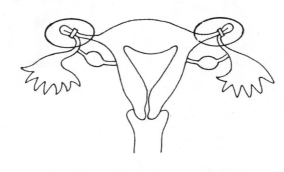

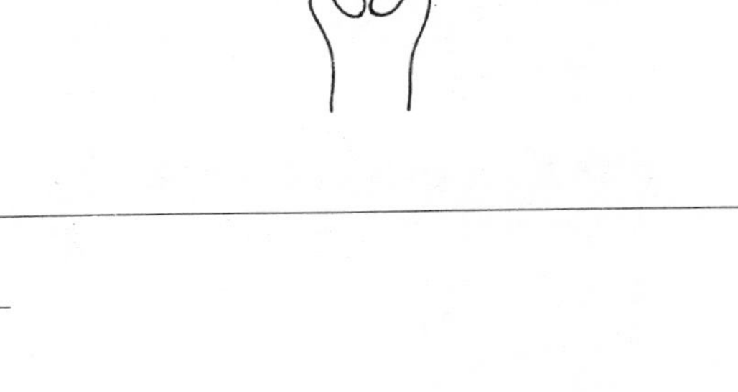

手術的方法

輸卵管結紮是由陰道拉出輸卵管加以結紮的陰道式，以及切開腹部拉出輸卵管加以結紮的腹式兩種。陰道式要住院五天，腹式則要住院十天。

陰道式可能會引起細菌感染或粘合；腹式則會留下疤痕，都是缺點。

輸精管結紮則是切掉陰囊的側面，取出輸精管加以結紮。需要住院，在費用上較為經濟。

男女之間的不孕手術，不會對性生活造成任何影響，而且完全沒有懷孕的可能性。雙方可經由充分商量再決定是否要進行不孕手術。

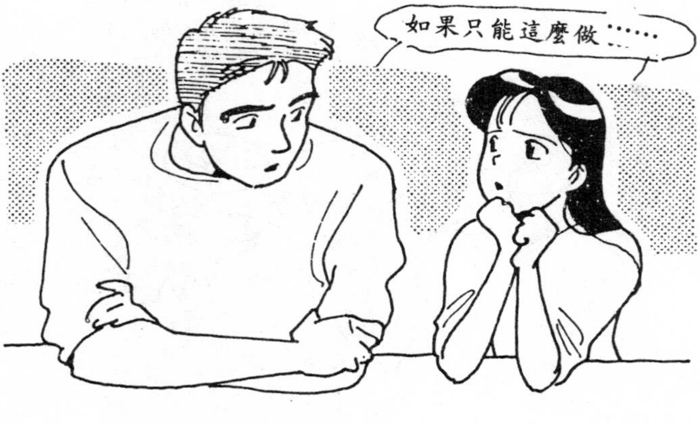

雙方商量後再決定是否要動不孕手術

避孕Q&A

Q　市售的避孕用軟片，其效果為何？

A　這是糯米紙狀的四方形軟片，進入陰道深處會擴張，堵住子宮入口。插入後五～六分鐘內，約持續二小時的避孕效果，但並非一〇〇％。要併用其他的避孕法。使用時，要清洗雙手，以防止雜菌入陰道內。

Q　醫院會對十幾歲女孩開避孕丸處方嗎？

A　在排卵還不具備周期性的年輕時期，避孕丸抑制排卵，將來可能變得無法排卵。因此，月經周期穩定，能夠正常排卵的成人，才能服用避孕丸。最好二十歲以上再服用。不過，如果十幾歲時就擁有正常的排卵，不便利用其他的避孕法時，也可以使用避孕丸，但要找專門醫生商量。

Q　使用ＩＵＤ，但經血量很多，擔心ＩＵＤ會流出來。

A　不會因為經血量很多而流出ＩＵＤ。但會慢慢地脫落。如果經血量很多，可能罹患子宮肌瘤。使用ＩＵＤ之前，最好接受專門醫生的檢查。一旦罹患子宮肌瘤等疾病，就不能夠用ＩＵＤ了。

不要輕易考慮到墮胎的方法

在衆人期待之下，應該誕生的新生命……。但是，如果母體的健康狀態無法忍耐懷孕、生產時，或出生的嬰兒可能引起遺傳的毛病時，則基於「優生保健法」，可被允許進行墮胎手術。

墮胎，是以人為的方法去除原本應該誕生的生命，因此，只有符合以下項目者才可適用於優生保護法。

不過，目前關於「因為身體、經濟的理由，恐怕有損母體健康」的項目會被輕易地加以利用，很多人因為掉以輕心的性行為或避孕失敗而動不動就墮胎。

身心都會留下後遺症

儘管醫學進步，但並非所有墮胎的人都能夠恢復原有的健康狀態。如果沒有適當的理由，不要輕易地墮胎。

懷孕、生產都會對母體造成負擔，但由於女性原本就具有的生理作用，身體自然地就已經做好了生產的準備。但是，人工墮胎的場合，則因為女性身體完全沒有做好動手術的準備，故可以說是在完全沒有防備的狀態下進行的方法。

不得已而進行人工墮胎時，為避免引起後遺症，一定要特別注意手術後的生活。可能產生如下的後遺症。

續發性不孕症

墮胎後，持續出血或分泌物容易引起細菌的繁殖，而子宮內因為手術受傷，一旦細菌侵入，就會發炎。發炎從子宮波及輸卵管時，在輸卵管引起粘合症狀，可能難以受精。

像這種墮胎後由於輸卵管的發炎而引起的不孕症並不多，但是手術後若沒有保持局部的清潔，則極可能會引起不孕症。

此外，經常墮胎會使子宮的傷害難以復原，受精卵無法著床，造成不孕，這種例子屢見不鮮。

適用優生保護法的理由

①本人或配偶有精神病或遺傳性疾病。
②本人或配偶四等親以內有精神病或遺傳性疾病者。
③本人或配偶罹患痲瘋病。
④基於身體或經濟的理由，如果繼續懷孕或分娩會損害母體的健康。
⑤由於暴行、脅迫而進行性行為，在無法抵抗或拒絕的狀態下，因為性行為而懷孕。

子宮外孕

墮胎以後，輸卵管發炎而粘合時，若還留有精子能夠通過的空隙，則尚可受精，但是，受精卵無法下降到子宮為止，可能在輸卵管的中途著床發育，這就是子宮外孕。

子宮外孕對母體而言，非常危險，務必趕緊動手術。

流產、早產

因為墮胎而勉強擴張頸管，造成頸管的收縮力衰退，而容易引起流產、早產。

月經異常

因為荷爾蒙平衡失調或子宮內腔粘合的原因，而造成無月經、月經困難或腰痛。會出現分泌物增加、自律神經失調症等所引起的焦躁等現象。

精神症狀

因為罪惡意識或對懷孕的恐懼一直殘存，可能會導致冷感症，拒絕性行為或對男性的不信任感。

心靈的傷害，並不容易痊癒。要儘量敞開心扉，不要再重蹈覆轍，如此就能慢慢撫平內心的傷痕了。

適合墮胎手術的時期

根據優生保護法的規定，能夠墮胎的時期直到懷孕未滿二二週為止。所謂懷孕幾週，是指從最後月經的第一天開始算起。如果發現月經沒有出現，則可能已經懷孕第二個月（第五週以後）了。

雖然到懷孕未滿二二週之前都能進行墮胎，但胎兒會隨著時間的流失而成長。越晚進行墮胎，越難以進行，同時，對母體的影響也較大。

除了這些手術的危險性之外，還要考慮到後遺症等問題，最好在懷孕三個月以前進行子宮刮除術或吸引法。

如果實在無法生產，就要趕緊決定墮胎，若生理期較預定時間晚了將近二週，則即使對於懷孕感到不安或對於內診有抵抗感，也不要遲疑，要趕緊接受婦產科的檢查，確認是否懷孕。

人工墮胎的方法

懷孕初期

<刮除術、吸引法>

在懷孕十一週之前進行的人工墮胎法，一般是採用子宮刮除術或吸引法。手術前，充分消毒陰部與陰道內，進行全身痲醉。然後，利用擴張器將子宮口張開為直徑二毫米左右，以便取出胎兒。

實行刮除術，要將宮頸切開器（金屬湯匙狀的器具）插入子宮內，刮除胎盤與胎兒。吸引法則以吸引器取代宮頸切開器，由前端吸出胎兒與胎盤。如果胎兒成長很大，吸引器不易吸除乾淨，故有限定適用的範圍。

懷孕中期

<人為的陣痛>

懷孕十二～二一週時，胎兒非常的大，沒有辦法以子宮刮除術或吸引法取出胎兒。如果

初期的墮胎方法

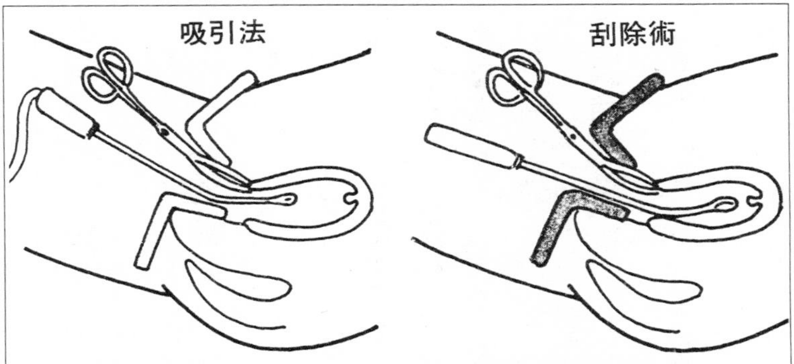

在子宮內放入吸引器，吸出胎兒與胎盤。

尖端像湯匙的宮頸切開器插入子宮內，刮除胎兒與胎盤。

勉強而為，會傷害頸管或子宮，甚至會引起大量出血。

因此，這個時期的墮胎法，就是使用藥物或將機械放入子宮內，以人為的方式引起陣痛、分娩的方法。

懷孕中期的墮胎，與生產一樣，對身體會造成重大的負擔，手術的時間也較長。

在懷孕中期的墮胎法之中，最近備受注目的，就是使用人工流產藥（一九八四年實用化）。這種藥的副作用較少，光是插入陰道內，就能使子宮強烈收縮，具有擴張產道的作用。

進行中期以後墮胎手術的醫院（有的醫院會拒絕進行中期以後的墮胎手術），通常都會準備人工流產藥。到底要採何種墮胎方式，還是安心地交給醫生來處理吧！

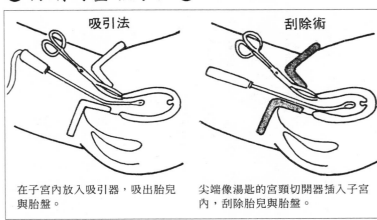

墮胎前後的心理準備

選擇值得信賴的醫院

選擇醫院要慎重其事。為了掩人耳目而選擇較遠的醫院，並非上策。墮胎後可能會出現異狀，有時，也許到醫院就診，因此，最好選擇較為方便的附近醫院來進行。

選擇醫院時，必須要確認是否為「優生保護法指定醫院」。根據法律上的規定，人工墮胎手術只能由具有住院設備的優生保護法指定醫生來進行。

擁有生產經驗的人，可以在生產的醫院。如果是未產婦，則可與家庭醫師（其他科別也無妨）商量，請他推薦。

需要配偶同意書

進行墮胎手術時，需要配偶的同意書。醫院會準備用紙，由配偶簽名蓋章。

前一天的準備

墮胎後至少需要靜養三天，因此，手術前的準備事項或應該購買的東西要事先備妥。保持手術後能充分休養的姿態，這是很重要的。

前一天務必要淋浴，保持身體的清潔。由於手術後會有輕微的出血，因此要準備生理褲與衛生綿。

當天的注意事項

當天在手術終了之前，絕不可進食。如果胃中有東西，則麻醉後可能會引起嘔吐，阻塞氣道，有窒息的危險。此外，事先要摘除隱形眼鏡。如果感覺體調不良，則事前要向醫師報告。

出門前，記得帶同意書等必要物。以連身洋裝或裙子為宜，或穿著容易脫下的短褲，衣物必須要能遮住腹部，最好避免白色的衣物。

手術後的注意事項

在懷孕十二週之前的墮胎手術，短時間內即可完成，於手術當天，就可以回家。不過，遠距離的人，最好請親友來迎接或利用計程車。這是唯恐途中可能會因麻醉去除而引起腹痛，所以避免搭乘公車回家。

●接受墮胎手術時的注意事項●

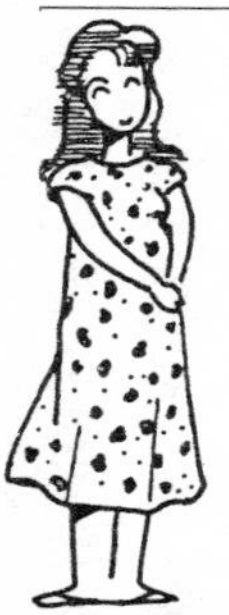

要穿裙子或連身洋裝，避免穿白色衣服。

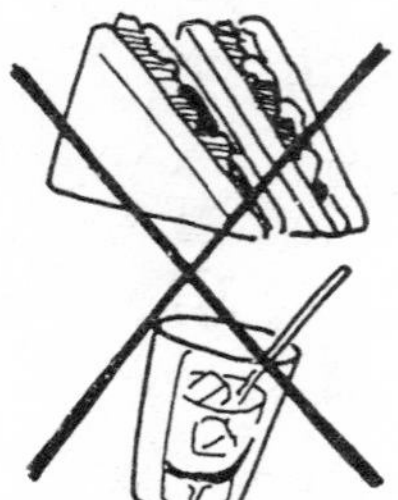

當天在手術結束之前不可進食。

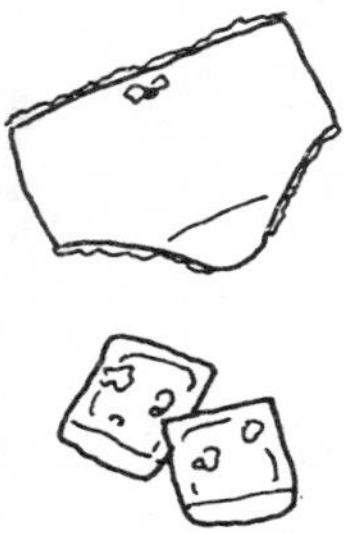

要攜帶生理褲與衛生棉。

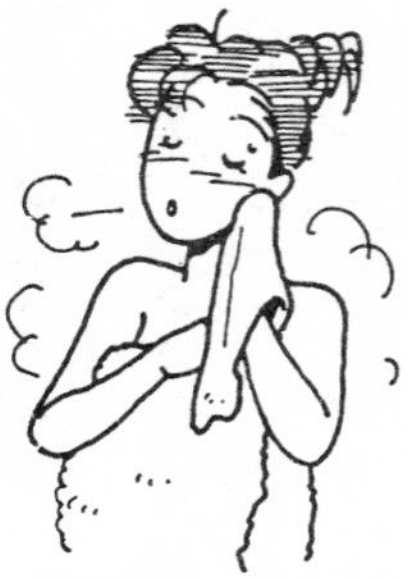

手術前夕一定要沐浴。

過了懷孕十二週以後的墮胎，需要住院三天～一週。

回家後，至少要休息三天。即使沒有疼痛或出血，也不能亂動，家事請他人代勞，工作也必須暫時放下。

為了預防細菌感染或後遺症，要勤於更換衛生棉，保持清潔，但不可沐浴，只能利用溫水擦拭身體。

其後的經過

墮胎後的出血，大約在一週～十天會停止。如果持續出血或出現帶膿的分泌物、發燒、下腹痛時，要及早接受醫生的診斷。此外，就算復原順利，也一定要複診。

月經、性生活

墮胎後，由於荷爾蒙平衡失調，生理會變得較遲或提早。如果荷爾蒙平衡沒有失調，則通常在墮胎後的四週內，會再度出現月經。不過，這只是大致的標準而已，要知道正確的月經預定日，則最好測量基礎體溫。

在手術後看到最初的生理期到來時，才算是復原了。

一般而言，墮胎二週後就可以進行性生活，不過，最好遵從醫生的指示。

墮胎之後，仍要認真地避孕，不可大意。

▲不同的愛與性▼

◉虐待狂與被虐待狂

虐待狂是藉著玷辱對方而得到快感。相反的，被虐待狂則因為被虐待而得到快感。不論是誰，潛在意識都會有想要虐待性對象或被虐待而得到快感的感情。事實上，在進行性行為時，有時被粗暴地對待，感覺興奮，而容易迎向高潮。

為了讓雙方都得到快感，將其當成一種技巧是很好的，但如果昇華為不虐待對方或不被虐待就無法得到滿足時，那就成為問題了。到底何者為正常？何者為異常，很難劃清界線。

但是，絕對要停止會危及生命或令對方討厭的行為。

◉同性戀

是指女性之間互相喜愛或男性之間互生愛意的情形。女同性戀容易在女性團體中產生，或是對男性產生強烈恐懼心時，也容易出現。男同性戀則包括精神的問題在內，尤其是擁有家庭、社會較高的男性，較易發生。這些人在公司方面多半是屬於完美的男性，但對於這樣的表現會感覺疲倦，而想要逃避成為男性的表現，因此會投入男同性戀的世界中。

此外，還有所謂的戀母情結，亦即除了母親以外，不愛其他的女性。

◉近親相姦

父與女、母與子、兄與妹等血緣相近的人進行性交。

但是根據民法規定，三等親以內血親之間的婚姻，因為考慮到遺傳的問題，而被禁止。

在現在這種小家庭，在稱為考試地獄的社會中，封閉在狹窄的世界，甚至包括性慾在內的能量的發洩。都無法隨心所欲。

如果當事人無法擴展生活場所與視野，就無法突破近親相姦的障礙。

◉交換伴侶

看到妻子與他人進行性行為時，會提高性的興奮，或與丈夫（妻子）以外的對象進行做愛，能使已經一成不變的夫妻之間的性愛重新燃燒，這種例子也是有的。但是，不可忘記，這種交換伴侶的目的，只是為了自己能夠享受更好的性生活。如果基於興趣本味，想要和丈夫（妻子）以外的異性進行做愛而參加這種活動，很容易使自己的性生活產生裂痕，甚至造成離婚。

第六章

生產是女性的重責大任

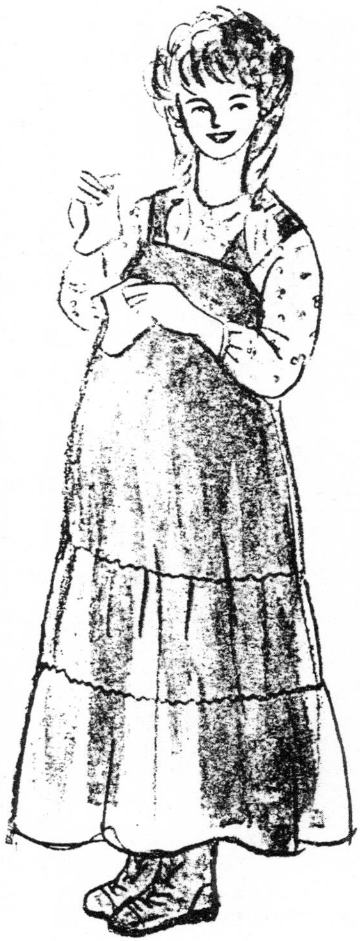

能夠生下健康寶寶的懷孕知識

女性一生當中會遇到很多的高潮起伏，結婚就是其中之一。其後就是懷孕、生產，這不是人生最大的起伏嗎?男性會經由工作而擁有很多社會生活經驗，但女性卻能夠自己的肉體而擁有最鮮明而強烈的起伏。

那就是從自己體內創造一個隱含無限可能性生命的戲劇變化。雖然生產是一件痛苦的事，但是，接著產生的一種難以言喻的感動，這是只有女性才享有的特權。

每個人都希望自己能夠生下一個健康寶寶。因此，對於懷孕的成立及其經過、有關生產的生理等，必須具備充足的知識，為懷孕、生產做好萬全的準備，都是必要的。

懷孕的神秘構造

精子與卵子結合，就形成一個細胞，也就是受精卵的誕生。受精卵在子宮內膜著床，利用細胞分裂的方式，逐漸形成胎盤，成長為胎兒，最後成為嬰兒誕生出來。

如果受精與著床完整，就能成立懷孕。

●受精的過程●

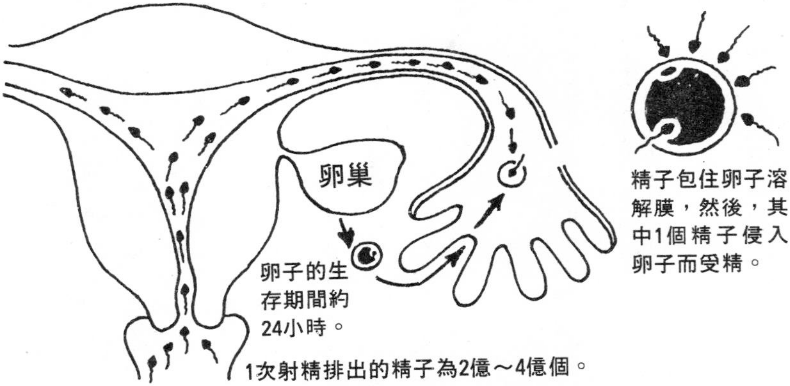
卵巢
卵子的生存期間約24小時。
精子包住卵子溶解膜，然後，其中1個精子侵入卵子而受精。
1次射精排出的精子為2億～4億個。

從排卵到受精為止的構造

一般女性從青春期開始，就會出現月經，大約每隔二十六～三十天，就會以一次的周期引起排卵，藉著排卵排出的卵子由輸卵管繖部進入輸卵管，慢慢移向子宮。卵子的生存期間約二四小時，但如果在這期間遇到精子，就會受精。射精的精子生存期間約二～三天，因此，如果卵子與精子的生存期間重疊，就會經由性交而懷孕。

一次射精排出的精子數有二億～四億個，其中只有一個能到達輸卵管而成功地受精。

精子在第一道關卡的陰道，大致就已經有半數死亡，因為陰道為強酸性，精子耐鹼卻不耐酸。因此，殘存的有元氣的精子才能夠慢慢地朝子宮內前進。但是，在這之間，有的精子也會精疲力竭，好不容易到達子宮的精子，大約半數會進入沒有卵子的輸卵管。到達輸卵管為止之後，能與卵子相遇的精子，會包住卵子，開始溶解卵子的外膜，終於一個精子侵入卵子中，卵子立即製造出其他的硬膜，隔斷其他的精子。在卵子內，擁有精子核與卵子核，互相結合而受精。

從受精到著床的構造

受精後的受精卵，立刻開始進行細胞分裂。一邊重複分裂，一邊進行細胞增殖。在這段期間，受精卵藉著輸卵管的伸縮運動及絨毛的活動，朝子宮腔前進。約三天內，到達子宮腔。這時，受精卵成為胞胚。終了進入子宮腔的受精卵，製造絨毛，鑽入子宮內膜著床。

從受精到著床為止，大約為七～十天。著床結束後，子宮內膜以著床部為中心，逐漸變厚、柔軟，包住受精卵。

而受精卵的絨毛發達，著床時形成胎盤。內細胞繼續重複分裂，一部分由胎芽（妊娠七週前）變化為胎兒，其他的則發育為臍帶。

懷孕不可或缺的荷爾蒙

懷孕時會分泌各種荷爾蒙，依懷孕時期的不同，分泌量和種類也各有不同。不過，維持懷孕不可或缺的荷爾蒙如下：

●著床的構造●

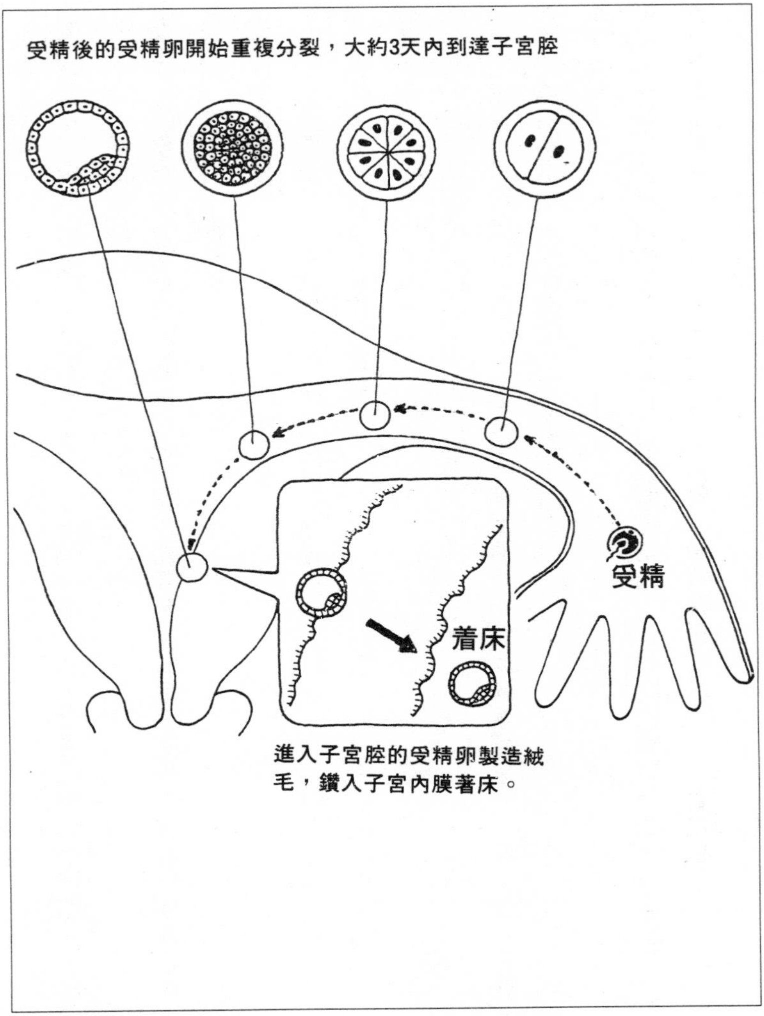
受精後的受精卵開始重複分裂，大約3天內到達子宮腔
受精
着床
進入子宮腔的受精卵製造絨毛，鑽入子宮內膜著床。

●孕酮（黃體荷爾蒙）

這個荷爾蒙初期由妊娠黃體，而後由胎盤分泌出來。從懷孕十二週以後急速增加，在懷孕二八～三六週時達到顛峰，然後漸減。

利用這個荷爾蒙能夠形成子宮內膜，為受精卵容易著床的狀況。到平安生產結束為止，子宮內膜能夠一直維持這種狀態。

●雌激素（卵胞荷爾蒙）

這個荷爾蒙由卵巢分泌，從懷孕第十六週開始急速增加，持續上升到懷孕末期為止。胎盤完成時，胎盤也會分泌這種荷爾蒙。

●人類絨毛性促性腺激素（ＨＣＧ）

這是胎盤的絨毛組織所分泌出來的蛋白質系列的荷爾蒙。

在懷孕之後會逐漸增加，懷孕十～十二週時達到顛峰，然後漸漸減量。不過，會一直持續分泌到懷孕末期為止。分娩後經過二週，就會消失。

●人類胎盤催乳激素（ＨＰＬ）

這是由絨毛所分泌的荷爾蒙，據說與代謝有關。不過，關於其性質與功能，目前不詳。

從懷孕初期開始增加，到了懷孕末期達到顛峰。分娩後數小時內，就會由血液中消失，為其特徵。

●懷孕中分泌的荷爾蒙●

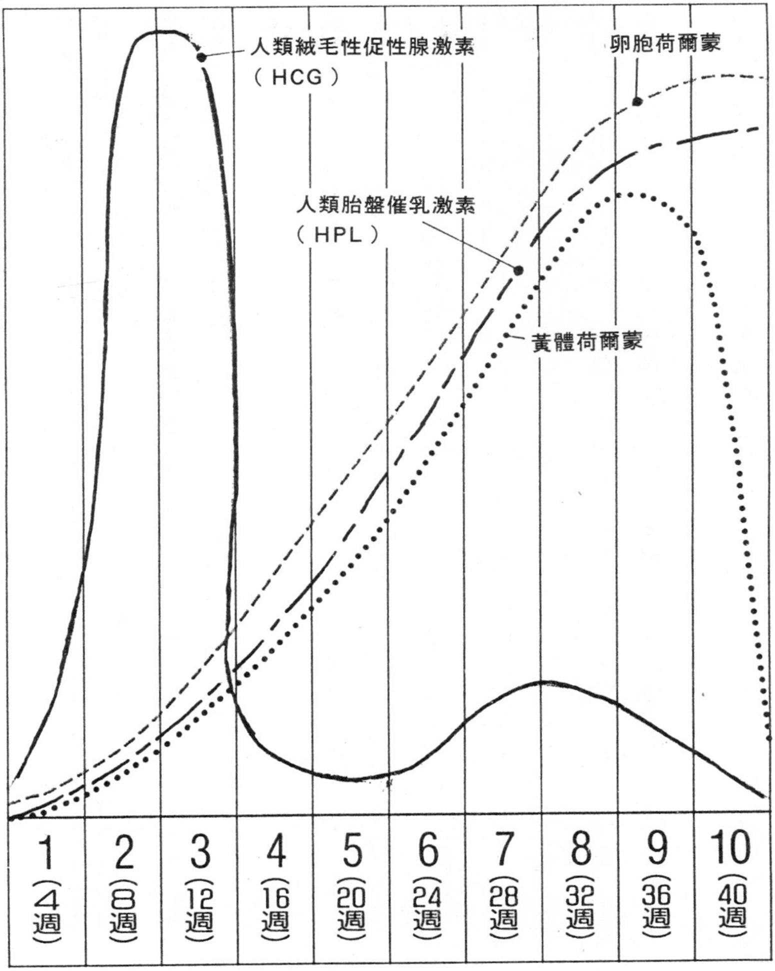
人類絨毛性促性腺激素
（HCG）
卵胞荷爾蒙
人類胎盤催乳激素
（HPL）
黃體荷爾蒙
1（4週）
2（8週）
3（12週）
4（16週）
5（20週）
6（24週）
7（28週）
8（32週）
9（36週）
10（40週）

懷孕的徵兆

一旦懷孕，會出現一些連自己都感到訝異的症狀。如果出現如下的自覺症狀，要儘早接受醫生的診斷。

月經停止

這是最早出現而且十分重要的徵兆。一旦懷孕成立，因為荷爾蒙的變化而抑制排卵，停止月經。如果預定月經遲到二週以上，首先就要想到可能是懷孕了。

但是，有時雖然懷孕，卻於預定月經日出血。這時，出血量較以往來的少。因此，平常就要了解自己的月經狀態。

孕吐

繼無月經之後，就會出現孕吐的現象。感覺胸口鬱悶、噁心、胃不消化、嘔吐。此外，也會突然改變對食物的喜好。以前不想抽煙、喝酒，但現在卻喜歡這些東西，同時，對於氣味也會較為敏感。

從懷孕四～七週開始，這種現象會逐漸消失。當然，症狀的程度、內容、出現時間帶的不同，有很大的個別差異。有的人完全沒有孕吐症狀。

乳房的變化

整個乳房腫脹，這是因為荷爾蒙的作用，乳腺發達所致。此外，乳頭及其周圍會出現黑色素沈著，變得十分敏感。

持續基礎體溫的高溫期

測量基礎體溫的人，到了月經預定日，但基礎體溫卻未下降，持續高溫期，這時，就可以察覺到懷孕了。如果這種現象持續三週以上，首先就會想到可能是懷孕了。高溫期一直持續到懷孕第十二～十六週為止，然後恢復高溫期。

其他的症狀

- 因為荷爾蒙的影響，造成精神不穩定。
- 即使睡眠充分，也依然存在睡意。這是由於全身新陳代謝旺盛所致。
- 陰道的分泌物增加，因此分泌物較多。
- 子宮敏感，一點點的刺激，都會反應收縮。感覺好像輕輕插入腹部似的，如果立即好轉，就沒有問題。
- 唾液增加。
- 尿意頻繁，這是因為開始發育的子宮壓迫膀胱的緣故。

●配合母體的變化與胎兒成長的生產準備時間表●

懷孕月數	1（0～3週）	2（4～7週）	3（8～11週）	4（12～15週）	5（16～19週）
母體的變化	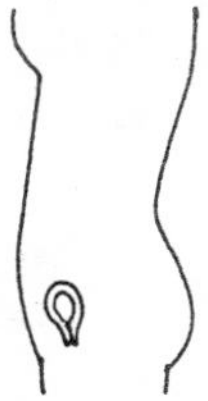	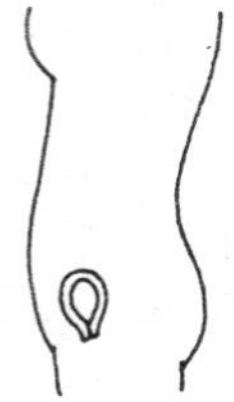	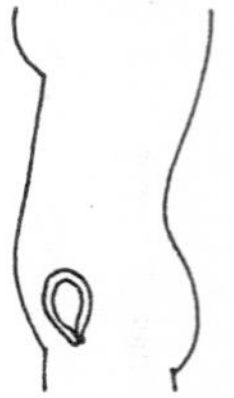	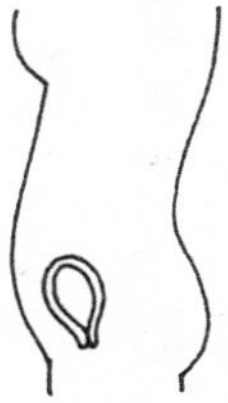	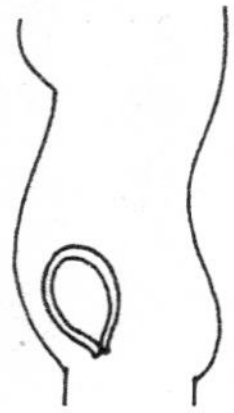
	●子宮大小與懷孕前相同，但較柔軟、增厚 ●基礎體溫的高溫期持續二週以上	●子宮如鵝蛋般大 ●身體倦怠，感覺不適 ●乳頭、乳暈泛黑	●子宮如拳頭般大 ●孕吐激烈 ●頻尿、便秘、有下痢傾向	●子宮如新生兒的頭一般大 ●孕吐消失，產生食慾 ●基礎體溫下降，進入低溫期	●子宮如幼兒的頭一般大 ●乳房增大，腹部變大 ●供給胎兒營養，易造成貧血
胎兒的成長	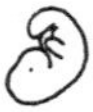	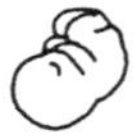	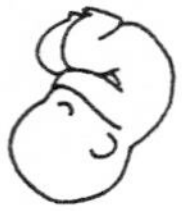	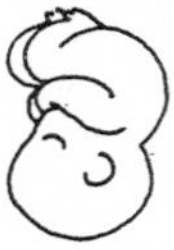	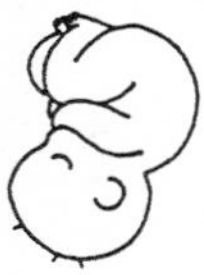
	●身高〇・五～一公分 ●體重一公克 ●受精卵在二、三週時於子宮內著床	●身高二・五公分 ●體重四公克 ●開始形成眼、口、足、腦等器官，第六週心臟開始跳動	●身高七・五～九公分 ●體重二十公克 ●能夠區別男女 ●羊水積存	●身高十六～十八公分 ●體重一二〇公克 ●擁有人類的體型，手腳開始活動 ●內臟大致完成	●身高十八～二七公分 ●體重二五〇～三〇〇公克 ●頭髮、指甲生長 ●心跳活絡，可清楚地聽到胎音
生產準備時間表	●有懷孕可能性的人，不可服藥或做X光檢查	●月經較遲的人要接受醫生的診察、檢查	●每四週做一次定期檢診 ●是容易流產的時期，避免劇烈運動與旅行 ●決定生產的醫院	●產生食慾，要攝取足夠的營養 ●想治療牙齒的人，可於此時期治療	●捲腹帶 ●因為進入穩定期，故可準備孕婦裝 ●容易貧血，要攝取富含鐵分的食品

6（20～23週）	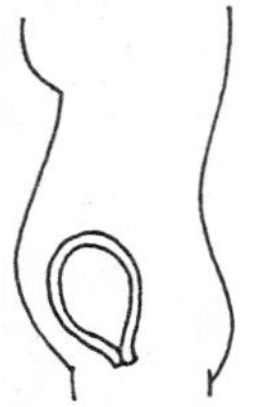	●子宮底高度為十八～二一公分 ●體重增加，比懷孕前增加五～六公斤 ●下半身易疲倦 ●清楚感覺胎動	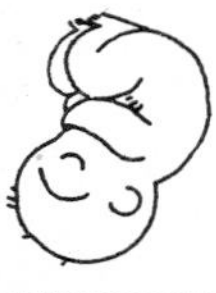	●身高二八～三四公分 ●體重六〇〇～七〇〇公克 ●睫毛、眉毛生長 ●骨骼清楚 ●皮膚表面出現胎脂	●開始準備嬰兒用品 ●事先辦好住院手續 ●必須搬家的人，可利用這個時期搬家
7（24～27週）	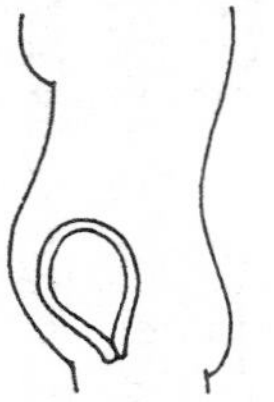	●子宮底高度為二一～二四公分 ●整個腹部膨脹 ●腳、外陰部形成靜脈瘤	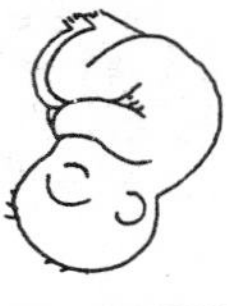	●身高三五～三八公分 ●體重一～一・二公斤 ●眼瞼上下分開，擁有人類的臉龐 ●男女性器明顯地區分	●乳頭凹陷異樣者，可在這時期矯正 ●避免劇烈活動或進行壓迫腹部的動作以防止早產
8（28～31週）	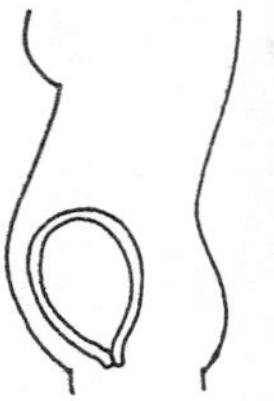	●子宮底高度為二五～二七公分 ●由於子宮壓迫內臟，造成呼吸困難、心悸、胃灼熱 ●出現妊娠紋	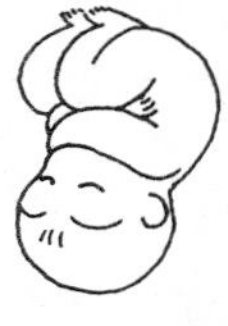	●身高四十公分 ●體重一・五～二公斤 ●出現皮下脂肪附著 ●神經發達，好像對外界的聲音有所反應	●從這個月開始，每二週做一次定期檢診 ●是易患妊娠中毒症的時期，減少鹽分的攝取
9（32～35週）	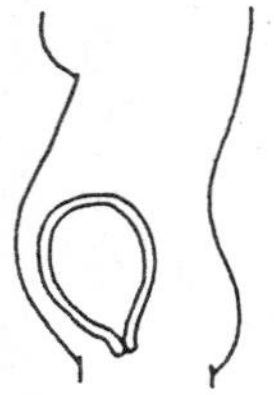	●子宮底高度為二八～三十公分 ●因子宮壓迫到胃，故一次只能少量進食 ●易引起便秘、痔瘡	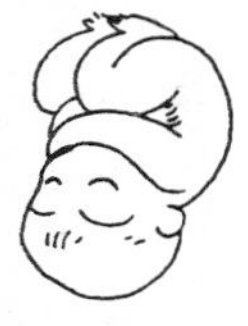	●身高四五公分 ●體重二・五公斤 ●出現如嬰兒般的臉 ●髮長約二公分	●可利用這個時期回鄉待產 ●做好隨時住院的萬全準備
10（36～39週）	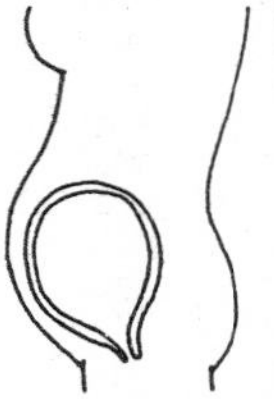	●子宮底高度為三十～三五公分 ●子宮底的位置下降，呼吸輕鬆 ●產生食慾 ●有殘尿感	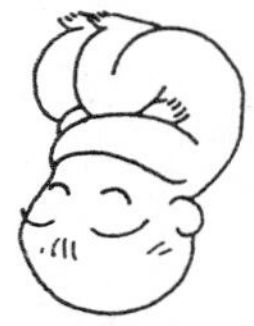	●身高五十公分 ●體重三公斤 ●準備到達母體外 ●頭的大小為身體的四分之一	●一週進行一次定期健診 ●擁有充足的睡眠，過著放鬆的生活 ●破水時，要立即住院

▲健康上的注意事項▼

★第一個月（〇～三週）

・尚未發覺到懷孕。

・有懷孕可能性的人，不可任意服藥，且要避免X光檢查。

★第二個月（四～七週）

・易流產，出血時，要立即就醫。

★第三個月（八～十一週）

・最遲在這個時期一定要接受專門醫生的診察。

・因有持續流產的危險性，故要控制性生活。

・孕吐時，不要勉強進食。

★第四個月（十二～十五週）

・分泌物增加。要保持外陰部與內衣的清潔。

・孕吐穩定下來後，要攝取足夠的營養。

・充分攝取鐵分，避免貧血。

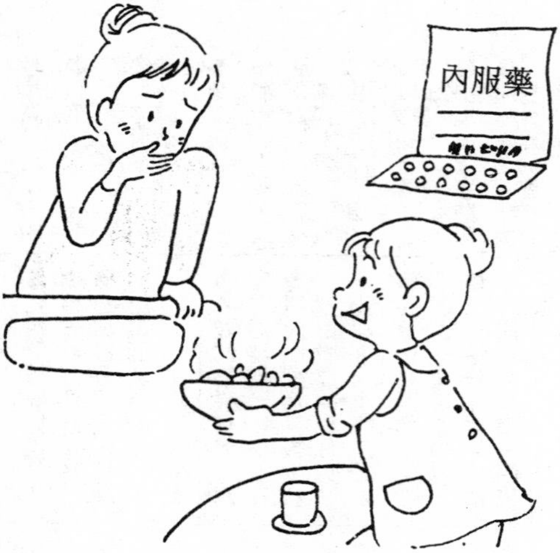

★第五個月（十六～十九週）

・拿到母子健康手册。

・每個月一次接受定期健診。

・可以捲腹帶。

・保持乳房清潔，胸罩等內衣褲、衣服要寬鬆些。

・採用不會壓迫腹部的體位進行性生活。

★第六個月（二〇～二三週）

・母子進入安定期。可在這段期間從事旅行。

・防止妊娠中毒症的發生，減少鹽分的攝取，進行適度的運動。

★第七個月（二四～二七週）

・易引起貧血，在飲食生活上多下點工夫。

・乳頭凹陷者，可利用按摩方式使其凸出，以便授乳。

★第八個月（二八～三一週）

・一個月進行兩次定期檢診。

・易產生妊娠中毒症，宜注意。

・下肢易浮腫，要避免長時間站立。

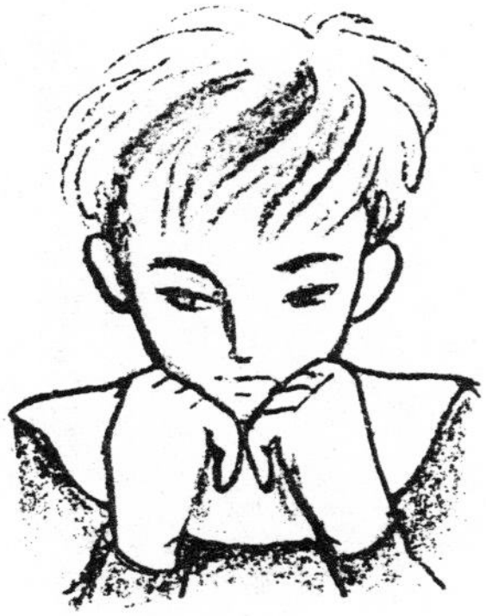

・這個時期的出血，可能來自早產、胎盤前傾、常位胎盤早期剝離，必須注意。

★第九個月（三二～三五週）

・體重急遽增加，宜注意。

・上班族要於月中請產假。

・回鄉待產者，在這個月底之前就要返鄉。

・注意飲食生活，以防止妊娠中毒症。

・生產準備終了。

★第一〇個月（三六～三九週）

・每週做一次定期檢診。

・保持身體的清潔。

・為避免運動不足，要做輕鬆的散步，擁有足夠的休養、睡眠。

・如有出血（徵兆），開始陣痛、破水等，要立即住院。

懷孕中的生活重點

懷孕是一種生理現象，並不是疾病，因此不必過於神經質。但是，為了腹部的胎兒著想，一定要擁有陽光及新鮮的外氣浴，提高食慾，睡眠充足。儘量放鬆心情。

一步走錯，可能會導致異常。因此，懷孕期間，任何事要適可而止，過著平常的生活。

培養規律正常的生活節奏

就寢、起床、用餐時間等基本日常生活要規律、正常。要大致做出日課表，如果沒有特殊情況，則要按照日課表行動。

上班族的女性，負擔較一般的家庭主婦來得大，因此，一定要得到丈夫及周邊人的協助，凡事不可過於勉強。

> 儘量避免處理容易中毒的藥品或含有放射線的物質，重勞力工作或會使足腰寒冷的工作，以及使眼睛、神經疲勞的工作最好避免。勞動基準法對於懷孕的安全、保護有所規定，最好詢問醫生，然後向工作場所提出申請，調節時間或更換工作性質。

擁有足夠的睡眠與休息

懷孕期間，一天最少要睡八個小時。如果夜裡睡眠不足，則要睡午覺。尤其在懷孕後期，午睡是不可或缺的，儘管沒有睡意，也要躺一下，以消除疲勞。

初期可以仰躺，到了後半期，最好側躺。

一旦腳出現水腫或靜脈瘤現象時，可將墊子墊在腳下、抬高腳，如此較為輕鬆。

藥物的服用與X光檢查要慎重其事

懷孕中可能因為服藥或X光檢查的影響，造成胎兒先天異常。但並非所有的藥物都會造成這種影響，也不是說在任何時期都很危險。最容易受到藥物或X光影響的，就是胎兒各器官成長的懷孕二～十二週的時期。

因此，不可任意服藥。如果感冒，則務必求醫，請醫生開處方藥。此外，在接受婦產科以外的治療時，也要告知自己懷孕的事實。

保持清潔

懷孕中由於新陳代謝旺盛，身體易髒。同時，由於荷爾蒙的作用，分泌物增多，容易引起陰道炎或尿路感染症。所以要經常保持清潔，勤於更換內褲。最好每天沐浴或淋浴，或以溫水清洗外陰部。

另外，容易罹患蛀牙，故要保持口中的清潔。

接受定期健診

懷孕中的定期健康診斷，具有母體的健康與胎兒成長的檢查、異常的早期發現等意義，故怠忽不得。如有事請問醫師，一定要有要領地詢問，並接受醫生的指示。

定期健診的次數，在懷孕二七週之前為四週一次，二八～三五週之前則為二週一次，三六週以後為一週一次。出現異常現象時，除了健診日以外，也要立即接受診察。

懷孕中的姿勢與動作

懷孕中期，腹部膨脹，身體的重心改變，容易引起腰痛、背痛，故要保持正確的姿勢。此外，為避免引起早產、流產，也要留心每一個動作。

尤其在胎盤未完成的懷孕初期，容易流產，故要避免勉強的動作或姿勢。即使進入安定期的懷孕中期，也不可進行容易疲勞的動作。到了後期，腹部挺出，甚至連腳都不易看到，很難保持平衡，而容易跌倒。因此，一切的動作都要慢慢地進行，以安全為要。

進行孕婦體操以保持安產

在媽媽教室會指導孕婦體操。從懷孕十二週開始進行，具有兩個目的。

一是為了緩和生產的痛苦而進行與分娩有直接關係的肌肉或關節的鍛鍊，使胎兒容易通過產道。另外一個目的，則是去除懷孕中母體肌肉疲勞，使血流順暢，防止瘀血與浮腫。

有流產傾向的人，宜接受醫生的指示再進行。

散步與適度的運動是必要的

要儲存體力，準備分娩，同時，為了防止腰痛、瘀血、浮腫，故要做適度的運動。最近，盛行孕婦游泳教室，但要接受適當指導者的指示。如果沒有適當的指導，則最好停止與懷孕前相同的運動。在這一點上，散步的運動量適中，而且也能轉換心情，所以是很好的運動，但要避免穿高跟鞋。

輕鬆做家事

可以從事一般的家事，但以不會造成疲勞為主。

•煮飯時，不可長時間站立，要經常採坐姿來進行工作。此外，可以巧妙利用冷凍食品、半加工品，以縮短時間。

•洗衣時，不要一次洗大量的衣服，寧可多次少量來洗。有些衣物可委由洗衣店進行。晾衣服時，挺背的動作十分危險，故要將竹竿位置放低一些，或利用袖珍型的曬衣架。

•不必每天打掃，一天只要掃一個場所即可。要以大而化之的心態來進行。可以跪地使用吸塵器來打掃。採用輕鬆的姿勢，而且要經常休息。打掃浴室時容易滑倒

●在不疲勞的情況下做家事●

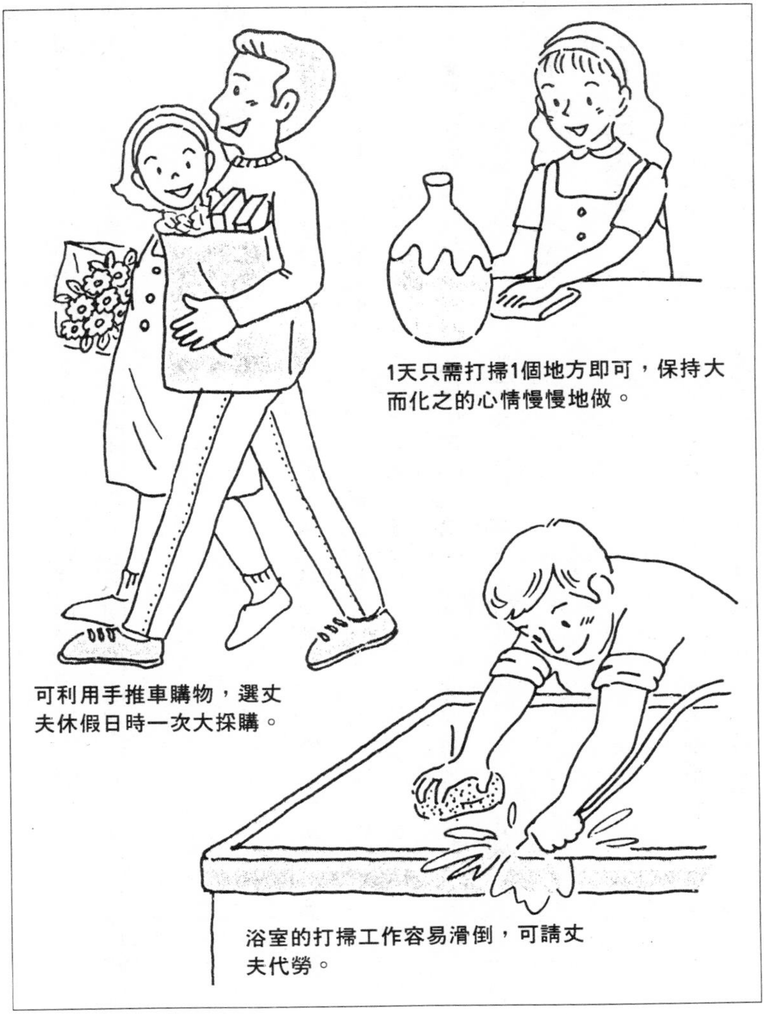
1天只需打掃1個地方即可，保持大而化之的心情慢慢地做。
可利用手推車購物，選丈夫休假日時一次大採購。
浴室的打掃工作容易滑倒，可請丈夫代勞。

，最好請先生協助。

・購物時，不可提重物，宜利用手推車。可利用假日和先生一起採購。

・燙衣服時，要採坐姿來進行。使用縫紉機時，因震動會傳達到腹部，故不宜長時間使用。

營養均衡的飲食

為了保持母體的健康以及孕育胎兒，所以要重視懷孕中的飲食。營養不足，不僅會對母體造成不良影響，也會影響胎兒的發育、分娩、產後的復原與授乳等。

但是，並不是大量攝食即可，而是要注重營養的均衡。

初期因為孕吐而缺乏食慾，可以吃自己想吃的東西，不過，從中期到後期，母體進入了安定期，擁有食慾，所以要充分攝取蛋白質、維他命、礦物質、鈣、鐵等。此外，創造一個能夠快樂用餐的環境也很重要。

創造安全的環境

一旦懷孕以後，孕婦可能遇到危險而發生意外事故。因此，在容易滑倒的走廊、樓梯，要有止滑設備。廚房的架子，如果位置過高，則可事先將常用的東西移到下方。

若要搬家，則要選安定期的中期來進行。不過，也要請他人幫忙，以減少孕婦本身的負擔。

外出、旅行的方法

在懷孕初期、後期要儘量避免出遠門，避免進出人潮擁擠的場所。要外出購買生產、育兒用品時，要利用懷孕中的安定期在短時間內進行。過了三六週以後，要避免單獨出遠門。初期、後期要避免旅行。若要參加一些婚喪喜慶或回鄉待產，則要排定悠閒的時間表，事先指定乘坐交通工具的席位。避免坐遠距離的車程或顛波的路程。此外，一定要有人同行，而且不可提重物。旅行之前，務必接受醫師的診察，遵從醫生的指示。

丈夫的協助與了解非常重要

從懷孕、生產到產後的育兒為止，女性所承受的壓力，真的是難以估計。身體及精神的變化明顯。尤其是初產，一切都是初次經驗，當然感覺更加的不安。

有時可能會出現焦躁，精神不穩定的狀態。這種狀態對母體與胎兒都不好，因此，必須得到身邊人的支持，尤其要得到丈夫的協助與了解。生兒育女的工作，原本就是夫妻的共同事業。丈夫會成為懷孕中妻子的精神支柱，有助於母體的精神穩定及胎教。

配合時期進行懷孕中的性生活

對於懷孕中的性生活，可能會過於神經質，但是，只要沒有異狀，可依普通的方式進行。不過，要避免採用會壓迫腹部的體位，同時要安靜地進行。此外，要保持清潔，以防止細菌的感染。並且要遵守懷孕各期的注意事項。

懷孕初期有流產之虞，故要減少性生活的次數，插入也要較淺些。腹部一旦膨脹，則絕對不可採取腹部用力或壓迫腹部的體位。

進入懷孕後期，些微的刺激，都可能會引起子宮收縮。只要稍微保持安靜，或許就能夠復原。但是，也可能會以此為關鍵，導致破水、開始陣痛，成為早產的原因，要注意。

懷孕進入第十個月以後，要更加減少次數，而且要控制動作。

分娩的輔助動作練習

生產的輔助動作是為了使生產能夠順利進行，減少陣痛。包括胸式呼吸、腹式呼吸、短促呼吸、腹部按摩及對腰的壓迫、用力的練習等，在媽媽教室會加以指導。

從懷孕的第三十週開始練習輔助動作。每日要數度進行，熟悉技巧，以便在萬一時可以立即實行。

但如果腹部出現異常腫脹等現象，則必須停止。尤其是用力的動作，可能會引起早產。

因此，有早產傾向的人，要避免輔助動作的練習。

●懷孕中應該避免的體位●

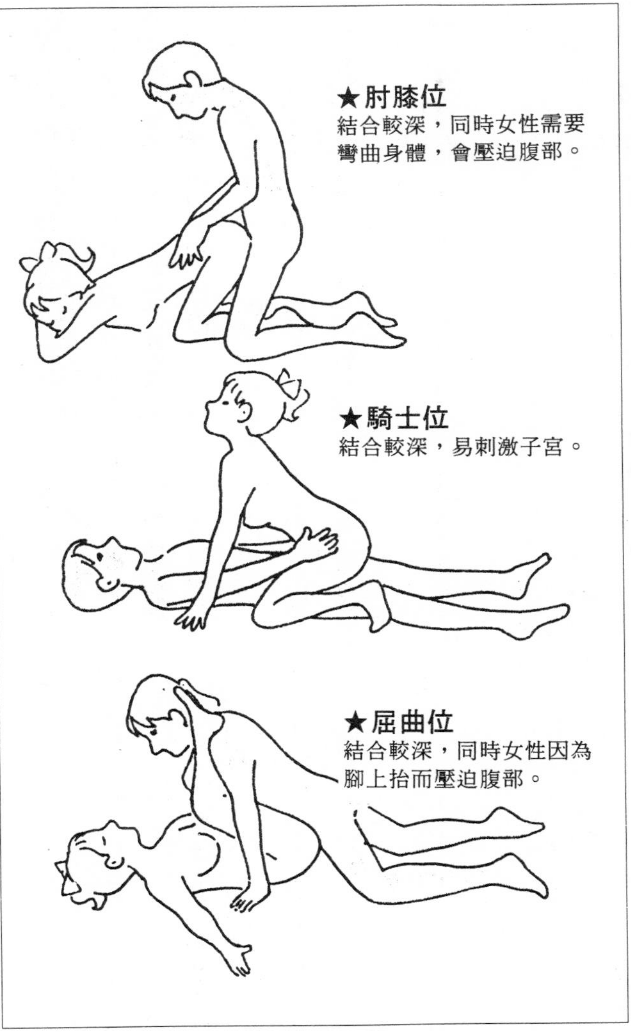

結合較深，同時女性需要彎曲身體，會壓迫腹部。

結合較深，易刺激子宮。

結合較深，同時女性因為腳上抬而壓迫腹部。

懷孕中容易引起的異常

即使懷孕過程順利，但並不是說完全沒有異常的危險。

在異常與疾病當中，有的是只要注意日常生活的細節，或經由醫師預測就能加以預防的。但是，有的卻是使用現代醫學的方法也無法加以預測或預防。

不過，即使是無法預測、預防的情形，也能夠早期發現。首先，一定要定期接受健診，充分了解出現異常的情況。萬一察覺變調時，要馬上接受醫師的診察。

懷孕前期的異常

孕吐

懷孕之初，會覺得食慾不振、噁心、想吐，這即是所謂的孕吐。孕吐的有無與症狀則有很大的個人差異，通常在懷孕二～四個月出現。

原因與症狀　原因不明，不過，據說可能與妊娠中毒症屬於同種類的原因。此外，神經質的人或對懷孕抱持不安、厭惡感的人，會出現較強烈的孕吐症狀。

特殊的例子則是胞狀奇胎、多胎妊娠、併發症等，也會造成強烈的孕吐。

症狀因人而異，有些人對食物的喜好會產生變化，或出現食慾不振、噁心、嘔吐等各種

防止孕吐的方法

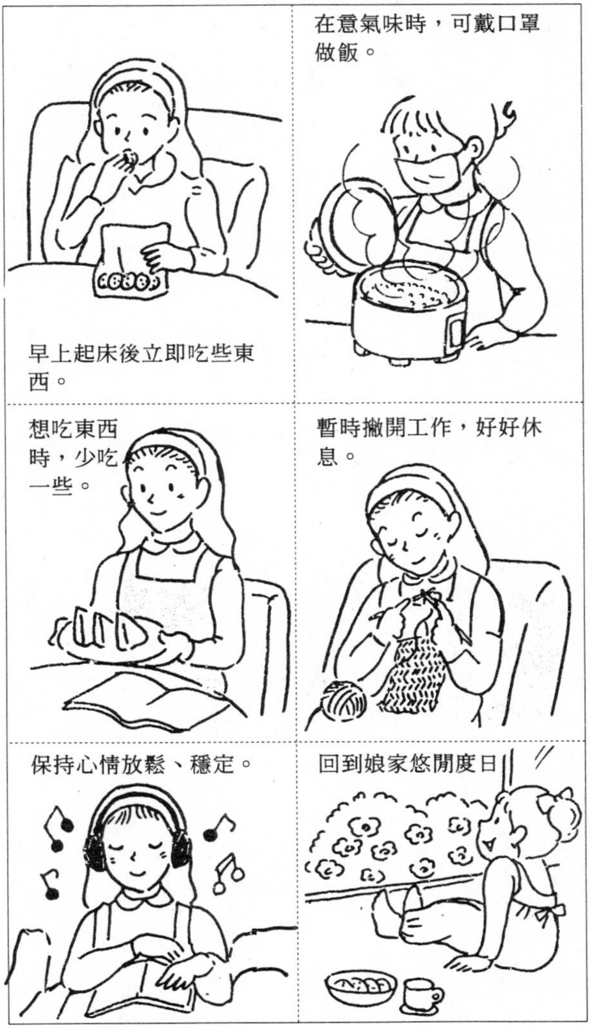
早上起床後立即吃些東西。
在意氣味時，可戴口罩做飯。
想吃東西時，少吃一些。
暫時擱開工作，好好休息。
保持心情放鬆、穩定。
回到娘家悠閒度日

症狀。通常，隨著懷孕的進行，症狀會逐漸減輕，在四個月之前會消失。不過，偶爾也可能會持續到懷孕後半期為止。

嘔吐強烈，可能造成營養失調，這即稱為妊娠惡阻，重症時，需要墮胎。不過，最近這種情形十分少見。

對策　普通的孕吐並不是一種疾病，故要放鬆心情。因為不會為時過久，所以對於營養或熱量不要過於神經質。喜歡吃的東西，可一日分多次少食用。

如果覺得十分痛苦，可和醫生商量，使用維他命劑或鎮定劑等有效藥劑。

流　產

最容易流產的時間是在懷孕二～四個月。但任何時期都可能會引起。

有的是只要好好治療就能夠遏止的初期階段的流產。此外，還有症狀不斷進行無法遏止流產的進行流產。

原因　胎兒方面的原因，則是受精卵異常時所導致的流產。此外，卵膜、羊水、臍帶等胎兒生存所需要的附屬品異常，也是造成流產的原因。

母親方面的原因，則是子宮未成熟、未做好懷孕準備等因素而引起流產。

此外，子宮異常也會誘發流產。例如強度子宮後傾等的位置異常，或雙角子宮等子宮的畸形，都會造成流產。

以前動過的手術或上一次生產導致子宮頸管部出現嚴重的傷害時，也會引起流產。另外，子宮肌瘤、卵巢囊瘤等，都會壓迫子宮，而有流產之虞。

同時，急性傳染病、重症貧血等母親罹患重病時，也可能會流產。

因為開車或旅行等激烈的搖晃、跌倒而使腹部受到撞擊、劇烈運動等，也是造成流產的原因。此外，受到驚嚇，強烈的恐懼或感覺失望時，也容易流產，壓力亦然。

另外，胎盤及卵巢所分泌的黃體荷爾蒙之分泌異常時，或藥物中毒，都是造成流產的原因。

症狀　四個月以前的懷孕初期的流產，主要症狀是出血。一般是少量的出血，血色為褐色而不是紅色。有時也會產生大出血。

四個月以後的流產，在出血的同時，會出現下腹痛，腹脹，開始出現與普通生產相同的陣痛，有的人甚至會突然破水。

預防法　首先要早日知道懷孕，以注意身體的保養。可藉著基礎體溫自行檢查。如果持續二十天以上都為三六・七度以上的高溫，就表示懷孕了。此外，也要注意懷孕的徵候。

一旦確認懷孕，就要體貼身體，去除精神的打擊或壓力，保持身心舒暢。

●容易引起子宮外孕的場所●

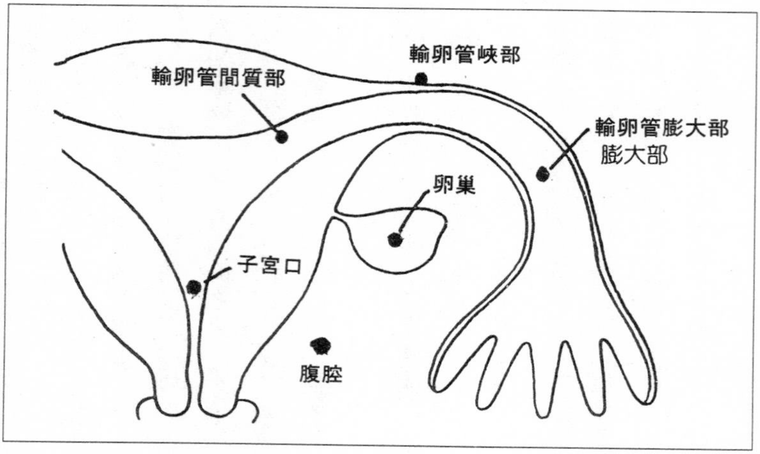

子宮外孕

在輸卵管受精，開始細胞分裂的受精卵，正常的姿態是鑽進子宮內面的子宮內膜著床，由母體攝取營養而發育。但是，因為各種因素，而在子宮體部以外的場所著床、發育，就稱為子宮外孕。

以三十歲以後的經產婦較多出現，不過，最近發症年齡有逐漸降低的趨勢，甚至初產的人也會出現。

種類包括①在輸卵管著床的輸卵管妊娠（膨大部妊娠、峽部妊娠、間質部妊娠、輸卵管繖部妊娠），大部分是屬於這種輸卵管妊娠。②在卵巢著床的卵巢妊娠。③在腹膜著床的腹膜妊娠。④在子宮體部稍下方的頸管著床的頸管妊娠等。

◆輸卵管妊娠

原因　在輸卵管膨大部受精的卵，由於輸卵管通過障礙，只好在輸卵管發育；或當輸卵管壁有容易著床的條件時，就會在此著床，持續發育。但因空間有限，故遲早會流產或輸卵管破裂。

輸卵管通過性不良的原因如下：

Ⓐ罹患結核性疾病或輸卵管炎。

Ⓑ罹患闌尾炎、腹膜炎時。

Ⓒ動過墮胎手術，經過不良。

Ⓓ長時間不孕。

Ⓔ進行不孕症的治療，尤其是輸卵管通氣療法或手術時。

這些都是因為輕微的粘合或狹窄造成的。

症狀　與正常懷孕一樣的，沒有月經，而且有孕吐症狀。但從懷孕二～三個月開始，引起不正常出血。有的人會認為是預定月經遲來，而沒有察覺到輸卵管妊娠的初期症狀。

除了不正常出血以外，下腹部會產生疼痛感爲其特徵。疼痛的程度和性質各有不同。而輸卵管破裂特有的症狀，就是會產生劇痛，同時，會出現胃灼熱及伴隨噁心的疼痛出現。

有時只是輕微的鈍痛；有時則是一開始就有強烈的疼痛襲擊而來；有的則是發作逐漸增

強，特徵則是左右某一側的腹部出現強烈的疼痛感。

輸卵管破裂時，由於出血與疼痛激烈，因此，臉色蒼白、脈搏跳動迅速、微弱，呼吸困難等，甚至會陷入休克狀態。

治療法　以早期診斷為先決條件，出現不正常出血或輕微疼痛時，要接受診治。不過，大都是光靠症狀而無法診斷的例子，因此，可經由妊娠反應、子宮內膜檢查、道格拉斯窩穿刺、子宮輸卵管造影法等方式來加以診斷。

如果確認是輸卵管妊娠，則需剖開下腹，切除出血的輸卵管。若症狀輕微，則尚可保留輸卵管。

胞狀奇胎（葡萄胎）

由於胎盤組織絨毛引起異變，形成葡萄狀的囊胞（袋），胎兒消失，整個子宮陰道充滿葡萄串。

像這種只有絨毛膜面的細胞，由母體吸收營養，異常增殖的疾病，就稱為胞狀奇胎，別名「葡萄胎」。這是人類特有的疾病，以亞洲人較為常見。

依胞狀奇胎形成的部分和深度的不同，分為全胞狀奇胎、部分胞狀奇胎、破壞性胞狀奇胎三種。

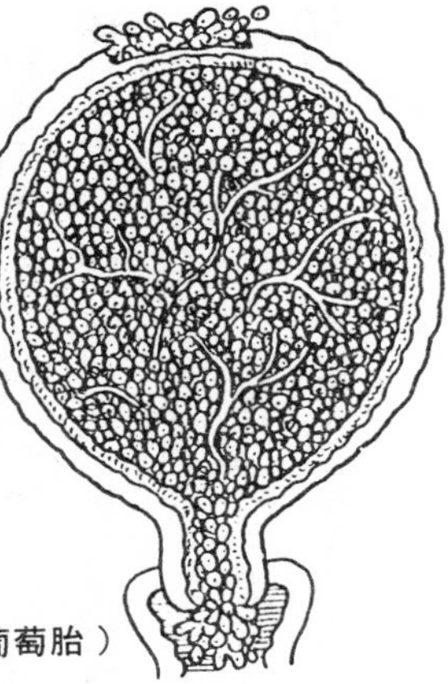

應該製造胎盤的絨毛組織的一部分引起變異，在子宮中充滿葡萄狀的囊胞。
通常胎兒都會被吸收掉。

胞狀奇胎（葡萄胎）

原因　真正的原因不明，可能受精卵本身就是病態受精卵，使得絨毛或胎兒的血管形成不良所致。

症狀　配合懷孕月數，子宮逐漸增大，多半與正常的情形相同。

然而不久之後，就會有出血現象，偶爾有少量出血，不久就停止，持續這種不規則的狀態。置之不理，可能會突然引起大出血，或排出囊胞。

在這段期間，孕吐強烈、下肢浮腫，出現尿蛋白，很早就產生妊娠中毒症狀。

決定性的症狀，則是胎兒不存在。如果正常懷孕，則在五～六個月會有胎動，且能夠聽到胎音，甚至可從腹部摸到胎兒的部分。但是，胞狀奇胎因胎兒不存在，因此不會出現這些現象。

治療法　檢查妊娠反應與胎兒是否存在。診斷為胞狀奇胎時，就要進行子宮內容物去除術。若不打算生育或有危險時，就得摘除子宮。

懷孕後期的異常

妊娠中毒症

不僅在懷孕中，也可能在分娩中誘發異常，產後出現後遺症，是孕婦、產婦的大敵。

原因　原因不明，可能是胎盤成分（多糖體）引起的過敏性疾病，或子宮或胎盤的貧血、間腦或垂體、副腎等的變調所致。

初產者、多胎妊娠、胞狀奇胎等異常妊娠的人，或糖尿病、高血壓、腎臟病患者、具有過敏性素質的人、肥胖者、貧血、缺乏維他命B_1的人較易出現。

症狀　三大症狀是浮腫、尿蛋白、高血壓。

浮腫，在懷孕八個月以後，首先出現在下肢，再漸漸上升，擴散到外陰、下腹，甚至達到顏面與手。陰唇腫脹，成為蒼白色，並帶有光澤為其特徵。有時會出現如拳頭般大的腫脹，甚至步行困難。

長時間站立或走路後，浮腫症狀會增強，只要躺下來，症狀會變得緩和些。此外，由於浮腫，體重明顯地增加。

會對腎臟造成不良的影響，引起病變，因此，從尿中排出大量的蛋白。蛋白量極多，浮腫更為嚴重。有時一日的尿量驟減，幾乎不排尿。

除了特殊的情形以外，在懷孕的後半期會出現高血壓。最高達到一四〇以上，最低血壓達到九〇以上，為高血壓。罹患妊娠中毒症狀，高血壓的變動激烈，可能在短時間內急速上升或下降為其特徵。此外，最低血壓也會上升。

重症時，最高血壓達到一八〇～二〇〇，這時，就容易引起痙攣（子癇）或常位胎盤早期剝離。此外，在分娩時，血壓也會上升，十分危險。

重症的妊娠中毒症，會出現全身痙攣或昏睡（子癇）、子宮或胎盤內出血（常位胎盤早期剝離）、肺臟浮腫（妊娠中毒性肺水腫）、腦出血（妊娠中毒性中風）等症狀。

預防與治療法　具有容易引起妊娠中毒症素質或生病的人，以及健康的孕婦，都要定期健診。經常檢查體重、血壓、尿、血液及主要臟器的作用。如果一週體重增加五〇〇公克以上，身體內有水分異常積存時，就要注意了。

此外，調整飲食生活也很重要。要充分攝取動物性蛋白質，避免攝取過多的糖分。脂肪則以植物性脂肪為主，要控制鹽分的攝取。

依情況不同，有時需要住院，或遵從醫師的指示，服用降壓劑，或使用增加排尿量的藥物。

羊水過多症

原因　母體方面的原因，是由於羊水分泌機能提高，羊水大量分泌所致。羊水分泌機能提升所造成的疾病，包括心臟病、肝臟病、腎臟病等。

胎兒方面的原因，則是胎兒的消化器官系統或循環器官系統異常，無法順利進行羊水的處理、調節，而在袋中積存大量的羊水而引起。造成羊水過多症的疾病，包括脊椎破裂症、無腦兒等的畸形，臍帶血管，大動脈等的異常，心臟瓣膜症等循環器官系統的異常，以及肝病、梅毒等。

症狀　羊水急速增加或慢慢增加。前者是腹部會突然變大，出現腹痛、胸口苦悶、嘔吐等症狀。後者是腹部的壓迫症狀較輕，但有容易早產的傾向。

治療法　原因多半不明，只能以藥劑抑制羊水的增加，或用注射器抽出羊水。若依然無效，則可採墮胎的手段。

前置胎盤

通常附著於子宮前內壁或後內壁的胎盤，因某些問題而在子宮的出口紮根。前置胎盤的情形，會在胎兒分娩之前就出現剝離狀態。

此外，胎盤在正常位置，但在胎兒出生前剝離者，稱為常位胎盤早期剝離。

原因與症狀　難以掌握清楚的原因。可能是子宮內的發燙導致子宮異常，或是受精卵異常等所造成的。

沒有疼痛等前兆，會突然出血，為主要症狀，多半在懷孕後半期，尤其是懷孕末期到分娩前出現。

預防與治療法　出血前的早期發現為重點所在。只要好好接受定期健診，就能夠預防。出血時，儘早到醫院進行止血處置。

懷孕末期時，為了解救母子的生命，有時需進行剖腹產。

早產

胎兒尚未發育完全，卻在懷孕二九～三八週末以前生產，就稱為早產。

原因　胎兒方面的原因則是發育不全、畸形、羊水過多症、前置胎盤、臍帶纏住身體等所造成的。

母體方面的原因則是急性、慢性傳染病、妊娠中毒症、身心過度疲勞、精神的打擊、子宮的畸形或子宮肌瘤、子宮頸管裂傷等所致。其中以強度子宮頸管裂傷或頸管無力症等症狀，更會出現重複早產的現象。

症狀　出現帶血的粘液與少量的出血。出現前後，腹部有周期性的膨脹感，這是由於陣痛所致。在懷孕七～九個月內，如果出現這種症狀，則有可能是早產。

預防與治療法　胎兒方面的原因，要進行預防與治療非常的困難。而母體側的原因，多半能夠加以預防與治療。如果擁有習慣性早產的現象，則需以手術方式治療成爲早產原因的頸管裂傷與頸管無力症等。

當出現早產的徵兆時，趕緊躺在床上靜養，立即接受醫師的診察。不要任意走動，安靜地遵從醫師的指示。

懷孕與併發症

懷孕是生理現象，但其影響可能會波及於母體的各器官，引起各種疾病。

心臟的疾病

即使沒有心臟疾病的人，在懷孕四個月以後，對心臟的負擔增加，在第八個月時，達到頂點。分娩時，負擔更為加重，產後可能陷入代償不全等現象，難以收拾善後。

此外，風濕性心臟疾病、法樂四徵症、大動脈狹窄、心房中隔欠缺等先天性心臟病或代償不全等，原本心臟就不好的人，因為懷孕而心臟變得更加不良，有時難以忍受懷孕或生產。

治療法　原本心臟就不好的人，在婚前就要接受專門醫生的診察，診斷是否能夠忍受婚姻生活、懷孕、生產。此外，藉著治療，能夠好轉到何種程度，也必須進行診斷。婚後，是否能夠懷孕，即使懷孕，是否能夠平安生產等，都必須要請醫生診斷。

如果診斷能夠生產，則在懷孕之後，一定要接受專門醫生的診治。若感覺不安，在懷孕三個月內就要進行墮胎。

高血壓症

◆本態性高血壓症

在初期、中期不會出現因懷孕而造成的血壓上升、眼底變化等症狀。沒有浮腫，胎兒的發育也很正常。

但是到懷孕末期時，與一般的孕婦相比，較易出現尿蛋白與浮腫。隨著懷孕次數的增加，這種傾向更爲強烈。

◆妊娠中毒症後遺症的高血壓

在懷孕的進行中，可能會出現血壓上升、尿蛋白、浮腫，甚至出現胎盤早期剝離或眼底變化。

此外，胎兒發育不良，可能造成死產或早產。

◆慢性腎炎後的高血壓

與妊娠中毒症後的高血壓症狀大致相同，同時，有胎兒的死亡、早產之虞。

治療法　本態性高血壓症危險較少，只要遵從醫生的指示，就能過著與正常孕婦同樣的生活。

但是，後兩者在懷孕前要與醫師商量是否能夠懷孕。如果醫師許可，則在懷孕初期症狀輕微時就要充分治療。尤其要避免過度疲勞，同時要減少鹽分的攝取。

原則上，在懷孕末期要保持絕對的靜養，有時要住院。

蛀牙

懷孕時，由於自律神經或唾液腺等的變化，蛀牙容易惡化，甚至會產生新的蛀牙。置之不理，蛀牙菌會在產褥期對於諸臟器形成血流感染，造成產褥熱。

治療法　懷孕中也要治療蛀牙，必要時，甚至要拔牙。但治療前要告知已經懷孕。

此外，要保持口腔清潔，一日要多次刷牙或漱口，藉此也能夠預防口內炎。

肛門的疾病

懷孕時，直腸肛門部會出現強烈的瘀血症狀，而且會受到增大的子宮壓迫，因此，肛門附近的直腸易朝外脫出，引出脫肛。

另外，懷孕中容易便秘，糞便較硬，會傷害肛門附近的粘膜，由於細菌感染，造成潰瘍。

同時，也會出現痔瘻、直腸脫、肛門搔癢症等。

治療法　有些是無法進行根治手術就治不好的疾病，在急救對策方面，可請醫師開一些使糞便柔軟的藥物，且要保持肛門附近的清潔。

糖尿病

懷孕併發糖尿病的例子很多。

一旦併發糖尿病時，尤其在懷孕末期，由於成長荷爾蒙與副腎皮質荷爾蒙的增加，糖尿病多半會惡化。此外，產褥期會急速出現低血糖症狀，可能會陷入昏睡狀態。但給予糖分後，就能夠復原。

據說也容易引起妊娠中毒症或羊水過多症、腎障礙等。

一般而言，糖尿病母親所生下的孩子，較易產生浮腫，出生後，體重會急遽地減少。子宮內死亡或分娩中、分娩後死亡的例子也不少。即使平安無事地誕生，也可能形成畸形或巨大兒。此外，也有懷孕、生產後二年突然發病的例子出現。

治療法 與一般糖尿病的治療相同，要進行調整血糖的食物療法與藥劑療法。為防止胎死腹中，因此在懷孕三六～三八週，要進行剖腹產，或誘導分娩。家中有糖尿病的人或因妊娠中毒症而導致胎兒死亡的人，或罹患慢性高血壓症或慢性腎炎，要與醫師好好商量。

特殊產

骨盤位（橫產）

正常的生產，胎兒由頭部先出來。但是骨盤位則從臀部或腳先出來。

懷孕七～八個月以後，要接受醫師的診察，以了解是否為骨盤位。

雖然原因不明，但偶爾也有人屬於骨盤位。即使知道是骨盤位，但在懷孕八個月之前，胎位易變，大都會自然恢復為頭位，故可以觀察狀況。

●橫產型●

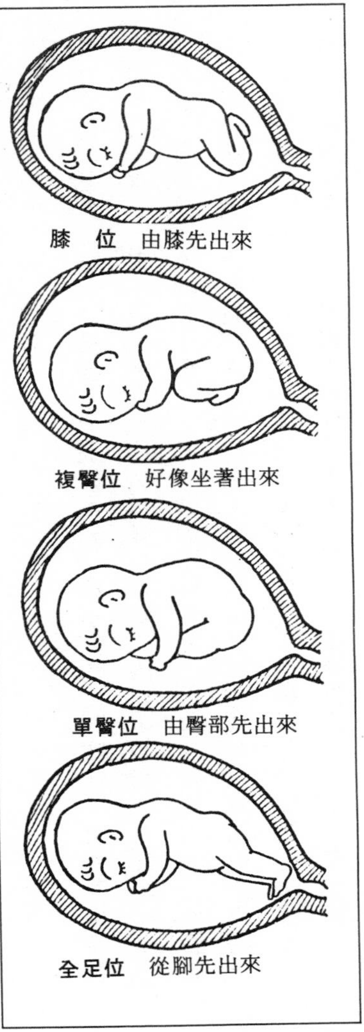

孕婦也可以採取一些姿勢，使骨盤位恢復為自然位。可以俯臥，或用手肘、膝蓋支撐身體，藉此能使胎兒的自己旋轉率順暢，但無法展現確實的效果。

即使是這種產位，但大多的人仍然可以進行。

橫產並不是很危險的生產。可是，因在腹部中的胎兒姿勢不同於普通的胎兒，故可能會出現斜頸（脖子朝某側傾斜）或先天生股關節脫臼等併發症。

多胎（雙胞胎、三胞胎）

一次的懷孕生下二個以上的嬰兒，稱為多胎。

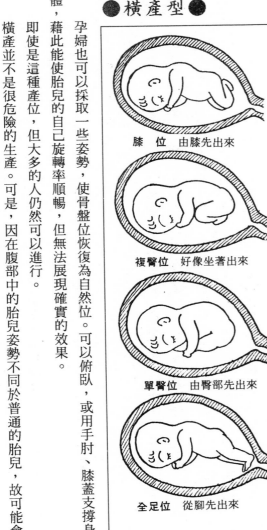

原因不明，可能是父母的家系有雙胞胎。此外，最近為了治療不孕而服用的排卵誘發劑的作用，也可能會生下三胞胎或五胞胎。

通常在懷孕七個月之後，才知道是否為多胎。

與懷孕月數相比，子宮很大，則具有多胎的可能性。經由醫師診察，有兩個頭，或在數個部位聽到的胎音，則可確認為多胎。經由超音波檢查，可確認是否為多胎了。

雙胞胎依形成的方式不同，分爲一卵性雙胞胎與二卵性雙胞胎。

一卵性雙胞胎

一個卵細胞受精，在發育中因某因素而一分為二，各自發育為完全的胎兒，只有一個胎盤。

二卵性雙胞胎

二卵性則是兩個卵細胞同時排卵，分別與不同的精子受精，同時在子宮內著床發育，擁有二個胎盤。一般而言，某一邊的胎兒會得到較多的營養，因此，平均會有二〇〇～三〇〇公克的體重差，且會比預產期較早出生，多半會生下早產兒。因此，腹部很大，而胎兒較一般來得小，能夠輕鬆地生下嬰兒為主要的特徵。但出現微弱陣痛或有一邊為橫產的例子也屢見不鮮。此外，生下早產兒的可能性很大，故要找設備完善而擁有專門醫師的醫院生產。

另外，在懷孕中容易出現妊娠中毒症或羊水過多症、胸部壓迫等症狀，宜注意。

●懷孕中出血的症狀●

	病　名	出血的情形	腹痛的狀況	其　他
懷孕前半期	子宮外孕	暗紅色的出血，持續不規律的少量出血	出血前後，腹部單側會產生強烈的腹痛	會有噁心、嘔吐、貧血等症狀，嚴重時，可能會昏倒
	流　　產	少量暗紅色的出血會持續地出現，漸漸增加，引起大量出血	下腹出現輕微的緊張感，隨著出血量的增加而增強	因細菌而形成2次感染時會發燒
	胞狀奇胎	最初有如水般的少量出血，然後慢慢增加，引起大出血	除了排出奇胎以外，幾乎不會出現下腹疼痛的症狀	嚴重孕吐
	月經出血	在月經預定日前後有少量的出血，但2、3天內就停止		與流產的初期症狀類似，宜注意
	子宮破裂	有少量鮮紅色的出血	下腹突然產生劇痛	因為大量內出血而引起貧血，形成休克狀態而昏倒
懷孕後半期	流、早產	少量出血，或出現淡紅色的分泌物	症狀持續進行，陣痛會逐漸增強	
	常位胎盤早期剝離	陣痛的空檔會出現少量暗紅色的出血	腹部突然產生劇痛，光是觸摸子宮，就會覺得疼痛	因為引起大量出血而導致貧血，有時會昏倒
	前置胎盤	有鮮紅色的出血，出現陣痛及大量出血	最初不會感覺疼痛，但後來開始陣痛	因為是大量出血，所以會引起貧血狀態
前期＋後期	子宮陰道部糜爛	會不定期出現少量的出血		
	子宮頸管粘膜息肉	會不定期出現少量的出血		

分娩的構造與方法

開始分娩的徵候

分娩最初的徵候具有個別差異。所謂的「徵兆」，是指帶血的粘液性分泌物，然後，與隔十分鐘陣痛一次，其次出現破水，就好像流出溫水般的感覺，會出現如尿般的液體（羊水）。

分娩的構造

嬰兒由母體誕生的構造，是一種自然的道理，令人感動。

這個神秘的構造，與①產道、②分娩力、③胎兒，這三個要素有關。如果能完美地搭配，就能夠誕生新生命。

◉產道（胎兒的通道）

由骨盤（骨產道）與子宮口到陰道、外陰部為止（軟產道）所組成。由於荷爾蒙的作用，在懷孕末期時，軟產道柔軟，易生產。此外，骨盤或恥骨結合的結合處產生鬆弛。在陣痛開始時，會大大地張開，讓胎兒容易通過。

◎分娩力（推出胎兒的力量）

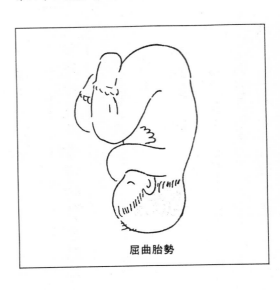

屈曲胎勢

堪稱生產原動力，將胎兒推出體外的力量，即是陣痛。開始陣痛時，子宮內壓增高，包住胎兒與羊水的卵膜。由子宮壁脫落，形成胎胞，將子宮口擠寬。在子宮口全開時，胎胞破裂，引起破水。再加上腹壓，引起陣痛，嬰兒逐漸下降。

◎胎兒（分娩物）

胎兒如上圖所示，做好全身緊縮的姿勢（屈曲胎勢），以便產生。此外，為了能夠順利進入狹窄的產道，頭的四片骨頭重疊、縮小，產生變化（應形機能）。同時，也會利用旋轉運動，調整身體的方向，朝產道前進。

分娩經過及當時的留意點

陣痛開始到嬰兒誕生為止的時間，因人而異，有很大的差距。不過，產科學將其經過分為三個時期。

分娩第一期——開口期

從規律的陣痛開始到子宮口全開爲止的期間。

大約每隔十分鐘陣痛一次，疼痛持續十～二十秒，間隔逐漸縮短，疼痛拉長。間隔縮短為二～三分鐘，疼痛持續五十秒時，子宮口全開，卵膜破裂，引起破水。這是分娩經過當中最花時間的一段時期。尤其是初產，這樣的時間更長。不要焦躁，要放輕鬆。此外，當尿意積存時，陣痛會減弱，不可忍耐排尿。

重點在於陣痛若有似無。如果這時過於疲倦，在重要的第二期就無法用力，故要採輕微的呼吸調適一番。

分娩第二期——娩出期

子宮口完全張開以後到嬰兒誕生為止的時間。

破水以後，胎兒開始下降。陣痛變得強烈，時間增長，好像感覺疼痛不止似的。胎兒會改變身體的方向，由子宮朝陰道進行旋轉運動，慢慢前進。

巧妙地用力，能使生產順利，因此要遵從醫師或助產士的指示。所謂巧妙用力，是指在開始陣痛的同時深呼吸，再停止呼吸，好像排便般地用力，當陣痛遠離時，則放鬆全身的力量深呼吸，休息。

每當用力時，胎兒的頭就出現在陰道入口。陣痛退卻時，就看不到嬰兒的頭，持續這般的狀態。漸漸地，就能看清楚頭部，這種情形稱為發露，已經接近分娩了。

發露後，就要轉換為「呵——呵」有如喘息般的短促呼吸。這時如果和之前一樣用力的話，可能導致會陰部撕裂，必要時，要切開會陰。

當胎兒的頭與肩膀出來以後，就會順利地滑出全身。

這時，立刻吸出胎兒所吸的羊水或分泌物，它就能靠自己的力量呼吸，並且發出「哇！」的產聲。

分娩第三期——後產期

嬰兒出生後到胎盤剝離的時間。

嬰兒出生後不久，尚會出現微弱的陣痛。這是胎盤由子宮壁剝離，與臍帶和卵膜一起推出所造成的，稱為後產。只要輕輕用力，或醫師輕微按壓腹部，即可排出。

後產時，會有三〇〇～四〇〇cc左右的出血，只要立即進行止血處理，就不要緊了。

此外，在嬰兒出生到胎盤排出之前，醫師或助產士會剪好臍帶，使母體與嬰兒分離。

各種分娩法

自古以來，生產就是女性的重責大任。因此，在接近預產期時，很多人會感到不安。現在則有緩和疼痛，輕鬆生產的方法，稱為無痛分娩法，大致可分為使用藥劑與不使用藥劑的方法。

希望採用無痛分娩法時，要充分了解其內容，與醫師商量，選擇適合自己的分娩法。

使用藥劑的方法

分娩第一期，服用或注射鎮痛劑、鎮靜劑、精神安定劑、催眠劑。在分娩第二期，使用麻醉。

麻醉分為吸入氣體的方法與注射到靜脈的全身麻醉，以及只有在脊髓和陰部進行的局部麻醉。生產本身十分輕鬆，但是相反的，可能會形成微弱陣痛或胎兒假死狀態，故要慎重其事。

如果實在無法忍受疼痛，則要和醫師好好商量，選擇自己能夠了解、接受的方法。

不使用藥劑的方法

配合分娩的經過及母體的變化等，藉著精神、心理的控制而緩和疼痛的方法。陣痛時巧妙的呼吸法與輔助動作都是重點所在。如果產婦掉以輕心，便無法成功。故一定要積極地配合。

・自然分娩法

這是英國的婦產科醫師里德所提倡的方法。

對於生產抱持恐懼、不安時，分娩時就會緊張，肌肉僵硬，妨礙生產，使得疼痛劇烈，引起惡性循環。

為了切斷這個惡性循環，就要接受產前教育，消除因為對生產的誤解或知識不足而造成不安。同時，要學會緩和身體緊張的輔助動作。

•精神預防性無痛分娩法

這是由俄羅斯的婦產科醫師與精神科醫師所開發出來的。

給予「生產不痛」的暗示而緩和疼痛的方法。原本子宮收縮就是一種生理現象，不會感覺疼痛，但因相信「生產很痛」，因此，一旦引起子宮收縮，就會反射性地感覺到疼痛。這個方法，乃是去除這種條件反射。此外，為了忽略疼痛，所以要利用呼吸法或進行腹部按摩，播放音樂，放鬆心情。

•拉瑪茲法

這是由法國婦產科醫師拉瑪茲以精神預防性無痛分娩為基礎而想出的方法。

在產前教育中，學會生產的姿勢與呼吸法、放鬆法和六種體操，藉此能夠緩和疼痛。此外，丈夫也要和產婦一起接受產前教育，在分娩時參與，夫妻互助合作，讓嬰兒順利地誕生。因此，可以在自宅進行生產。

最近，國內採用拉瑪茲法生產的人增加了。

•針灸麻醉

利用針灸麻醉，在穴道施予針灸術緩和疼痛的方法。因爲不用藥劑，故對母體與胎兒都很安全。是理想的方法，但是尚未普及，能進行此法的醫院並不多。

剖腹產

切開懷孕的子宮壁，直接取出子宮內的胎兒與胎盤的手術，這是不通過自然產道的分娩方法。

自然分娩必須依各個條件而擁有各種不同的經過，但是，剖腹產卻能在短時間內趁著無痛時結束分娩。不過，剖腹產是大手術，且不是自然的分娩法，除非必要，否則不要使用。

・適應條件

適用剖腹產的條件如下：

Ⓐ對孕婦的骨盤而言，胎兒的頭太大。

Ⓑ擁有子宮肌瘤、卵巢囊瘤等症狀，子宮頸管或陰道極端狹窄。

Ⓒ因為前置胎盤或妊娠中毒症及骨盤位等預料會造成難產時。

Ⓓ擁有臍帶壓迫或脫出的症狀時。

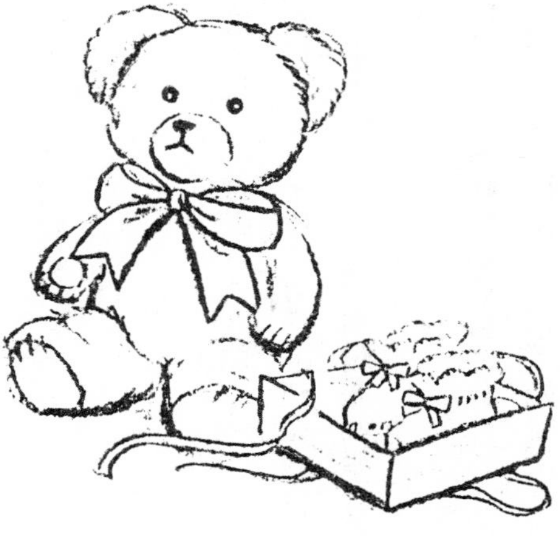

Ⓔ胎兒的異常姿勢（有時橫產也可進行剖腹產）。

Ⓕ成為產道的子宮頸部或陰道壁強韌變硬，胎兒無法順利移動時。

Ⓖ母體引起子癇、常位胎盤早期剝離或子宮破裂等。

Ⓗ胎兒為未成熟兒，沒有耐產的力量，或發育過度，難以通過產道時。

Ⓘ胎兒有假死迫切徵候出現時。

・後遺症

雖說隨著醫學進步，安全性提高，但是與自然分娩相比，卻存在一些問題點。

首先就是嬰兒誕生後，擁有引起肺擴張不全的危險性。如果是自然分娩，在通過狹窄產道時，承受壓力，就能使嬰兒吐出阻塞在食道與氣管的羊水。但是，進行剖腹產就無法做到這一點。

此外，關於母親方面，有細菌感染之虞。雖然切開子宮壁，再仔細縫合。但是，這個傷口通過產道會與外界相通，在分娩過程中或手術後，也不可能完全去除來自外界的細菌感染。

拜抗生物質之賜，能夠抑制手術後的細菌感染，因此，敗血症或產褥熱的危險甚少。不過，有時局部受到感染，病巢長時間殘留，可能引起腹壁破裂，形成膿或經血出現的腹壁瘻

●剖腹產的方法●

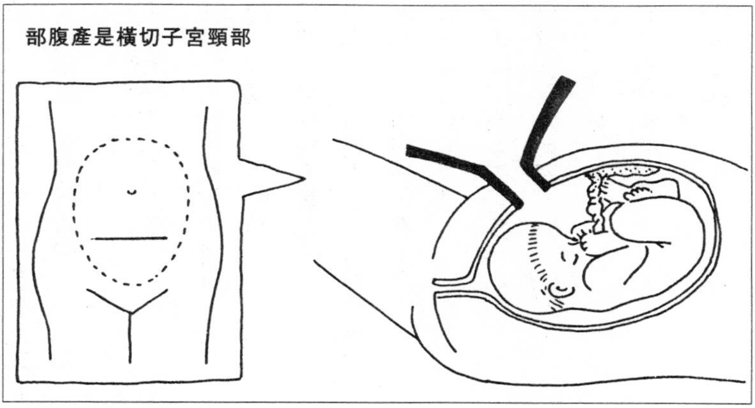

，或是月經瘻等。

此外，也有癒合不全之虞。厚的子宮肌被切開這種大傷，即使仔細縫合，因人而異，有時會殘留極大的疤痕，有時肌肉層無法癒合，只是結合而已。

如果沒有再度懷孕，就不會出現月經異常等毛病，問題就在於下一次懷孕時，小小的子宮逐漸增大，脆弱的部分開始出現問題，嚴重時可能會破裂，或在開始陣痛時而破裂。

有的女性因為情非得已而重複接受剖腹。但是，現代醫學認為剖腹僅以二、三次為限，且要間隔兩年。

分娩場所的選擇

處理分娩的設備，包括大學醫院、綜合醫院

、產科醫院等。此外，也可以藉著拉瑪茲法在家中進行。當然各有優劣，因此要充分檢討分娩方法、設備等，再進行選擇。

在醫院生產時

要找值得信賴的醫院或醫師。同時，考慮到定期健診與住院的問題，要選擇交通便利，在一小時之內就能到達的地點。

選擇分娩場所時的檢查重點

Ⓐ採用何種分娩方法（自然分娩、計畫分娩、無痛分娩，或進行剖腹產等）。
Ⓑ單人房或團體房，費用為何。
Ⓒ母子同室或不同室。
Ⓓ母乳餵哺或人工營養。
Ⓔ有沒有媽媽教室。
Ⓕ丈夫是否參與。
Ⓖ是否要切開會陰。

在家中生產

母體、胎兒以及懷孕過程良好，預定能夠正常分娩，這些前提條件具備，才能在家中生產。此外，也要考慮衛生方面以及分娩中無法預料的異常發生時的緊急處置等，做好萬全的準備。主治醫師，助產士與家人等要事先商量，且要事先確保一旦遇到異常狀況時能夠立即處理應付的醫院。

分娩的不安

對於生產當然會抱持不安，尤其是初產者。為避免陷入不必要的不安中，事前要了解一些有關事項。

切開會陰

會陰是指肛門與陰道之間的部分，分娩時是最易受傷的部分之一。在生產時，為避免會陰受傷，婦產科醫師總是戒懼戒慎，小心處理。

其結果，一般所採用的方法是，稍微切開會陰，以免造成更大的傷害，這種方法稱為會陰切開。事後縫合，不久即可痊癒。

進行會陰切開的主要例子如下：

Ⓐ會陰部的伸展不良。
Ⓑ骨盤位，顏面位的緣故造成分娩困難。
Ⓒ預料是未熟兒，有頭蓋內出血的危險。
Ⓓ胎兒假死或母體一般狀態急速惡化時。

此外，為免會陰出現不必要的傷害，產婦本身的心理準備也很重要。當胎兒的頭出現時，醫師或護士會指示「不要用力，張開嘴巴呵呵地呼吸（短促呼吸）」，這時要遵從指示，不要認為只要用力就好，而使命地用力。如此會造成會陰部受傷或撕裂。

難　產

如文字所示，難產是「困難生產」的意思。不過，這個定義還是有點模糊。大多數的產婦都會認為生產是一件相當痛苦的事，但其結果反而生產順利。反之，一些認為「比預料的還要輕鬆」的產婦，事實上，可能嬰兒遭遇危險，令醫師捏了一把冷汗。

在此為各位介紹母子可能遭遇的危險，或需要花時間的生產。

母體出血的例子

◆分娩前的出血

前置胎盤　懷孕中，察覺到偶爾有出血現象，但完全沒有疼痛感。如果出現突然性器出血的情形，就要注意了，前置的胎盤因位置的不同，情況有輕重之分。如果是邊緣前置胎盤，不一定要進行剖腹產，如果是全前置胎盤（完全罩住內子宮口），則必須採用剖腹產。因此，要儘早接受診斷。

常位胎盤早期剝離　通常是妊娠中毒症的一種現象。此外，腹部受到撞擊或抬重物時，也會引起。

子宮破裂　整個子宮壁或一部分脆弱時，因為內壓，這個部分容易破裂。例如，以前曾動過剖腹產或子宮肌瘤手術，造成子宮壁的一部分脆弱而容易引起。此外，撞擊或跌倒等來自外界強力的壓迫，也可能會發生。

當舊傷口疼痛或感覺不快時，一定要接受診察。

◆分娩後的出血

弛緩出血　原因是由於子宮的收縮力減弱，像羊水過多症等子宮肌肉異常伸展或妊娠中毒症時容易發生。

要找值得信賴的醫師商量，以防萬一。

頸管裂傷　出血量很多，但通常可利用手術止血，嚴重出血時，可能會引起纖維素原缺乏之症，血液無法凝固，因此，注射纖維素原是最有效的方法。

嬰兒危險的例子

早產　首要原因為妊娠中毒症，對母親而言，也是很危險的疾病。但是，原因不明的早產很多，故一定要定期接受健診。覺得身體異樣時，就要向醫師報告。

缺氧　堪稱胎兒命綱的臍帶受到壓迫，或胎盤功能減弱，來自母體的氧無法充分送達，或分娩時間拖得太久而引起。大都是無法預料的突發狀況，同時，也沒有完善的療法。

時間拉長的例子

原　因

遷延分娩這種時間拉長的生產，也是難產的一種，但未必是異常生產。

原因可能是產道狹窄，或胎兒過大，或胎兒位置不良等，但多半不會危及母子，只需醫師和護士多加努力，即使花較長的時間，也能正常分娩。

微弱陣痛

此外，微弱陣痛是整個子宮無法同時產生收縮的正常陣痛的情形，也是遷延分娩的原因，可是，只要巧妙使用鎮痛劑，就能以人工方式得到正常的陣痛。如果焦躁不安，就會因為精神作用，使得陣痛更為微弱，一定要信賴醫師和護士，保持心情穩定，遵從指示。

使用器具的例子

使用鉗子或吸引器

一旦母體或胎兒面臨危險時，可進行剖腹產。但如果產道擁有餘裕，能夠生產時，或必須趕緊分娩時，可使用鉗子或吸引器，最近以吸引法為主流。

適應的症狀，包括臍帶先漏出，或嬰兒心跳緩慢、缺氧、或母體的心臟功能急速減弱等。

預防難產的對策

防止妊娠中毒症

首先，要防止容易引起難產的妊娠中毒症，要接受值得信賴醫師的檢查，定期健診；生產時，將一切託付給醫師與護士；如果感覺不安，要坦白告知。

休克——何時會引起休克狀態

胎盤排出後所產生的弛緩出血，或伴隨強烈下腹痛的子宮內反症，或有大出血、強烈疼痛，或因纖維素原缺乏症等，都可能引起休克狀態。

另外，心臟病患者、體力較弱或在遷延分娩後血壓驟降的人，也容易陷入休克狀態，此外，懷孕末期或生產時，仰躺之際，較重的子宮壓迫大靜脈，使血壓下降，也會導致休克。覺得不適或暈眩時，要立刻告訴醫師。

利用輸液或輸血的方式進行降壓，或預防大量的出血。

對急產的不安——到醫院之前就臨盆

開始初期陣痛以後，分娩的進行十分迅速，在到達醫院的途中就生產，或偶爾也有陣痛數次即生下嬰兒的例子，稱為急產。

即是快速地進行分娩，或產婦根本未察覺已經開始分娩而形成急產的情況。不過，初產婦不易發生，多半是經產婦才會遇到的情形。

急產時的心理準備

在自宅或工作場所突然要生產時，宜連絡能夠迅速趕來的醫師或助產士，同時，要確保能夠躺下來的場所，不可以上廁所。

沒有家人在旁陪同，或離分娩還有一段時間時（以陣痛的間隔和強度來判斷），就可以叫救護車。

如果已經生產該怎麼辦

綁住臍帶兩處

在醫師、護士未到達前就生下了嬰兒，這時，產婦就要處變不驚了。至少要做兩件事情：一是在嬰兒生下數分鐘內，要用洗淨的夾子夾住或用線綁住臍帶兩處，中間剪斷。

用布包住嬰兒

然後，用乾的浴巾包住嬰兒，以免受涼，等待醫師、護士前來。

避免出其不意的生產

出其不意的急產會產生各種危險，危及母子生命。因此，上次分娩快速的經產婦，要和醫生商量，儘早住院待產。此外，臨盆之際，要有人陪同在旁，以防萬一。腹痛時，絕不可單獨去上廁所。

飲食與排便

分娩是重勞動工作，會消耗體力，故途中可吃點東西。重點是在分娩第一期的前半吃一些易消化的食物。尤其要充分攝取水分。感覺有尿意、便意時，一定要告訴醫師。

舒適地度過產後，迅速復原

產褥期身體復原的構造

在分娩後六～八週內復原

結束分娩，從陪育腹中胎兒的負擔中解放出來，但母體要恢復懷孕前的狀態，也要花很多天，這個時期就稱為產褥期。

產褥期是分娩後六～八週的時期，包括子宮、陰道等的女性性器在內，全身的臟器在懷孕中所受到的影響，以及分娩時所受到的損傷，於此時期逐漸復原。

女性性器的復原

★子　宮

產後約六週內復原，大致會產生如下的變化：

Ⓐ後陣痛　分娩後，在一～二天內，每隔十～三十分鐘的間隔，下腹會疼痛，稱為後陣

痛或後腹，這是子宮為了復原而收縮所引起的疼痛，具有個別差異，以經產婦較強。

Ⓑ子宮的大小　懷孕中從腹部上方膨脹的子宮漸漸縮小，經過十～十四天以後，就摸不到了，但要花六週的時間，才能完全復原。

Ⓒ子宮的重量　要花六週的時間才能完全復原。

Ⓓ子宮內面　要花六週的時間才能完全復原。在這期間，分泌物會成為一部分的惡露而排出。

★陰　道

分娩時，為了讓胎兒的頭通過，陰道極度伸展，可能會受傷，要花四週的時間復原。

★子宮頸管（子宮的下方部）

產後三天，會縮小到能夠伸入一根手指。到了第十天，幾乎完全閉鎖。在四～六週內復原。

★子宮陰道部（子宮的入口）

在子宮復原以後，還會殘留些許的厚度，在外子宮口仍會留下一些橫切面。

★外　陰

因為分娩而引起的浮腫、受傷等，在二～三週內會復原。

★會依然殘留懷孕中變化的情況

陰道的擴大，皺紋的消失，外陰的發黑，子宮血管的輕度硬化等，在產後依然殘留。

惡露的變化

惡露是指產後的分泌物，分娩時，子宮內面胎盤部分會引起很大的傷害，從這個地方會有分泌物，血液夾雜來自頸管、陰道的分泌物而排出。

其中含有血液成分、粘液、細菌等，因此具有特殊的異臭。經過如下的變化，在六週以後幾乎完全消失：

Ⓐ**血性惡露**　在分娩剛剛結束後，會出現純血性的惡露，然而過了二～三天後，會變化為粘性惡露。

Ⓑ**褐色惡露**　在分娩後四～九天的惡露，會逐漸減少粘性。

Ⓒ**黃色惡露**　在分娩後三～四週為止的惡露，感覺好像摻雜血在內的黃色物質。

Ⓓ**白色惡露**　在分娩後四～六週內出現，幾乎無色。

月經再現

從分娩後到月經再度出現的期間，因人而異，各有不同。

如果沒有授乳，則大約二～三個月內會再現，如果授乳，則會更遲一些。有的人在分娩後一年內都未出現月經。

此外，再現後最初的月經，多為無排卵月經，如果有排卵性，很快地又會受孕。基於母體的健康，需加以避孕。

全身的復原

全身的狀態會逐漸地復原，有如下的變化：

★體　重

嬰兒的體重約三〇〇〇公克，在娩出之後，惡露、發汗、乳汁分泌、浮腫等消除，分娩後數日會減輕五公斤，分娩數週後，會恢復原先的體重。

此外，給予母乳營養的人，食慾增加，且為了攝取足夠的營養，故體重難以下降，但也有例外。

★食　慾

分娩後第一天，因為疲勞，食慾減退，但二～三天後，就會產生食慾。如果沒有異常，則幾乎什麼都能吃。不過，考慮到營養均衡的問題，最好避免刺激性強烈的東西，以及會影響乳汁內容的不良食品。

★排　便

分娩後，由於腹壁的鬆弛、腸的運動下降，所以會造成便秘。如果兩天內無法排便，就要服用瀉劑；若是無效，則與醫師商量，進行灌腸。

★尿

分娩後經過八小時，醫師會指示自己排尿。如果無法排尿，就要導尿。此外，在二～五天後，尿量會增加。

★腹　壁

懷孕中伸展的皮膚，在分娩後會鬆弛，形成皺紋，留下妊娠紋。有時因懷孕而脫離的腹直肌，也會維持原狀，無法再度閉合。

產後的注意事項

回到原先生活的第一步

產後為了恢復母體與授乳，要擁有充分的營養、睡眠，為了防止感染，身體要保持清潔。此外，事先了解從什麼時候開始要做些什麼事情，能使心情更為輕鬆。

★正常分娩的情形

步行　最近認為早期步行，對於子宮的復原有效。因此，有的醫院在分娩後數小時就讓產婦走路。但不要勉強，如果腹痛或昏眩，就要趕緊躺下來。

起床坐下　第二天即可進行。

會陰裂傷或切開後疼痛時，在臀下要墊上特殊的墊子。

下床　產後住院一週，出院後的第三週末就可以下床。從第二週開始，起身的時間增長，但只要覺得疲勞，就要隨時躺下休息，到第三週時，儘量起身，做好下床的準備。

家事　產後第四週，可以做一些簡單的家事。

外出　到第四週末，可以到附近走走，但要縮短購物時間。最好在六週後再旅行。過了一個月後，才能從較近的娘家回家，但是要注意搭乘的交通工具。

平常的生活　產後六週，就能過平常的生活，也可以恢復工作。

★特殊產或異常分娩時

若是骨盤位分娩（橫產）或雙胞胎，與正常分娩的情形大致相同。如果是剖腹產，則要注意，出院時期較正常分娩遲。

此外，妊娠中毒症或分娩之際外陰及其他部位受傷者，配合程度，要靜養數日。

清潔與沐浴

全身　在分泌物中的血色變淡之前，不可泡澡，但可以淋浴，或用溫水擦拭全身。

泡澡　產後三週末到一個月前後，惡露消失或量極少後，才能夠泡澡，且用乾淨的溫水短時間進行。

洗髮　在還不能泡澡之前，只能用濕毛巾擦拭，或體調良好時，到美容院洗頭。

外陰消毒

產後惡露要花很長的一段時間才能夠完全消失。因此，要進行惡露的處理與消毒外陰，避免因細菌感染而引起產褥熱。在醫院時，由護士幫忙，出院後，要忠實地遵守醫師或助產士的指示，自己進行。

消毒的方法　以消毒用棉花由前往肛門擦拭外陰部，先擦中央，再擦側面。如果弄錯順序、方向，會成為感染的原因，需要注意。

消毒的時期　起初的三天，每隔三～五小時消毒，以後則是在惡露未完全消失之前，每當排便時，就要進行消毒。

此外，可經由沾有惡露的衛生棉，觀察惡露的變化與異常，如有需要，可拿給醫師檢查。

產褥體操

產後二～三天開始進行以全身肌肉運動為主的體操，藉此能促進惡露的排泄，促進排尿、排便，有助於全身或性器的恢復。

產後的檢診

一般而言，分娩後一個月，最遲六週以內要接受檢診。

請醫師檢查產後的全身或性器的復原是否順利，有助於發現意想不到的異常或疾病。關於睡眠、食慾、排便、排尿、乳房、授乳狀態等，也要向醫師報告。

產後易出現的異常

產褥熱、子宮復原不全、乳腺炎、乳頭龜裂、膀胱炎、腎盂炎等，經常會出現。因此，感覺頭重、頭痛、頭昏眼花、浮腫、性器出血、發燒、惡寒、乳房發紅、疼痛、腫脹、乳頭受傷、排尿痛、頻尿時，要立即接受醫師的檢查。

產後的性生活

●產後生活的重點●

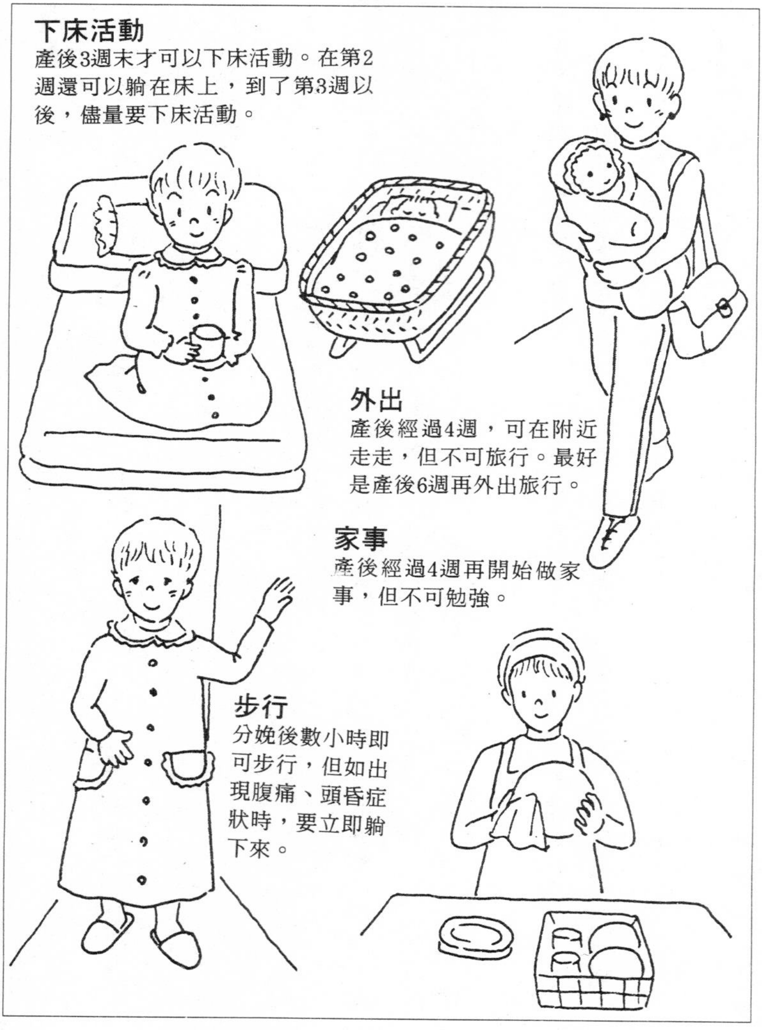
下床活動
產後3週末才可以下床活動。在第2週還可以躺在床上，到了第3週以後，儘量要下床活動。
外出
產後經過4週，可在附近走走，但不可旅行。最好是產後6週再外出旅行。
家事
產後經過4週再開始做家事，但不可勉強。
步行
分娩後數小時即可步行，但如出現腹痛、頭昏症狀時，要立即躺下來。

產後第一個月的檢診，經過醫師的許可，就可以再度展開性生活。在月經再現的項目中，曾提及產後最初的生理期難以掌握，有很快就再懷孕的可能。直到醫師許可，才能再度展開性生活。也請醫師建議包括今後家庭計畫在內的避孕法。

產後的煩惱與不安Q&A

產後會發高燒嗎？

Q　產後有時會發高燒，這是真的嗎？

A　產褥熱並不是所有的產婦都會出現的症狀，可能因乳腺炎、尿路系統感染或子宮內膜炎等原因所致。

如果是子宮內感染症，非常的危險，可能導致腹膜炎或敗血症。所幸，因為開發了抗生物質，故能早期預防。對於產褥期的發燒，要儘早接受適當的治療。

母乳分泌不暢……

Q　好不容易提起勇氣向母乳營養挑戰，但是乳汁分泌卻不暢。

A　母乳的分泌，需要刺激乳頭。就算分泌不暢，也不要輕言放棄，要充分讓嬰兒吸吮乳頭。如果不讓他吸，那就更不易分泌了。

授乳後，要擠出剩餘的乳汁，保持乳房的全空。

按摩乳房也有效，能促進血液循環。

疲勞會使乳汁分泌不暢，故一日要睡足八個小時，消除疲勞。和嬰兒一起睡午覺。

精神的不安、動搖、打擊，也會影響母乳的分泌。因此，家庭中有任何煩惱時，要趕緊解決。同時，要以醫院或衛生所的指導為參考，攝取營養價值較高，營養均衡的飲食。如果這些條件齊備，而乳汁仍然分泌不暢，則要請醫師商量，請醫師開乳汁分泌荷爾蒙。

雖然因乳汁分泌不暢而苦惱，可是嬰兒的體重順利地增加，且充滿元氣時，就表示足夠了，不要過於神經質。

第二個孩子要間隔多久

Q　第二個孩子要間隔多久再出生較為合適呢？

A　依母體的恢復狀態，年齡、想要幾個孩子等因素的不同而定。通常，間隔兩年最為理想。

不僅能使母體復原，同時，對於育兒的負擔及兄弟之間人際關係等各方面而言，這個間隔是十分合理的。

母體的復原與育兒工作上，最棘手的就是產後一年的時間。如果接二連三地生下孩子，則母親的身心得不到休息。所以，再度展開性生活時，要採適當的避孕法。

要如何做才能使母乳停止呢？

Q　要回到工作崗位上，必須停止餵哺母乳，該如何做呢？

A　雖說在嬰兒出生七～八個月後再停止餵哺母乳較好，但像妳的情況或乳房有異狀的人，只好更換為牛奶。當乳房膨脹時，就要進行冰敷，不久之後即可消除膨脹。

此外，也有將母乳擠到母乳瓶中冷凍保存的方法，可和醫生或當地的衛生所商量，選擇對母子雙方而言最好的方法。

懷孕到產後的特別菜單

◆懷孕中的飲食生活

孕婦的體內進行著與沒有懷孕時不同的新陳代謝。換言之，孕婦為了保護自己的身體，同時為了孕育胎兒，而進行新陳代謝。

當這個時期的營養不順暢時，母親容易生病，或影響胎兒，導致流產、早產、死產等。即使生下嬰兒，也難以茁壯成長。此外，生產時，母親的力量較弱，出血量增加，產褥經過不良，乳汁分泌不暢等障礙，都可能會出現。因此，在懷孕中，較平常增加的食量與營養的均衡要兼顧。

〈一日的營養所需量〉

Ⓐ**熱量**　懷孕前半期為二四〇〇大卡，後半期為三〇〇〇大卡。

Ⓑ**蛋白質**　要均衡攝取含異白氨酸、白氨酸、賴氨酸、蛋氨酸、苯丙氨酸、色氨酸、纈氨酸、蘇氨酸等八種必須氨基酸的食品。動物性蛋白質中含有較多的必須氨基酸。

Ⓒ**脂肪與醣類**　有人擔心攝取過多的脂肪，會罹患妊娠中毒症，但只要遵守需要量，就不用擔心這個問題。脂肪減少時，為了增加熱量，而會攝取較多的醣類（碳水化合物），導致肥胖的原因。

Ⓓ**鈣與磷**　需要大量攝取磷，尤其要注意與鈣的平衡。

Ⓔ**鐵質**　缺乏鐵質時，易造成貧血，在懷孕中不可或缺。

Ⓕ**食鹽**　食鹽易引起浮腫，故要控制攝取量，在平常的攝取量以下。容易浮腫時，也要限制水分。

Ⓖ**維他命**　要充分攝取在體內會成為維他命A的含有胡蘿蔔素的黃綠色蔬菜。B_1、B_2、C也易缺乏，要均衡地補充。

◆產後的飲食生活

產後為使母體順利復原，為了授乳和育兒，故仍然要注意營養的問題。分娩後，除了妊娠中毒症或其他異狀之外，在較早的時期，就可以恢復為普通的飲食，尤其要攝取營養價較高的產褥食。

〈一日的營養所需量〉

Ⓐ**熱量**　產褥一個月以後，授乳正旺盛地進行，特別重要。

Ⓑ**蛋白質**　母乳中蛋白質是不可或缺的。授乳中，要比平常增加三十公克，攝取九〇公克的蛋白質。包括牛奶在內的良質乳製品，是重要的補給源。

Ⓒ**脂肪**　授乳中必須攝取蛋白質半量的脂肪。

Ⓓ**醣類**　授乳中，一日熱量的五〇～六〇％由醣類中攝取。

Ⓔ**鈣**　對母乳而言，十分重要。母乳分泌的必要量約一•二公克，而維持母體則需要〇•五公克，總計要一•七公克。

Ⓕ**鐵質**　如果一日要分泌一公升的母乳，則要分泌二毫克的鐵質，依此來計算，以十五

毫克為基準。

Ⓖ**食鹽**　食鹽能提升食慾，與消化有關，在授乳中，需要二十公克。

Ⓗ**維他命**　一日所需量多於懷孕時期，但是要考慮體調與其他營養的均衡，要富於變化。

●從懷孕到產後為止的飲食生活重點●

妊娠初期（第１～４個月）	
覺得不舒服、噁心，出現孕吐、食慾減退。但是，胎兒尚小，就吃不多，也不必擔心。	**狀況**
基本上要多攝取麵包、飯等醣類源，肉或魚、蛋、牛奶、豆類等蛋白質源，蔬菜、水果、海藻等維他命源，奶油、蛋黃醬、植物油等脂質等這4種食品。	**營養的重點**
•1日要攝取30項（包括味噌、奶油等在內）的食品。 •牛奶1日要喝1～2瓶。不能喝牛奶的人，則要使用酸乳酪或牛奶作菜。	**菜單建議**

•鈣質含量較多的食品•

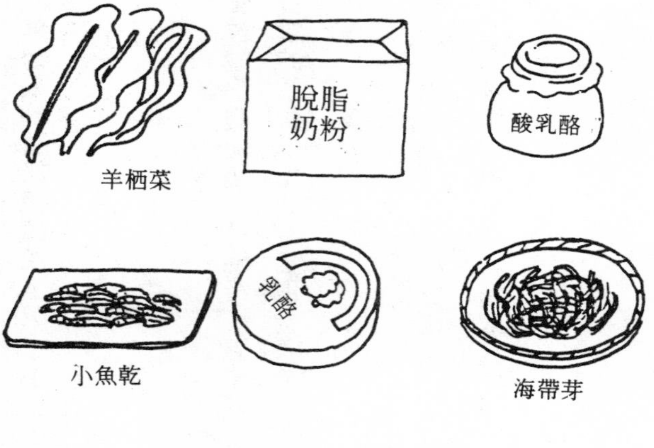

懷孕中期（第5～7個月）	
孕吐停止，產生食慾，因此會過食，容易造成肥胖，對母體也會增加負擔。如果1週內增加500g以上，就要注意了。	狀況
重要的並不是食量，而是食物的種類。與其吃的很多，不如將重點放在攝取良質蛋白質、維他命、礦物質上。	營養的重點
• 蔬菜生吃，無法攝取太多的量，因此，最好煮或燙過之後再吃。 • 香腸或火腿等加工食品，含有很多的鹽分，要控制攝取量。	菜單建議

• 維他命C含量較多的食品 •

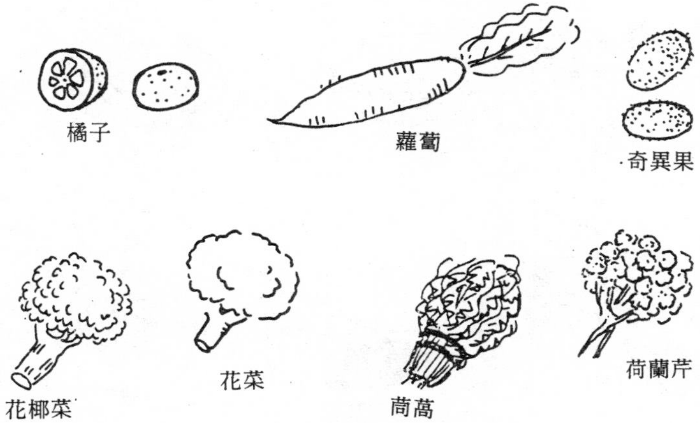

懷孕後期（第8～10月）	
因為子宮增大，會壓迫胃，所以1次不可吃太多，可以少量多餐，攝取1日的必要量。	狀況
這個時期容易出現惡化的貧血狀態，故要充分攝取鐵質。鐵質和蛋白質一併攝取，能夠提高吸收率，因此，要配合肉、魚、蛋等食品組合來吃。	營養的重點
・容易罹患妊娠中毒症，故要控制鹽分的攝取，口味宜清淡些，活用素材的美味烹調。 ・使用蘘荷、薑等有香氣的蔬菜或薄荷等花草、檸檬或柚子皮做成食品，即使無鹽，也能產生美味。	菜單建議

・鐵質含量較多的食品・

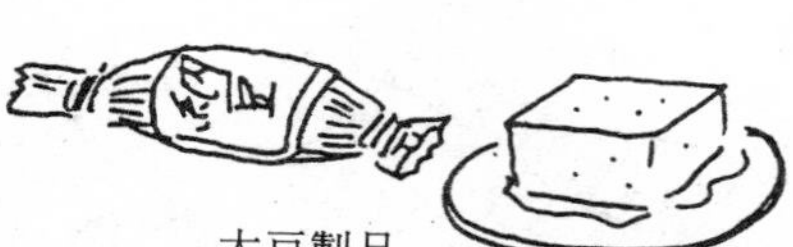

大豆製品

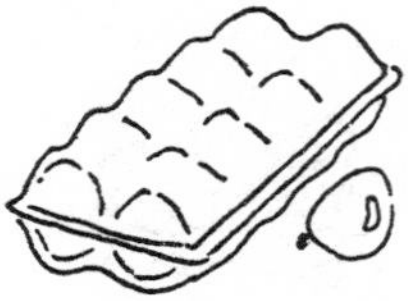

蛋

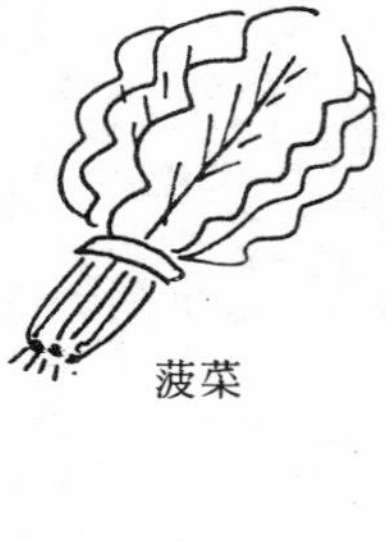

菠菜

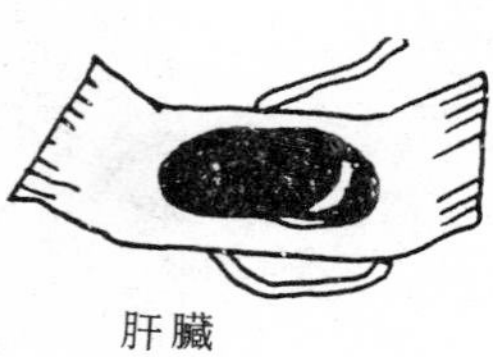

肝臟

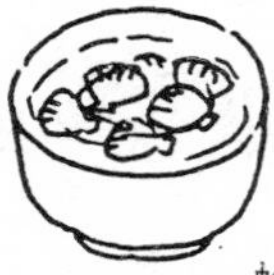

蛤仔

產後、授乳期	
產後易疲倦，精神不穩定，再加上育兒工作和家事，會導致體調崩潰。產後經過7～8週，身體才會恢復為懷孕前那般的狀態。在這段期間，不可勉強。	狀況
為了恢復體力與授乳，要充分攝取營養，但不可過度，否則會造成肥胖。	營養的重點
• 為使母乳分泌順暢，可以在菜單中加上放很多菜碼的湯，一併攝取水分與營養。 • 儘量避免油膩的食品，或刺激較強的香辛料、蛋糕等甜點或含有添加物的加工品。	菜單建議

• 蛋白質含量較多的食品 •

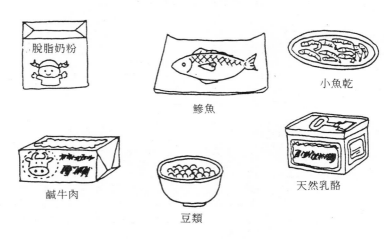

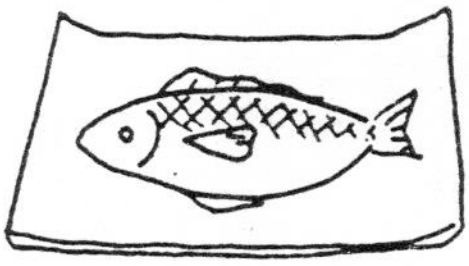

鰺魚

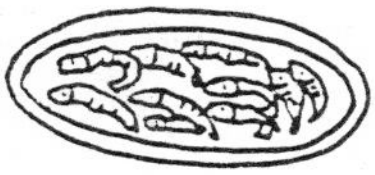

小魚乾

鹹牛肉

豆類

天然乳酪

大展出版社有限公司
品冠文化出版社

圖書目錄

地址：台北市北投區(石牌)
致遠一路二段 12 巷 1 號
郵撥：01669551<大展>
19346241<品冠>
電話：(02) 28236031
28236033
28233123
傳真：(02) 28272069

·少年偵探·品冠編號 66

1.	怪盜二十面相	(精)	江戶川亂步著	特價 189 元
2.	少年偵探團	(精)	江戶川亂步著	特價 189 元
3.	妖怪博士	(精)	江戶川亂步著	特價 189 元
4.	大金塊	(精)	江戶川亂步著	特價 230 元
5.	青銅魔人	(精)	江戶川亂步著	特價 230 元
6.	地底魔術王	(精)	江戶川亂步著	特價 230 元
7.	透明怪人	(精)	江戶川亂步著	特價 230 元
8.	怪人四十面相	(精)	江戶川亂步著	特價 230 元
9.	宇宙怪人	(精)	江戶川亂步著	特價 230 元
10.	恐怖的鐵塔王國	(精)	江戶川亂步著	特價 230 元
11.	灰色巨人	(精)	江戶川亂步著	特價 230 元
12.	海底魔術師	(精)	江戶川亂步著	特價 230 元
13.	黃金豹	(精)	江戶川亂步著	特價 230 元
14.	魔法博士	(精)	江戶川亂步著	特價 230 元
15.	馬戲怪人	(精)	江戶川亂步著	特價 230 元
16.	魔人銅鑼	(精)	江戶川亂步著	特價 230 元
17.	魔法人偶	(精)	江戶川亂步著	特價 230 元
18.	奇面城的秘密	(精)	江戶川亂步著	特價 230 元
19.	夜光人	(精)	江戶川亂步著	特價 230 元
20.	塔上的魔術師	(精)	江戶川亂步著	特價 230 元
21.	鐵人Q	(精)	江戶川亂步著	特價 230 元
22.	假面恐怖王	(精)	江戶川亂步著	特價 230 元
23.	電人M	(精)	江戶川亂步著	特價 230 元
24.	二十面相的詛咒	(精)	江戶川亂步著	特價 230 元
25.	飛天二十面相	(精)	江戶川亂步著	特價 230 元
26.	黃金怪獸	(精)	江戶川亂步著	特價 230 元

·生活廣場·品冠編號 61

1.	366 天誕生星	李芳黛譯	280 元
2.	366 天誕生花與誕生石	李芳黛譯	280 元
3.	科學命相	淺野八郎著	220 元

4.	已知的他界科學	陳蒼杰譯	220 元
5.	開拓未來的他界科學	陳蒼杰譯	220 元
6.	世紀末變態心理犯罪檔案	沈永嘉譯	240 元
7.	366 天開運年鑑	林廷宇編著	230 元
8.	色彩學與你	野村順一著	230 元
9.	科學手相	淺野八郎著	230 元
10.	你也能成為戀愛高手	柯富陽編著	220 元
11.	血型與十二星座	許淑瑛編著	230 元
12.	動物測驗—人性現形	淺野八郎著	200 元
13.	愛情、幸福完全自測	淺野八郎著	200 元
14.	輕鬆攻佔女性	趙奕世編著	230 元
15.	解讀命運密碼	郭宗德著	200 元
16.	由客家了解亞洲	高木桂藏著	220 元

・女醫師系列・品冠編號 62

1.	子宮內膜症	國府田清子著	200 元
2.	子宮肌瘤	黑島淳子著	200 元
3.	上班女性的壓力症候群	池下育子著	200 元
4.	漏尿、尿失禁	中田真木著	200 元
5.	高齡生產	大鷹美子著	200 元
6.	子宮癌	上坊敏子著	200 元
7.	避孕	早乙女智子著	200 元
8.	不孕症	中村春根著	200 元
9.	生理痛與生理不順	堀口雅子著	200 元
10.	更年期	野末悅子著	200 元

・傳統民俗療法・品冠編號 63

1.	神奇刀療法	潘文雄著	200 元
2.	神奇拍打療法	安在峰著	200 元
3.	神奇拔罐療法	安在峰著	200 元
4.	神奇艾灸療法	安在峰著	200 元
5.	神奇貼敷療法	安在峰著	200 元
6.	神奇薰洗療法	安在峰著	200 元
7.	神奇耳穴療法	安在峰著	200 元
8.	神奇指針療法	安在峰著	200 元
9.	神奇藥酒療法	安在峰著	200 元
10.	神奇藥茶療法	安在峰著	200 元
11.	神奇推拿療法	張貴荷著	200 元
12.	神奇止痛療法	漆 浩 著	200 元

・常見病藥膳調養叢書・品冠編號 631

1.	脂肪肝四季飲食	蕭守貴著	200 元
2.	高血壓四季飲食	秦玖剛著	200 元
3.	慢性腎炎四季飲食	魏從強著	200 元
4.	高脂血症四季飲食	薛輝著	200 元
5.	慢性胃炎四季飲食	馬秉祥著	200 元
6.	糖尿病四季飲食	王耀獻著	200 元
7.	癌症四季飲食	李忠著	200 元

・彩色圖解保健・品冠編號 64

1.	瘦身	主婦之友社	300 元
2.	腰痛	主婦之友社	300 元
3.	肩膀痠痛	主婦之友社	300 元
4.	腰、膝、腳的疼痛	主婦之友社	300 元
5.	壓力、精神疲勞	主婦之友社	300 元
6.	眼睛疲勞、視力減退	主婦之友社	300 元

・心 想 事 成・品冠編號 65

1.	魔法愛情點心	結城莫拉著	120 元
2.	可愛手工飾品	結城莫拉著	120 元
3.	可愛打扮 & 髮型	結城莫拉著	120 元
4.	撲克牌算命	結城莫拉著	120 元

・熱 門 新 知・品冠編號 67

1.	圖解基因與 DNA	（精）	中原英臣 主編	230 元
2.	圖解人體的神奇	（精）	米山公啟 主編	230 元
3.	圖解腦與心的構造	（精）	永田和哉 主編	230 元
4.	圖解科學的神奇	（精）	鳥海光弘 主編	230 元
5.	圖解數學的神奇	（精）	柳 谷 晃 著	250 元
6.	圖解基因操作	（精）	海老原充 主編	230 元
7.	圖解後基因組	（精）	才園哲人 著	230 元

・法律專欄連載・大展編號 58

台大法學院　　法律學系／策劃
法律服務社／編著

1.	別讓您的權利睡著了 (1)	200 元
2.	別讓您的權利睡著了 (2)	200 元

・武 術 特 輯・大展編號 10

1.	陳式太極拳入門	馮志強編著	180 元

2.	武式太極拳	郝少如編著	200 元
3.	練功十八法入門	蕭京凌編著	120 元
4.	教門長拳	蕭京凌編著	150 元
5.	跆拳道	蕭京凌編譯	180 元
6.	正傳合氣道	程曉鈴譯	200 元
~~7.~~	~~圖解雙節棍~~	~~陳銘遠著~~	~~150 元~~
8.	格鬥空手道	鄭旭旭編著	200 元
9.	實用跆拳道	陳國榮編著	200 元
10.	武術初學指南	李文英、解守德編著	250 元
11.	泰國拳	陳國榮著	180 元
12.	中國式摔跤	黃　斌編著	180 元
13.	太極劍入門	李德印編著	180 元
14.	太極拳運動	運動司編	250 元
15.	太極拳譜	清・王宗岳等著	280 元
16.	散手初學	冷　峰編著	200 元
17.	南拳	朱瑞琪編著	180 元
18.	吳式太極劍	王培生著	200 元
19.	太極拳健身與技擊	王培生著	250 元
20.	秘傳武當八卦掌	狄兆龍著	250 元
21.	太極拳論譚	沈　壽著	250 元
22.	陳式太極拳技擊法	馬　虹著	250 元
23.	二十四式/三十二式太極拳/劍	闞桂香著	180 元
24.	楊式秘傳 129 式太極長拳	張楚全著	280 元
25.	楊式太極拳架詳解	林炳堯著	280 元
26.	華佗五禽劍	劉時榮著	180 元
27.	太極拳基礎講座：基本功與簡化 24 式	李德印著	250 元
28.	武式太極拳精華	薛乃印著	200 元
29.	陳式太極拳拳理闡微	馬　虹著	350 元
30.	陳式太極拳體用全書	馬　虹著	400 元
31.	張三豐太極拳	陳占奎著	200 元
32.	中國太極推手	張　山主編	300 元
33.	48 式太極拳入門	門惠豐編著	220 元
34.	太極拳奇人奇功	嚴翰秀編著	250 元
35.	心意門秘籍	李新民編著	220 元
36.	三才門乾坤戊己功	王培生編著	220 元
37.	武式太極劍精華 +VCD	薛乃印編著	350 元
38.	楊式太極拳	傅鐘文演述	200 元
39.	陳式太極拳、劍 36 式	闞桂香編著	250 元
40.	正宗武式太極拳	薛乃印著	220 元
41.	杜元化＜太極拳正宗＞考析	王海洲等著	300 元
42.	＜珍貴版＞陳式太極拳	沈家楨著	280 元
43.	24 式太極拳＋VCD	中國國家體育總局著	350 元
44.	太極推手絕技	安在峰編著	250 元
45.	孫祿堂武學錄	孫祿堂著	300 元

46.	＜珍貴本＞陳式太極拳精選	馮志強著	280 元
47.	武當趙保太極拳小架	鄭悟清傳授	250 元
48.	太極拳習練知識問答	邱丕相主編	220 元
49.	八法拳 八法槍	武世俊著	220 元
50.	地趟拳＋VCD	張憲政著	350 元
51.	四十八式太極拳＋VCD	楊 靜演示	400 元
52.	三十二式太極劍＋VCD	楊 靜演示	350 元
53.	隨曲就伸 中國太極拳名家對話錄	余功保著	300 元
54.	陳式太極拳五動八法十三勢	鬫桂香著	200 元

・彩色圖解太極武術・大展編號 102

1.	太極功夫扇	李德印編著	220 元
2.	武當太極劍	李德印編著	220 元
3.	楊式太極劍	李德印編著	220 元
4.	楊式太極刀	王志遠著	220 元
5.	二十四式太極拳（楊式）＋VCD	李德印編著	350 元
6.	三十二式太極劍（楊式）＋VCD	李德印編著	350 元
7.	四十二式太極劍＋VCD	李德印編著	
8.	四十二式太極拳＋VCD	李德印編著	

・國際武術競賽套路・大展編號 103

1.	長拳	李巧玲執筆	220 元
2.	劍術	程慧琨執筆	220 元
3.	刀術	劉同為執筆	220 元
4.	槍術	張躍寧執筆	220 元
5.	棍術	殷玉柱執筆	220 元

・簡化太極拳・大展編號 104

1.	陳式太極拳十三式	陳正雷編著	200 元
2.	楊式太極拳十三式	楊振鐸編著	200 元
3.	吳式太極拳十三式	李秉慈編著	200 元
4.	武式太極拳十三式	喬松茂編著	200 元
5.	孫式太極拳十三式	孫劍雲編著	200 元
6.	趙堡式太極拳十三式	王海洲編著	200 元

・中國當代太極拳名家名著・大展編號 106

1.	太極拳規範教程	李德印著	550 元
2.	吳式太極拳詮真	王培生著	500 元
3.	武式太極拳詮真	喬松茂著	

・名師出高徒・大展編號 111

1.	武術基本功與基本動作	劉玉萍編著	200 元
2.	長拳入門與精進	吳彬等著	220 元
3.	劍術刀術入門與精進	楊柏龍等著	220 元
4.	棍術、槍術入門與精進	邱丕相編著	220 元
5.	南拳入門與精進	朱瑞琪編著	220 元
6.	散手入門與精進	張山等著	220 元
7.	太極拳入門與精進	李德印編著	280 元
8.	太極推手入門與精進	田金龍編著	220 元

・實用武術技擊・大展編號 112

1.	實用自衛拳法	溫佐惠著	250 元
2.	搏擊術精選	陳清山等著	220 元
3.	秘傳防身絕技	程崑彬著	230 元
4.	振藩截拳道入門	陳琦平著	220 元
5.	實用擒拿法	韓建中著	220 元
6.	擒拿反擒拿 88 法	韓建中著	250 元
7.	武當秘門技擊術入門篇	高翔著	250 元
8.	武當秘門技擊術絕技篇	高翔著	250 元

・中國武術規定套路・大展編號 113

1.	螳螂拳	中國武術系列	300 元
2.	劈掛拳	規定套路編寫組	300 元
3.	八極拳	國家體育總局	250 元

・中華傳統武術・大展編號 114

1.	中華古今兵械圖考	裴錫榮主編	280 元
2.	武當劍	陳湘陵編著	200 元
3.	梁派八卦掌（老八掌）	李子鳴遺著	220 元
4.	少林 72 藝與武當 36 功	裴錫榮主編	230 元
5.	三十六把擒拿	佐藤金兵衛主編	200 元
6.	武當太極拳與盤手 20 法	裴錫榮主編	220 元

・少 林 功 夫・大展編號 115

1.	少林打擂秘訣	德虔、素法編著	300 元
2.	少林三大名拳 炮拳、大洪拳、六合拳	門惠豐等著	200 元
3.	少林三絕 氣功、點穴、擒拿	德虔編著	300 元
4.	少林怪兵器秘傳	素法等著	250 元
5.	少林護身暗器秘傳	素法等著	220 元

6. 少林金剛硬氣功 楊維編著 250元
7. 少林棍法大全 德虔、素法編著 250元
8. 少林看家拳 德虔、素法編著 250元
9. 少林正宗七十二藝 德虔、素法編著 280元
10. 少林瘋魔棍闡宗 馬德著 250元

・原地太極拳系列・大展編號 11

1. 原地綜合太極拳 24 式 胡啟賢創編 220元
2. 原地活步太極拳 42 式 胡啟賢創編 200元
3. 原地簡化太極拳 24 式 胡啟賢創編 200元
4. 原地太極拳 12 式 胡啟賢創編 200元
5. 原地青少年太極拳 22 式 胡啟賢創編 220元

・道學文化・大展編號 12

1. 道在養生：道教長壽術 郝勤等著 250元
2. 龍虎丹道：道教內丹術 郝勤著 300元
3. 天上人間：道教神仙譜系 黃德海著 250元
4. 步罡踏斗：道教祭禮儀典 張澤洪著 250元
5. 道醫窺秘：道教醫學康復術 王慶餘等著 250元
6. 勸善成仙：道教生命倫理 李剛著 250元
7. 洞天福地：道教宮觀勝境 沙銘壽著 250元
8. 青詞碧簫：道教文學藝術 楊光文等著 250元
9. 沈博絕麗：道教格言精粹 朱耕發等著 250元

・易學智慧・大展編號 122

1. 易學與管理 余敦康主編 250元
2. 易學與養生 劉長林等著 300元
3. 易學與美學 劉綱紀等著 300元
4. 易學與科技 董光璧著 280元
5. 易學與建築 韓增祿著 280元
6. 易學源流 鄭萬耕著 280元
7. 易學的思維 傅雲龍等著 250元
8. 周易與易圖 李申著 250元
9. 中國佛教與周易 王仲堯著 350元
10. 易學與儒學 任俊華著 350元
11. 易學與道教符號揭秘 詹石窗著 350元

・神算大師・大展編號 123

1. 劉伯溫神算兵法 應涵編著 280元
2. 姜太公神算兵法 應涵編著 280元

3. 鬼谷子神算兵法　應涵編著　280元
4. 諸葛亮神算兵法　應涵編著　280元

・秘傳占卜系列・大展編號14

1. 手相術　淺野八郎著　180元
2. 人相術　淺野八郎著　180元
3. 西洋占星術　淺野八郎著　180元
4. 中國神奇占卜　淺野八郎著　150元
5. 夢判斷　淺野八郎著　150元
6. 前世、來世占卜　淺野八郎著　150元
7. 法國式血型學　淺野八郎著　150元
8. 靈感、符咒學　淺野八郎著　150元
9. 紙牌占卜術　淺野八郎著　150元
10. ESP超能力占卜　淺野八郎著　150元
11. 猶太數的秘術　淺野八郎著　150元
12. 新心理測驗　淺野八郎著　160元
13. 塔羅牌預言秘法　淺野八郎著　200元

・趣味心理講座・大展編號15

1. 性格測驗（1）探索男與女　淺野八郎著　140元
2. 性格測驗（2）透視人心奧秘　淺野八郎著　140元
3. 性格測驗（3）發現陌生的自己　淺野八郎著　140元
4. 性格測驗（4）發現你的真面目　淺野八郎著　140元
5. 性格測驗（5）讓你們吃驚　淺野八郎著　140元
6. 性格測驗（6）洞穿心理盲點　淺野八郎著　140元
7. 性格測驗（7）探索對方心理　淺野八郎著　140元
8. 性格測驗（8）由吃認識自己　淺野八郎著　160元
9. 性格測驗（9）戀愛知多少　淺野八郎著　160元
10. 性格測驗（10）由裝扮瞭解人心　淺野八郎著　160元
11. 性格測驗（11）敲開內心玄機　淺野八郎著　140元
12. 性格測驗（12）透視你的未來　淺野八郎著　160元
13. 血型與你的一生　淺野八郎著　160元
14. 趣味推理遊戲　淺野八郎著　160元
15. 行為語言解析　淺野八郎著　160元

・婦幼天地・大展編號16

1. 八萬人減肥成果　黃靜香譯　180元
2. 三分鐘減肥體操　楊鴻儒譯　150元
3. 窈窕淑女美髮秘訣　柯素娥譯　130元
4. 使妳更迷人　成　玉譯　130元
5. 女性的更年期　官舒妍編譯　160元

6.	胎內育兒法	李玉瓊編譯	150 元
7.	早產兒袋鼠式護理	唐岱蘭譯	200 元
9.	初次育兒 12 個月	婦幼天地編譯組	180 元
10.	斷乳食與幼兒食	婦幼天地編譯組	180 元
11.	培養幼兒能力與性向	婦幼天地編譯組	180 元
12.	培養幼兒創造力的玩具與遊戲	婦幼天地編譯組	180 元
13.	幼兒的症狀與疾病	婦幼天地編譯組	180 元
14.	腿部苗條健美法	婦幼天地編譯組	180 元
15.	女性腰痛別忽視	婦幼天地編譯組	150 元
16.	舒展身心體操術	李玉瓊編譯	130 元
17.	三分鐘臉部體操	趙薇妮著	160 元
18.	生動的笑容表情術	趙薇妮著	160 元
19.	心曠神怡減肥法	川津祐介著	130 元
20.	內衣使妳更美麗	陳玄茹譯	130 元
21.	瑜伽美姿美容	黃靜香編著	180 元
22.	高雅女性裝扮學	陳珮玲譯	180 元
23.	蠶糞肌膚美顏法	梨秀子著	160 元
24.	認識妳的身體	李玉瓊譯	160 元
25.	產後恢復苗條體態	居理安・芙萊喬著	200 元
26.	正確護髮美容法	山崎伊久江著	180 元
27.	安琪拉美姿養生學	安琪拉蘭斯博瑞著	180 元
28.	女體性醫學剖析	增田豐著	220 元
29.	懷孕與生產剖析	岡部綾子著	180 元
30.	斷奶後的健康育兒	東城百合子著	220 元
31.	引出孩子幹勁的責罵藝術	多湖輝著	170 元
32.	培養孩子獨立的藝術	多湖輝著	170 元
33.	子宮肌瘤與卵巢囊腫	陳秀琳編著	180 元
34.	下半身減肥法	納他夏・史達賓著	180 元
35.	女性自然美容法	吳雅菁編著	180 元
36.	再也不發胖	池園悅太郎著	170 元
37.	生男生女控制術	中垣勝裕著	220 元
38.	使妳的肌膚更亮麗	楊　皓編著	170 元
39.	臉部輪廓變美	芝崎義夫著	180 元
40.	斑點、皺紋自己治療	高須克彌著	180 元
41.	面皰自己治療	伊藤雄康著	180 元
42.	隨心所欲瘦身冥想法	原久子著	180 元
43.	胎兒革命	鈴木丈織著	180 元
44.	NS 磁氣平衡法塑造窈窕奇蹟	古屋和江著	180 元
45.	享瘦從腳開始	山田陽子著	180 元
46.	小改變瘦 4 公斤	宮本裕子著	180 元
47.	軟管減肥瘦身	高橋輝男著	180 元
48.	海藻精神秘美容法	劉名揚編著	180 元
49.	肌膚保養與脫毛	鈴木真理著	180 元
50.	10 天減肥 3 公斤	彤雲編輯組	180 元

51. 穿出自己的品味	西村玲子著	280 元
52. 小孩髮型設計	李芳黛譯	250 元

・青　春　天　地・大展編號 17

1. A 血型與星座	柯素娥編譯	160 元
2. B 血型與星座	柯素娥編譯	160 元
3. O 血型與星座	柯素娥編譯	160 元
4. AB 血型與星座	柯素娥編譯	120 元
5. 青春期性教室	呂貴嵐編譯	130 元
9. 小論文寫作秘訣	林顯茂編譯	120 元
11. 中學生野外遊戲	熊谷康編著	120 元
12. 恐怖極短篇	柯素娥編譯	130 元
13. 恐怖夜話	小毛驢編譯	130 元
14. 恐怖幽默短篇	小毛驢編譯	120 元
15. 黑色幽默短篇	小毛驢編譯	120 元
16. 靈異怪談	小毛驢編譯	130 元
17. 錯覺遊戲	小毛驢編著	130 元
18. 整人遊戲	小毛驢編著	150 元
19. 有趣的超常識	柯素娥編譯	130 元
20. 哦！原來如此	林慶旺編譯	130 元
21. 趣味競賽 100 種	劉名揚編譯	120 元
22. 數學謎題入門	宋釗宜編譯	150 元
23. 數學謎題解析	宋釗宜編譯	150 元
24. 透視男女心理	林慶旺編譯	120 元
25. 少女情懷的自白	李桂蘭編譯	120 元
26. 由兄弟姊妹看命運	李玉瓊編譯	130 元
27. 趣味的科學魔術	林慶旺編譯	150 元
28. 趣味的心理實驗室	李燕玲編譯	150 元
29. 愛與性心理測驗	小毛驢編譯	130 元
30. 刑案推理解謎	小毛驢編譯	180 元
31. 偵探常識推理	小毛驢編譯	180 元
32. 偵探常識解謎	小毛驢編譯	130 元
33. 偵探推理遊戲	小毛驢編譯	180 元
34. 趣味的超魔術	廖玉山編著	150 元
35. 趣味的珍奇發明	柯素娥編著	150 元
36. 登山用具與技巧	陳瑞菊編著	150 元
37. 性的漫談	蘇燕謀編著	180 元
38. 無的漫談	蘇燕謀編著	180 元
39. 黑色漫談	蘇燕謀編著	180 元
40. 白色漫談	蘇燕謀編著	180 元

・健　康　天　地・大展編號 18

1.	壓力的預防與治療	柯素娥編譯	130 元
2.	超科學氣的魔力	柯素娥編譯	130 元
3.	尿療法治病的神奇	中尾良一著	130 元
4.	鐵證如山的尿療法奇蹟	廖玉山譯	120 元
5.	一日斷食健康法	葉慈容編譯	150 元
6.	胃部強健法	陳炳崑譯	120 元
7.	癌症早期檢查法	廖松濤譯	160 元
8.	老人痴呆症防止法	柯素娥編譯	170 元
9.	松葉汁健康飲料	陳麗芬編譯	150 元
10.	揉肚臍健康法	永井秋夫著	150 元
11.	過勞死、猝死的預防	卓秀貞編譯	130 元
12.	高血壓治療與飲食	藤山順豐著	180 元
13.	老人看護指南	柯素娥編譯	150 元
14.	美容外科淺談	楊啟宏著	150 元
15.	美容外科新境界	楊啟宏著	150 元
16.	鹽是天然的醫生	西英司郎著	140 元
17.	年輕十歲不是夢	梁瑞麟譯	200 元
18.	茶料理治百病	桑野和民著	180 元
20.	杜仲茶養顏減肥法	西田博著	170 元
21.	蜂膠驚人療效	瀨長良三郎著	180 元
22.	蜂膠治百病	瀨長良三郎著	180 元
23.	醫藥與生活	鄭炳全著	180 元
24.	鈣長生寶典	落合敏著	180 元
25.	大蒜長生寶典	木下繁太郎著	160 元
26.	居家自我健康檢查	石川恭三著	160 元
27.	永恆的健康人生	李秀鈴譯	200 元
28.	大豆卵磷脂長生寶典	劉雪卿譯	150 元
29.	芳香療法	梁艾琳譯	160 元
30.	醋長生寶典	柯素娥譯	180 元
31.	從星座透視健康	席拉・吉蒂斯著	180 元
32.	愉悅自在保健學	野本二士夫著	160 元
33.	裸睡健康法	丸山淳士等著	160 元
35.	維他命長生寶典	菅原明子著	180 元
36.	維他命 C 新效果	鐘文訓編	150 元
37.	手、腳病理按摩	堤芳朗著	160 元
38.	AIDS 瞭解與預防	彼得塔歇爾著	180 元
39.	甲殼質殼聚糖健康法	沈永嘉譯	160 元
40.	神經痛預防與治療	木下真男著	160 元
41.	室內身體鍛鍊法	陳炳崑編著	160 元
42.	吃出健康藥膳	劉大器編著	180 元
43.	自我指壓術	蘇燕謀編著	160 元
44.	紅蘿蔔汁斷食療法	李玉瓊編著	150 元
45.	洗心術健康秘法	竺翠萍編譯	170 元
46.	枇杷葉健康療法	柯素娥編譯	180 元

47. 抗衰血癒	楊啟宏著	180 元
48. 與癌搏鬥記	逸見政孝著	180 元
49. 冬蟲夏草長生寶典	高橋義博著	170 元
50. 痔瘡・大腸疾病先端療法	宮島伸宜著	180 元
51. 膠布治癒頑固慢性病	加瀨建造著	180 元
52. 芝麻神奇健康法	小林貞作著	170 元
53. 香煙能防止癡呆？	高田明和著	180 元
54. 穀菜食治癌療法	佐藤成志著	180 元
55. 貼藥健康法	松原英多著	180 元
56. 克服癌症調和道呼吸法	帶津良一著	180 元
57. B 型肝炎預防與治療	野村喜重郎著	180 元
58. 青春永駐養生導引術	早島正雄著	180 元
59. 改變呼吸法創造健康	原久子著	180 元
60. 荷爾蒙平衡養生秘訣	出村博著	180 元
61. 水美肌健康法	井戶勝富著	170 元
62. 認識食物掌握健康	廖梅珠編著	170 元
63. 痛風劇痛消除法	鈴木吉彥著	180 元
64. 酸莖菌驚人療效	上田明彥著	180 元
65. 大豆卵磷脂治現代病	神津健一著	200 元
66. 時辰療法—危險時刻凌晨 4 時	呂建強等著	180 元
67. 自然治癒力提升法	帶津良一著	180 元
68. 巧妙的氣保健法	藤平墨子著	180 元
69. 治癒 C 型肝炎	熊田博光著	180 元
70. 肝臟病預防與治療	劉名揚編著	180 元
71. 腰痛平衡療法	荒井政信著	180 元
72. 根治多汗症、狐臭	稻葉益巳著	220 元
73. 40 歲以後的骨質疏鬆症	沈永嘉譯	180 元
74. 認識中藥	松下一成著	180 元
75. 認識氣的科學	佐佐木茂美著	180 元
76. 我戰勝了癌症	安田伸著	180 元
77. 斑點是身心的危險信號	中野進著	180 元
78. 艾波拉病毒大震撼	玉川重德著	180 元
79. 重新還我黑髮	桑名隆一郎著	180 元
80. 身體節律與健康	林博史著	180 元
81. 生薑治萬病	石原結實著	180 元
83. 木炭驚人的威力	大槻彰著	200 元
84. 認識活性氧	井土貴司著	180 元
85. 深海鮫治百病	廖玉山編著	180 元
86. 神奇的蜂王乳	井上丹治著	180 元
87. 卡拉 OK 健腦法	東潔著	180 元
88. 卡拉 OK 健康法	福田伴男著	180 元
89. 醫藥與生活	鄭炳全著	200 元
90. 洋蔥治百病	宮尾興平著	180 元
91. 年輕 10 歲快步健康法	石塚忠雄著	180 元

92.	石榴的驚人神效	岡本順子著	180 元
93.	飲料健康法	白鳥早奈英著	180 元
94.	健康棒體操	劉名揚編譯	180 元
95.	催眠健康法	蕭京凌編著	180 元
96.	鬱金（美王）治百病	水野修一著	180 元
97.	醫藥與生活	鄭炳全著	200 元

・實用女性學講座・大展編號 19

1.	解讀女性內心世界	島田一男著	150 元
2.	塑造成熟的女性	島田一男著	150 元
3.	女性整體裝扮學	黃靜香編著	180 元
4.	女性應對禮儀	黃靜香編著	180 元
5.	女性婚前必修	小野十傳著	200 元
6.	徹底瞭解女人	田口二州著	180 元
7.	拆穿女性謊言 88 招	島田一男著	200 元
8.	解讀女人心	島田一男著	200 元
9.	俘獲女性絕招	志賀貢著	200 元
10.	愛情的壓力解套	中村理英子著	200 元
11.	妳是人見人愛的女孩	廖松濤編著	200 元

・校園系列・大展編號 20

1.	讀書集中術	多湖輝著	180 元
2.	應考的訣竅	多湖輝著	150 元
3.	輕鬆讀書贏得聯考	多湖輝著	180 元
4.	讀書記憶秘訣	多湖輝著	180 元
5.	視力恢復！超速讀術	江錦雲譯	180 元
6.	讀書 36 計	黃柏松編著	180 元
7.	驚人的速讀術	鐘文訓編著	170 元
8.	學生課業輔導良方	多湖輝著	180 元
9.	超速讀超記憶法	廖松濤編著	180 元
10.	速算解題技巧	宋釗宜編著	200 元
11.	看圖學英文	陳炳崑編著	200 元
12.	讓孩子最喜歡數學	沈永嘉譯	180 元
13.	催眠記憶術	林碧清譯	180 元
14.	催眠速讀術	林碧清譯	180 元
15.	數學式思考學習法	劉淑錦譯	200 元
16.	考試憑要領	劉孝暉著	180 元
17.	事半功倍讀書法	王毅希著	200 元
18.	超金榜題名術	陳蒼杰譯	200 元
19.	靈活記憶術	林耀慶編著	180 元
20.	數學增強要領	江修楨編著	180 元
21.	使頭腦靈活的數學	逢澤明著	200 元

大展好書　好書大展
品嘗好書　冠群可期

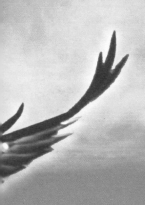